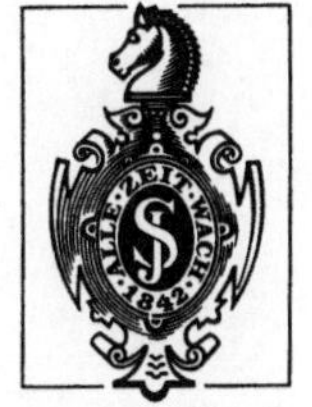

C. Muller   S. Martinoli

Die proximal-selektive Vagotomie in der Behandlung der gastroduodenalen Ulkuskrankheit

Mit einem Geleitwort von Martin Allgöwer

Unter Mitarbeit von
A. H. Amery, G. Baumgartner, L. Eckmann, B. Engelke,
G. Feifel, L. Fiedler, K. Gall, K. Hänni, H. G. Hartung,
G. Heberer, G. Hegemann, L. H. Hollender, G. Jacobs,
K. Kremer, A. Marrie, E. Mühe, E. W. vom Rath, U. Schacht,
H. W. Schega, F. Schier, M. Schwaiger, P. Verreet, V. Zumtobel

Mit 62 Abbildungen und 118 Tabellen

Springer-Verlag
Berlin Heidelberg New York Tokyo 1985

Priv.-Doz. Dr. med. CLAUDE MULLER
Allgemeinchirurgische Klinik
Departement Chirurgie
Kantonsspital Basel
CH-4031 Basel

Priv.-Doz. Dr. med. SEBASTIANO MARTINOLI
Reparto di chirurgia
Ospedale Civico
CH-6900 Lugano

ISBN-13: 978-3-540-13197-7   e-ISBN-13: 978-3-642-69596-4
DOI:10.1007/978-3-642-69596-4

CIP-Kurztitelaufnahme der Deutschen Bibliothek

Muller, Claude:
Die proximal-selektive Vagotomie in der Behandlung der gastroduodenalen Ulkuskrankheit /
Claude Muller; Sebastiano Martinoli. Unter Mitarb. von A. H. Amery . . . –
Berlin; Heidelberg; New York; Tokyo: Springer, 1985.

NE: Martinoli, Sebastiano:

Satz, Druck und Bindearbeiten:
Petersche Druckerei GmbH & Co. Offset KG, Rothenburg ob der Tauber
2124-3130-543210

Geleitwort

Proximal-selektive Vagotomie (PSV respektive SPV) als chirurgische End-
lösung für das Problem des Gastroduodenalulkus nach einem Jahrhundert
an sich erfolgreicher chirurgischer Therapieversuche − Illusion oder Pana-
zee?
Jeder Gastroenterologe weiß um die Langzeitprobleme des Gastroduodenalulkus − somatischer Ausdruck einer Krankheitsanlage. Medikamentöse
und chirurgische Therapie der Neuzeit mit ihrer wirksamen, aber doch nur
symptomatischen Sekretionskorrektur am Endorgan − heilen sie die
Krankheit oder beseitigen wenigstens die Symptome auf Dauer? Wo steht in
diesem Rahmen die organerhaltende chirurgische Therapie der proximal-
selektiven Vagotomie?
Die Beurteilung respektive Objektivierung neuer Heilverfahren − vor
allem in der Chirurgie − hat einem besonderen „Anforderungsprofil" zu
genügen. Die Studie von Claude Muller und Sebastiano Martinoli dürfte
diesem Profil weitgehend entsprechen, so daß der Kliniker neugierig die
Resultate und der an Statistiken medizinischer Richtung Interessierte kritisch die Methodik studieren wird.
Prospektiv sollte eine solche Studie sein − die vorliegende Arbeit überblickt
die Fünfjahresresultate; vom Patientengut her läßt sich sogar eine Ergänzung durch die Zehnjahresresultate erhoffen.
Die Studie ist multizentrisch, umfaßt sie doch acht chirurgische Abteilungen
mit akademischen Lehrverpflichtungen; sie ist grenzübergreifend − fünf
deutsche, eine französische und zwei schweizerische Universitätskliniken
respektive akademische Krankenhäuser haben teilgenommen.
An den Operationen dieser Studie sind 89 verschiedene Chirurgen − zum
großen Teil noch in der Ausbildung begriffen − beteiligt, so daß die Resultate reproduzierbar erscheinen.
Soweit die klinischen Resultate nicht durch Zahlen objektivierbar sind,
wurden sie nicht vom Chirurgen, sondern vom gastroenterologischen Internisten beurteilt.
Das enorme Datenmaterial ist im vorliegenden Werk mit Hilfe gültiger statistischer Verfahren von den Autoren so gründlich bearbeitet worden, daß
seinesgleichen zum Problem des Gastroduodenalulkus nicht leicht zu finden
ist.
Der eilige Leser wird wohl nun sogleich zu den letzten drei Seiten der
Zusammenfassung übergehen, und das Vorwort will ihm diese geringe
Mühe nicht ersparen. Mit der Fülle der Aussagen konfrontiert, wird er wohl
kaum umhinkönnen, die präzise Dokumentation dieser Aussagen bis ins

einzelne zu verfolgen. Er wird schließlich das Buch nicht zur Seite legen, ohne für sein chirurgisches Handeln oder allenfalls für sein eigenes rezidivierendes Ulkusleiden die richtige Antwort gefunden zu haben — die proximalselektive Vagotomie mit der zusätzlichen Sicherung durch die intraoperative Vollständigkeitskontrolle!

Basel, 1. Oktober 1984   MARTIN ALLGÖWER

Danksagung

Die Tatsache, daß dieser Ergebnisbericht von zwei Autoren verfaßt wurde, kann und soll die große Leistung zahlreicher Mitarbeiter der multizentrischen Studie über die proximal-selektive Vagotomie nicht verdecken. Ohne ihre Hilfe und die Unterstützung an den einzelnen Kliniken wäre diese Untersuchung nicht durchführbar gewesen, und wir sind ihnen persönlich und fachlich zu großem Dank verpflichtet.

Insbesondere danken wir Herrn Professor Martin Allgöwer für sein Vertrauen, das uns mehr als alles andere verpflichtet und angespornt hat. Durch seine Initiative zur Zusammenarbeit im europäischen Rahmen, seinen Rat und seine Kritik, vor allem aber durch seine immer spürbare Unterstützung, hat er die Durchführung des langfristigen Vorhabens erst ermöglicht.

Wir sind auch den Mitarbeitern an den einzelnen Zentren zu großem Dank für ihre zuverlässige Sammlung und Dokumentation der Patienten und ihre Liebe zum Detail verpflichtet. Mehrere von ihnen haben inzwischen Chefarztstellen angetreten, trotzdem möchten wir sie nach ihrer ehemaligen Klinikzugehörigkeit aufführen:

Chirurgische Universitätsklinik, Tiefenauspital Bern (Prof. Dr. L. Eckmann): Dr. G. Baumgartner, Dr. S. Berthold, Dr. R. Hoffmann, Dr. K. Hänni.

Chirurgische Universitätsklinik A, Düsseldorf (Prof. Dr. K. Kremer): Prof. G. Jacobs, Prof. U. Schacht, Dr. P. Verreet.

Chirurgische Universitätsklinik Erlangen (Prof. Dr. H. Hegemann, Prof. Dr. K. Gall): Prof. E. Mühe, Dr. F. Schier.

Chirurgische Universitätsklinik Freiburg (Prof. Dr. M. Schwaiger, Prof. Dr. E. Farthmann): Priv.-Doz. Dr. L. Fiedler, Prof. Dr. H. G. Hartung.

Chirurgische Klinik der Städtischen Krankenanstalten Krefeld (Prof. Dr. H. W. Schega, Prof. Dr. H. Brünner): Dr. B. Engelke, Prof. E. W. vom Rath.

Chirurgische Universitätsklinik, Klinikum Großhadern, München (Prof. Dr. G. Heberer): Prof. V. Zumtobel, Prof. G. Feifel, Frau Dr. S. Wagner.

Service de Chirurgie Générale 3, Centre Hospitalier Universitaire, Strasbourg (Prof. Dr. L. H. Hollender): Dr. A. Marrie, Dr. Ch. Meyer.

In der Anfangszeit der Studie hat auch Dr. A. H. Amery, Consultant Surgeon am Frimley Hospital in Surrey, England, ein Schüler von Harold Burge und Gastarzt am Chirurgischen Departement in Basel, einen großen Anteil, besonders an der Standardisierung der Operationstechnik der PSV, geleistet. Wir sind ihm noch heute freundschaftlich verbunden.

Im Rahmen unseres Basler Kantonsspitals haben besonders Prof. G. A. Stalder, Dr. C. Lang und Prof. Dr. K. Gyr bei der Durchführung der Sekretionstests, der prä- und postoperativen Endoskopien und den klinischen Nachkontrollen wertvolle Mitarbeit geleistet und verdienen unsere besondere Anerkennung. Priv.-Doz. Dr. M. Oberholzer danken wir für seinen Rat und die Anleitung zur Lösung der statistischen Probleme.

Schließlich sprechen wir Frau A. Nußbaumer unseren ganz besonderen Dank aus. Ohne ihre jahrelange kompetente und selbständige administrative Betreuung der gesamten Studie und der Organisation der Vagotomiesprechstunde wäre diese Arbeit nicht zu bewältigen gewesen. Unermüdlich und in bester fachlicher und menschlicher Zusammenarbeit hat sie auch bei der Abfassung des Manuskripts als unersetzliche Mitarbeiterin geholfen. Es ist uns bewußt, wie groß ihr Anteil am Gelingen des Ganzen ist.

Basel, im Mai 1984

C. MULLER
S. MARTINOLI

Inhaltsverzeichnis

Ergebnisse

Mitarbeiterverzeichnis

AMERY, A. H., Consultant Surgeon, Frimley Park Hospital, Portsmouth Road, Fimley, Surrey, GU16 5UJ, Great Britain

BAUMGARTNER, G., Dr. med., Schwarztorstraße 87, CH-3000 Bern

ECKMANN, L., Professor Dr. med., Chirurgische Universitäts-Klinik, Tiefenauspital, CH-3000 Bern

ENGELKE, B., Dr. med., Chirurgische Klinik der Städtischen Krankenanstalten, Lutherplatz 40, D-4150 Krefeld

FEIFEL, G., Professor Dr. med., Abteilung für Allgemeinchirurgie und Abdominalchirurgie, Chirurgische Universitäts-Klinik, D-6650 Homburg/Saar

FIEDLER, L., Priv.-Doz. Dr. med., Chirurgische Universitäts-Klinik und -Poliklinik, Hugstetterstraße 55, D-7800 Freiburg i. Br.

GALL, K., Professor Dr. med., Chirurgische Universitäts-Klinik, Maximiliansplatz, D-8520 Erlangen

HÄNNI, K., Dr. med., Haldenstraße 51, CH-4900 Langenthal

HARTUNG, H. G., Professor Dr. med., Uhlenhutstraße, D-7800 Freiburg i. Br.

HEBERER, G., Professor Dr. med., Chirurgische Klinik und Poliklinik der Universität München, Klinikum Großhadern, Marchioninistraße 70, D-8000 München 70

HEGEMANN, G., Professor Dr. med., Maria-Theresia-Straße 26, D-8000 München

HOLLENDER, L. H., Professor Dr. med., Centre hospitalier univ. de Hautepierre, Chirurgie générale 1 et chirurgie digestive 1, Avenue Molière, F-67098 Strasbourg Cedex

JACOBS, G., Professor Dr. med., Chirurgische Klinik, Städtisches Krankenhaus, Weinberg 1, D-3200 Hildesheim

KREMER, K., Professor Dr. med., Chirurgische Universitäts-Klinik A, Moorenstraße 5, D-4000 Düsseldorf

MARRIE, A., Dr. med., 8, boulevard du Président Roosevelt, F-68200 Mulhouse

MARTINOLI, S., Priv.-Doz. Dr. med., Reparto di chirurgia, Ospedale Civico, CH-6900 Lugano

MÜHE, E., Professor Dr. med., Chirurgische Abteilung, Kreiskrankenhaus, D-7030 Böblingen

MULLER, C., Priv.-Doz. Dr. med., Allgemeinchirurgische Klinik, Departement Chirurgie, Kantonsspital Basel, CH-4031 Basel

vom RATH, E. W., Dr. med., Kauffmannstraße 44, D-4150 Krefeld 29

SCHACHT, U., Professor Dr. med., Chirurgische Abteilung I, Prosperhospital, Mühlenstraße 27, D-4350 Recklinghausen

SCHEGA, H. W., Professor Dr. med., Wilhelmshofallee 112, D-4150 Krefeld

SCHIER, F., Dr. med., Chirurgische Universitäts-Klinik, Maximiliansplatz, D-8520 Erlangen

SCHWAIGER, M., Professor Dr. med., Schlehenrain 21, D-7800 Freiburg i. Br.

VERREET, P., Dr. med., Chirurgische Universitäts-Klinik Af, Moorenstraße 5, D-4000 Düsseldorf

ZUMTOBEL, V., Professor Dr. med., Chirurgische Klinik, Ruhr-Universität Bochum, St.-Josef-Hospital, Gudrunstraße 56, D-4630 Bochum 1

Abkürzungen

Methodischer Teil

1 Einleitung und Ziel der Studie

S. Martinoli, C. Muller

Ende der 60er Jahre stand die Ulkuschirurgie an einer Mauer. Die trunkuläre und dann die gastrisch-selektive Vagotomie konnten die Letalität der
Resektion, besonders in der Notfallchirurgie, unterbieten, waren aber
nicht imstande, lästige Folgekrankheiten wie Dumping, galligen Reflux,
Diarrhö zuverlässig zu vermeiden [23]. Die experimentelle und die klinische Forschung suchten nach chirurgischen Techniken, welche die Erhaltung des Pylorus gestatteten [197,352,411].

Von einer experimentellen Arbeit von Griffith 1957 [227] ausgehend,
publizierten sowohl Amdrup als auch Johnston 1970 [22,319] die ersten
Resultate mit einer neuen Vagotomieform, welche es erlaubte, die antrale
Motilität und die Pylorusintegrität zu erhalten. Die Vagotomietechnik
wurde „parietal cell vagotomy" oder „highly selective vagotomy" genannt.
Die ersten klinischen Ergebnisse in bezug auf Vermeidung von Dumping
und Diarrhö waren so ermutigend, daß wir zur Durchführung einer prospektiven klinischen Studie mit der gleichen Operationsmethode angeregt
wurden.

Obwohl die Resektionsbehandlung an der Basler Klinik [468] in einem
Jahr auf 119 Patienten keine postoperative Letalität aufgewiesen hatte,
war doch der allgemeine Trend zu höherer Letalität nach Resektion im
Vergleich zur Vagotomie klar erkennbar. Eine Umfrage von Nussbaumer
1959 in der Schweiz [475] ließ nach Resektion eine durchschnittliche postoperative Letalität von 4% erkennen. Weitere Fortschritte der Narkose
und der chirurgischen Technik in den 60er Jahren waren nicht imstande,
das Operationsrisiko unter 2–3% zu senken [21,211]. Die Vagotomie
schien einen Durchbruch in der Senkung der postoperativen Letalität zu
bringen. Weinberg [612] konnte 1963 über 1022 Vagotomien mit weniger
als 1% postoperativer Letalität berichten.

Die Anzahl der Ulkusrezidive nach den damaligen Vagotomien war
aber recht beunruhigend [408] und schien mit der durch den Insulintest
nachweisbaren Unvollständigkeit der vagalen Denervation zu korrelieren
[526]. Das Interesse am Problem der „Restinnervation" lag hauptsächlich
im anatomischen Bereich: mehrere Autoren wiesen auf den unterschiedlichen Verlauf des Vagus am intraabdominalen Ösophagus und an der Kardia hin.

Es war das Verdienst von Burge [88], den ersten Versuch einer intraoperativen Vollständigkeitsprüfung der Vagotomie unternommen zu haben. Von ihm übernommen und modifiziert hatte sich der vagomotorische Elektrotest (VMET) in unseren Händen bei der selektiv-gastrischen Vagotomie gut bewährt, so daß es nahelag, in einer prospektiven klinischen Studie über die „proximal-selektive Vagotomie" die Wirksamkeit des intraoperativen Vollständigkeitstests zu prüfen.

Die *Ziele* unserer Studie waren somit:

1. in kurzer Zeit durch die grundsätzliche Anwendung der proximal-selektiven Vagotomie (PSV) beim peptischen Ulkus in standardisierter Technik eine große Anzahl von Patienten sowohl in der Wahl- als auch in der Notfallsituation zu operieren und in den folgenden Jahren nachzuuntersuchen, um Angaben über Risiko, Wirksamkeit und Morbidität der gewählten operativen Therapie zu gewinnen;
2. durch die Anwendung von 2 standardisierten intraoperativen Vollständigkeitstests (VMET und pH-Test) Rückschlüsse auf ihre Leistungsfähigkeit in der Senkung der Rezidivrate und der Verbesserung der Säurehemmung ziehen zu können.

Die prospektive Studie wurde aus 3 Gründen multizentrisch angelegt:

1. Die Ausführung der Operation durch zahlreiche Chirurgen sollte glaubwürdige, realistische und im europäischen Rahmen übertragbare Ergebnisse hervorbringen, im Gegensatz zu bekannten „Einmannserien".
2. Gewisse unvermeidbare Verfälschungen in der Nachkontrolle der klinischen Resultate sollten durch die multizentrische Anlage aufgehoben werden.
3. Durch die große Anzahl der Patienten sollten − neben anderen Parametern − auch Beziehungen untersucht werden können, welche durch das Gesetz der kleinen Zahlen sonst nicht nachweisbar gewesen wären, wie z.B. die Rezidivrate und ihre Beziehung zur Sekretion und den intraoperativen Tests.

Gleichzeitig wurden an der Basler Klinik mehrere Untersuchungen über Teilaspekte der Ulkuskrankheit und die Behandlung mit der PSV durchgeführt. Dadurch wurden Ergebnisse zu den Ulkuskomplikationen, der Vagotomie beim Magengeschwür, dem Verhalten des unteren Ösophagussphinkters nach PSV und metabolische Resultate verfügbar, die das Material der Kooperativen Studie für diese umfassende Beurteilung der proximal-selektiven Vagotomie ergänzten.

2 Aufbau der Studie, Material und Methode

S. Martinoli

2.1 Teilnehmende Zentren und Koordination

Die Studie wurde prospektiv und multizentrisch angelegt. Aus der BR Deutschland, Frankreich und aus der Schweiz nahmen 7 chirurgische Universitätskliniken und ein großes Stadtkrankenhaus teil:

— Allgemeinchirurgische Klinik des Departements Chirurgie, Kantonsspital Basel
— Chirurgische Universitätsklinik am Tiefenauspital Bern
— Chirurgische Universitätsklinik Düsseldorf
— Chirurgische Universitätsklinik Erlangen/Nürnberg
— Chirurgische Universitätsklinik Freiburg
— Städtische Krankenanstalten Krefeld
— Chirurgische Universitätsklinik München
— Chirurgische Universitätsklinik Strasbourg

Die teilnehmenden Zentren bekamen den Auftrag, in möglichst kurzer Zeit eine genügende Anzahl (Richtzahl 100) von Ulkuspatienten mit proximal-selektiver Vagotomie (PSV) in standardisierter Technik zu operieren.

Zur Standardisierung der Technik der PSV und der intraoperativen Testdurchführung wurden an jedem Zentrum 2 Tutoren ausgebildet, welche während der ganzen Studienzeit bei jedem Eingriff entweder als Operateur oder als 1. Assistent mitwirkten.

Diese operationstechnische Standardisierung wurde durch A. H. Amery, einen Schüler von H. Burge und damals Gastarzt am Chirurgischen Departement in Basel, durchgeführt.

Die Leitung der von M. Allgöwer ins Leben gerufenen Studie war während der ganzen Studienzeit (1974/1981) in Händen der Basler Klinik. Die gesamte administrative Koordination, Erfassung der Ergebnisse und Auswertung lag in der Verantwortung der Autoren dieses Buches.

2.2 Aufnahmekriterien

In die Studie wurden alle Patienten aufgenommen, welche wegen eines peptischen Ulkus zwischen dem 1. Januar 1974 und dem 30. April 1975 mit einer PSV behandelt wurden, vorausgesetzt, daß die Anwendung der intraoperativen Vollständigkeitskontrolle während der Operation möglich war (vgl. Kap. 4 und 11) und daß eine Nachkontrolle während 5 Jahren realisierbar erschien. Die Studie hatte somit folgende Merkmale:

1. prospektiver und multizentrischer Aufbau,
2. standardisierte Operationstechnik,
3. intraoperative Tests zur Vollständigkeitsprüfung (Studienbedingung),
4. angestrebte einheitliche Fünfjahresbeobachtung für jeden Patienten,
5. Endoskopie als grundsätzliche Untersuchung für alle Patienten bei der Nachkontrolle.

2.3 Organisation und Methodik
der prä- und postoperativen Untersuchungen

Es wurde eine jährliche Nachkontrolle unter der Obhut der lokalen gastroenterologischen Dienste in jedem Zentrum geplant, damit die klinische Evaluation möglichst unabhängig vom operierenden Chirurgen vorgenommen wurde. Das wurde größtenteils und sicher mindestens bezüglich der Kontrollendoskopie auch realisiert. Die vereinbarte Beobachtungszeit betrug 5 Jahre.

2.3.1 Klinische Nachuntersuchung

Die jährliche Nachkontrolle beinhaltete eine persönliche Befragung, bei welcher aufgrund eines standardisierten Fragebogens gezielt und detailliert nach subjektiven Symptomen gesucht wurde. Damit konnte der Patient in die Visick-Klassifikation eingeordnet [602] und die spezifische Morbidität der Ulkusoperation (Diarrhö, Dumping, Reflux, Gallensteine, Galleerbrechen, Dyspepsie) ans Licht gebracht werden.

Von uns wurde folgende modifizierte Visick-Klassifikation [602] verwendet:

Visick I: Sehr gutes Ergebnis. Auch auf selektives Befragen keinerlei subjektive Beschwerden. Allgemeinzustand und Arbeitsfähigkeit nicht beeinträchtigt.

Visick II: Gutes Ergebnis. Auf Befragen nicht therapiebedürftige, leichte und vermeidbare Beschwerden.

Visick III: Zufriedenstellendes Ergebnis. Mäßige, nicht vermeidbare Beschwerden, welche einer Therapie bedürfen oder wesentlich

die Eßgewohnheiten des Patienten beeinflussen. Allgemeinzustand und Arbeitsfähigkeit zeitweise (kurz) beeinträchtigt.

Visick IV: Schlechtes Ergebnis, schwere Beschwerden von ähnlicher Intensität wie präoperativ, oder Geschwürrezidiv. Allgemeinzustand und/oder Arbeitsfähigkeit gestört.

2.3.2   Endoskopische und radiologische Nachuntersuchung

Bei jedem Patienten wurde versucht, sowohl präoperativ als auch bei den nachfolgenden Jahreskontrollen in erster Linie eine Endoskopie mit Korpus- und Antrumbiopsie, als zweite Wahl eine Magen-Darm-Passage durchzuführen.

2.3.3   Sekretionsuntersuchungen

Eine Analyse der basalen sowie der pentagastrin- und insulinstimulierten Säuresekretion wurde präoperativ und bei Jahresnachkontrollen angestrebt.

Die basale Sekretion („basal acid output", BAO) wurde nüchtern nach 1stündigem Absaugen der Nüchtern- oder Nachtsekretion mit einer Magensonde in 4 Portionen zu je 15 min gewonnen (mmol/h). Die pentagastrin-stimulierte maximale Sekretion („maximal acid output", MAO) wurde nach subkutaner Injektion von 0,006 mg/kg Körpergewicht Pentagastrin (Peptavlon) in 4 Portionen von je 15 min gewonnen und als Summe der Einzelportionssäure berechnet (mmol/h).

Der „peak acid output" (PAO) wurde durch Verdoppeln der Summe der beiden höchsten konsekutiven 15-min-Werte der besagten 4 Portionen berechnet (mmol/h). Die Titrationen wurden mit einem pH-Meter bis auf pH 7 ausgeführt.

Die insulinstimulierte Sekretion wurde nach Injektion von 0,2 Einheiten Insulin/kg KG und in 8 Portionen von je 15 min über 2 h abgesaugt. Blutzuckerwerte wurden nach 30 min und nach 45 min bestimmt und mußten unter 60 mg% sein, andernfalls wurde der Test als ungültig deklariert. Der PAO nach Instulinstimulation (PAO_I) wurde durch Verdoppeln der Summe der beiden höchsten konsekutiven 15-min-Portionen aus der gesamten 2-h-Periode berechnet (mmol/h). Hier geschah die Titration ebenfalls mit einem pH-Meter bis auf pH 7.

Die Säurewerte wurden auf ihre Verteilung geprüft und statistisch als annähernd normal verteilt befunden, so daß für die meisten statistischen Analysen der 2seitige Student-t-Test angewandt werden konnte.

2.3.4   Andere Parameter

Für spezifische Teilaspekte, wie Veränderung des Tonus des unteren Ösophagussphinkters, oder Erhebungen, die Änderungen bzw. Verlauf des

Körpergewichtes, des Hämoglobins oder anderer Metabolismusparameter
betreffen, wurden nur Teile des Krankengutes der Studie (z. B. Basler Fälle
oder nur Teile davon) ausgewertet, allerdings auch in prospektiver und kon-
sekutiver Form.

2.4 Definition der Ulkustypen

Die Ulzera wurden in 5 Typen (Tabelle 1) eingeteilt.

Tabelle 1. Die in der Studie verwendete Ulkusklassifikation

Ulkustyp		Beschreibung
Abkürzung[a]	Bezeichnung	
UD	Ulcus duodeni	Ulkus im Bulbus oder distaleren Duodenum. Mindestabstand vom Pylorus 0,5 cm. Lokalisation im Pylorus sicher ausge-schlossen
UP	Ulcus pyloricum	Ulkus im Pylorus ($\pm$ 0,5 cm)
UPP	Ulcus praepyloricum	Präpylorisches Ulkus, d.h. Ulkus im terminalen Antrum, maximal 2 cm vom Pylorus entfernt (0,5–2 cm proximal des Pylorus)
UV	Ulcus ventriculi	Ulkus im Magen, mindestens 2 cm oder mehr vom Pylorus ent-entfernt
UV + UD (kombiniertes Ulkus)	Ulcus ventriculi + Ulcus duodeni	Kombiniertes Ulkus, wobei keines der beiden im Pylorus oder präpylorisch liegen darf. Bei Kombination mit einem UP oder UPP war der Patient dort einzuordnen

[a] Abkürzung für die entsprechenden Rezidive: RUD, RUP etc., zu der in Analogie zum Englischen gebrauchten Bezeichnung UPK (Ulkus des Pyloruskanals) s. Abschn. 8.2.6

2.5 Definition des Ulkusrezidivs

Als Rezidiv wurde jedes nach mehr als 6 Monaten postoperativ festgestellte
Geschwür bezeichnet, ungeachtet ob es sich um eine persistierende oder
wieder neu aufgetretene Läsion handelte und ungeachtet seiner Lokalisation.

2.6 Studienkrankengut und Gesamtkrankengut an peptischen Ulzera im Zeitraum der Untersuchung

Insgesamt wurden 717 Patienten (Tabelle 2), welche die Studienkriterien
erfüllten, operiert. Sie verteilten sich folgendermaßen auf die 8 Zentren:

Basel	103
Bern	29
Düsseldorf	99
Erlangen	161
Freiburg	58
Krefeld	145
München	91
Straßburg	31
	717

Tabelle 2. Ulkusoperationen während der Dauer der Studie

PSV		Andere Verfahren	
In der Studie	Außerhalb der Studie	Resektionen	Vagotomien etc.
717	259	254	177
Gesamt:	976	Gesamt: (davon:	431 168 Magenulzera, 140 Notfälle)
	Insgesamt:	1407	

In der gleichen Zeit wurden 259 Patienten mit PSV außerhalb der Studie operiert, 184 Wahleingriffe und 75 Notfalloperationen bei akuten Ulkuskomplikationen. Grund des Ausschlusses war häufig die Nichtdurchführbarkeit der intraoperativen Tests (vgl. Kap. 8), meistens infolge der Ablehnung einer Narkose ohne Anticholinergika von seiten der Anästhesie bei Notfällen. In die Studie konnten nur 26 Notfälle protokollgerecht aufgenommen werden. Weitere Ausschlußgründe waren das Fehlen des Tutors, Ablehnung durch den Operateur und v. a. ungenügende Wahrscheinlichkeit der Fünfjahresnachuntersuchung bei Ausländern.

In der Studienperiode wurden wegen Ulkus auch 431 andere Operationen durchgeführt. Es waren insgesamt 254 Resektionsprozeduren und 177 andere Operationen, meistens trunkuläre oder selektive Vagotomien und in zweiter Linie alleinige Übernähungen oder Umstechungen bei perforierten bzw. blutenden Ulzera. Diese 431 anderen Operationen machen immerhin fast einen Drittel sämtlicher Ulkusoperationen in der Studienperiode aus. Von den 254 Resektionen wurde 168 wegen Magenulzera oder kombinierten Ulzera durchgeführt, und von den restlichen waren etwa die Hälfte Operationen bei Notfällen.

Daß so eine große Anzahl anderer Operationen trotz des Willens, vornehmlich die PSV in der Ulkusbehandlung anzuwenden, doch zustande kam, beruht auf der Tatsache, daß eine große Anzahl von Chirurgen an den einzelnen Zentren tätig waren, von denen zu Anfang nicht alle mit der Methode und den Indikationen der PSV vertraut waren. Es wurde zudem jeder Klinik freigestellt, in Fällen von Magenulzera die PSV oder eine

Resektion anzuwenden, wobei von vielen aus theoretischen Gründen ein nichtresezierendes Verfahren prinzipiell abgelehnt wurde.

Somit lassen sich aus den Studiendaten nur bedingt Rückschlüsse auf die Letalität und Morbidität der gesamten chirurgischen Ulkusbehandlung in den besagten 8 Zentren ziehen (vgl. 7.3.1). Besonders die Letalität der PSV, welche in der Studie extrem niedrig war, muß als Risiko der PSV unter den Studienbedingungen aufgefaßt werden, ohne den Anspruch, für die Letalität der Operation bei genereller Anwendung als einziger Therapieform der Ulkuskrankheit repräsentativ zu sein. Diese Einschränkung gilt aber wohl für fast alle Studien der chirurgischen Ulkusbehandlung.

3 Operative Technik der proximal-selektiven Vagotomie

C. MULLER

3.1 Voraussetzungen und Entwicklung

Die physiologischen und anatomischen Grundlagen der PSV wurden bereits zwischen 1900 und 1940 gelegt, führten in der experimentellen Arbeit von Griffith u. Harkins [227] 1957 zum Konzept der „partiellen" Denervierung des Magens — der säureproduzierenden Magenanteile — und wurden von Holle [264] seit 1964 zur klinischen Anwendung gebracht. Schon Ende des 19. Jahrhunderts war die morphologisch-funktionelle Verschiedenheit der Magenabschnitte durch Verteilungsunterschiede der Zelltypen bekannt (Abb. 1). Mit Edkins [169], der 1906 die sekretionsstimulierende Wirkung des alkalischen Antrums über einen humoralen Mechanismus postulierte, war ein weiterer Schritt in der sekretorisch-funktionellen Differenzierung von Korpus und Fundus gegenüber dem Antrum getan. Mit dem Einsatz experimenteller und klinischer Untersuchungstechnik wurde dieses Konzept bis heute in seinen neuralen und humoralen Mechanismen weiterentwickelt, jedoch haben die Fortschritte zu keinen grundsätzlichen Änderungen mehr geführt.

Die Anatomie der vagalen Innervation wurde von Wertheimer 1922 erstmals mit direktem Bezug auf chirurgische Denervationstechnik dargestellt [616]. Nach der ersten Vagusdurchtrennung am Menschen durch Jaboulay [288] führten Bircher [61] und Latarjet [383] bereits Vagotomien in teilweise selektiv-gastrischer Technik durch. Weitere Marksteine anatomischer Forschung bildeten die Beschreibungen McCreas [419], von Pieri in den Jahren 1927–1937 [493, 494], sowie die Arbeiten Mitchells [429], Jacksons [289] und Loewenecks et al. [400].

Erst durch die klinische Wiedereinführung der trunkulären Vagotomie [157, 159] rückte ein weiterer Gesichtspunkt funktioneller Differenzierung in den Vordergrund: die Magenmotilität. Bereits 1814 hatte Sir Benjamin Brodie die Abnahme der Magenkontraktionen nach Vagusdurchtrennung am Tier beobachtet [78]. Doch bedurfte es der klinischen Erfahrung der gestörten Magenentleerung nach totaler Magendenervierung [157], um die Rolle des Antrums als „Mühle" des Mageninhalts und „Motor" der Magenentleerung zu erfassen. Die Mißerfolge totaler (selektiver) gastri-

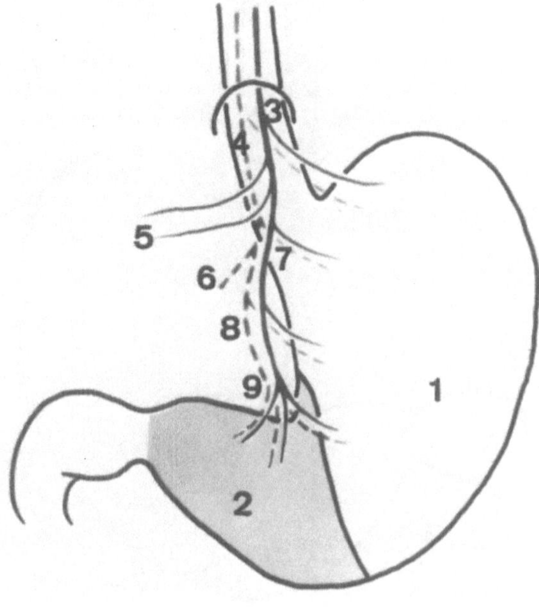

Abb.1. Schematische Darstellung der Innervation: *1* Korpus, *2* Antrum, *3* Truncus vagalis anterior, *4* Truncus vagalis posterior, *5* Rr. hepatopylorici, *6* R. coeliacus, *7* R. antralis anterior (des Latarjet-Nervs), *8* R. antralis posterior (des Latarjet-Nervs), *9* „Krähenfuß"

scher Vagotomie führten zu der 1957 von Griffith u. Harkins [227] vorgeschlagenen „partiellen Vagotomie", die auf 3 anatomischen und funktionellen Voraussetzungen beruht:

1. Das Antrum wird durch eigene, makroskopisch identifizierbare Nervenäste innerviert.
2. Das Antrum produziert keine Säure.
3. Das intakte und innervierte Antrum bestimmt weitgehend die Magenentleerung.

Daraus entwickelten sich verschiedene klinisch-chirurgische Techniken der PSV. Allen gemeinsam ist das Ziel, Korpus und Fundus vollständig zu denervieren und die Innervation des antropylorischen Segments zu schonen. Die PSV ist die technisch anspruchvollste Form der Vagotomie. Voraussetzungen für eine gültige operative Technik sind:

1. die Durchführbarkeit durch eine Vielzahl von Chirurgen,
2. Die Sicherheit genügender vagaler Denervation auch bei ungewöhnlichen anatomischen Varianten der beiden Vagusstämme und ihrer Äste [75,239,283,286,289,363,400,419,429,559].

3.2 Standardtechnik der PSV

Die genannten Bedingungen erfüllt die Standardtechnik, wie sie von uns in Anlehnung an Goligher, Grassi, Hedenstedt und Johnston der prospektiven

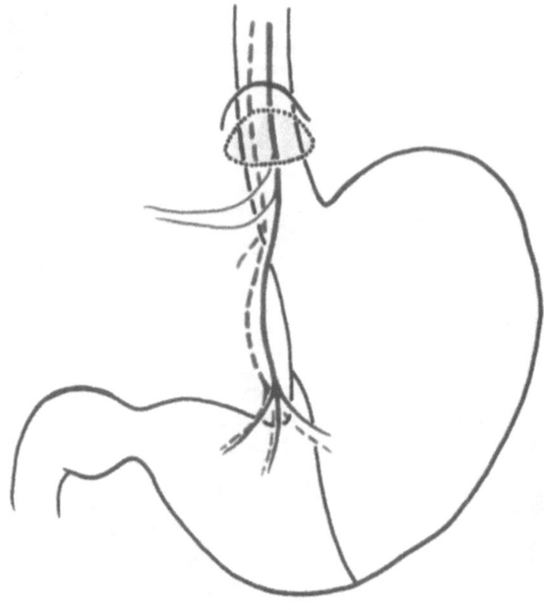

Abb. 2. Quere Inzision der über dem subdiaphragmalen Ösophagus liegenden Serosa

multizentrischen Studie zugrunde gelegt wurde. Zwei Tutoren waren für die korrekte Durchführung an jeder der 8 Kliniken verantwortlich, doch mußte sich das Verfahren letzlich in den Händen von 89, meist in der Ausbildung begriffenen Operateuren mit z.T. geringer Vagotomieerfahrung bewähren.

Als *Zugang* wählen wir eine mediane Oberbauchlaparotomie, die meistens rechts am Nabel vorbeizieht. Es empfiehlt sich das Einsetzen eines speziellen breiten Hakens (Rochard-Haken) im epigastrischen Winkel, um durch Hochziehen von Sternum und Rippenbogen den subdiaphragmalen Raum zugänglich zu machen [209]. Nach Eröffnen des Abdomens erhebt man den lokalen Befund und sucht die anatomischen Strukturen, deren Erkennen für die Durchführung einer PSV wesentlich ist (Abb. 1). Außer beim sehr Adipösen ist der vordere Latarjet-Nerv (R. antralis anterior) mit seiner krähenfußartigen Aufteilung im Angulusbereich leicht erkennbar.

Die *Korpus-Antrum-Grenze* kann mit guter Wahrscheinlichkeit anatomisch am Einstrahlungspunkt des Latajet-Nervs angenommen werden [25, 209, 499]. Dabei liegt sie kleinkurvaturseits meist deutlich oraler und zieht relativ steil zur Großkurvatur (Abb. 1). Ein Markieren dieser Grenze an der Großkurvaturseite mit einer feinen Naht erleichtert die rasche Orientierung während des Eingriffs. Der proximale Ast des „Krähenfußes" liegt meist etwa 7–8 cm vom Pylorus entfernt.

Die PSV findet in *6 Schritten* statt: Als *erstes* wird die Serosa über dem subdiaphragmalen Ösophagus quer inzidiert und die Öffnung vorsichtig durch stumpfe Präparation und durch Abschieben der Membrana oesophagophrenica nach kranial erweitert, was durch leichten Zug am Magen

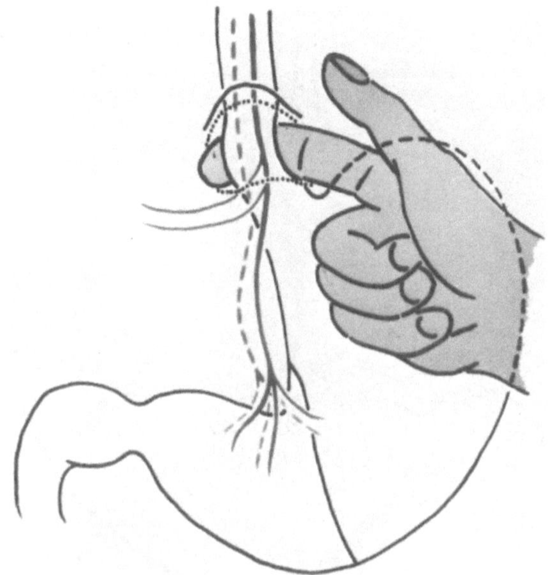

Abb. 3. Stumpfes Umfahren des Ösophagus von links her und Auslösen aus dem umgebenden Gewebe

erleichtert wird (Abb. 2). In der Speiseröhre liegt eine dicke, peroral eingeführte Magensonde mit Ösophagusballon, die das Darstellen und Umfahren des Ösophagus erleichtert und für den folgenden Elektrotest benötigt wird. Der Ösophagus wird nun von links her mit dem Finger oberhalb des Abgangs der hepatopylorischen Äste umfahren, wobei der hintere Vagusstamm in dem lockeren Gewebe zwischen Aorta, rechtem Zwerchfellschenkel und Speiseröhre, oft bis 1 cm von der Ösophaguswand entfernt, als derber Strang gefühlt werden kann (Abb. 3). Das Umfahren des Ösophagus kann bei einer gleichzeitig bestehenden Hiatushernie, einer Refluxkrankheit mit Periösophagitis oder gar sekundärem Brachyösophagus schwierig sein.

Der präliminäre vagomotorische Elektrotest (vgl. 4.3.2) ist der *zweite* Schritt. Hat dieser Test durch einen Druckanstieg von über 40 mm WS ($\sim$ 0,4 kPa) im proximalen und ganzen Magen eine einwandfreie Funktion der Apparatur und ein ungestörtes Kontraktionsvermögen des Magens (Anästhesie) gezeigt, erfolgt der *dritte* Schritt, das Anschlingen der zu erhaltenden Strukturen. Er ist für die spätere Übersicht bei der Präparation sehr wesentlich (Abb. 4). Zuerst wird der vordere Vagusstamm angeschlungen; sind es mehrere, werden alle gemeinsam gefaßt. Als zweites bringt man den hinteren Vagusstamm auf der Kuppe des den Ösophagus von links her umfahrenden Fingers rechts der Speiseröhre zur Darstellung und schlingt ihn so an, daß der weiche Gummizügel unterhalb der hepatopylorischen Äste durch ein Loch in der Pars flaccida des kleinen Netzes nach rechts geführt wird (Abb. 4). Nur so kann der mit einer feinen Klemme beschwerte Zügel den hinteren Truncus während der Skelettierung frei nach rechts wegziehen.

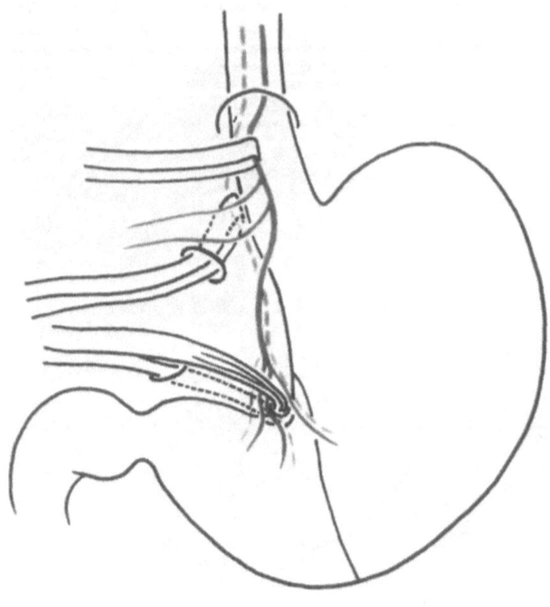

Abb. 4. Anschlingen der zu erhaltenden Nervenstrukturen: des vorderen und hinteren Vagusstammes und der zwei aboralen Äste des „Krähenfußes" mitsamt dem Omentum am Anfangspunkt der Skelettierung

Der Punkt im Angulusbereich, an dem wir mit der Skelettierung beginnen, liegt fast immer so, daß nur die beiden aboralen Äste des Latarjet-Nervs geschont werden, während der proximalste durchtrennt wird, um nicht großkurvaturseits Korpusschleimhaut innerviert zu lassen. Bei sehr distal einstrahlendem Latarjet-Nerv beläßt man gelegentlich den ganzen Krähenfuß. An diesem Anfangspunkt des PSV werden nun die zu schonenden Äste mit dem Omentum minus nach rechts angeschlungen, wobei es wesentlich ist, den Magen sehr wandnah in der Krümmung seines Querschnittes zu umfahren. Das sichere Mitfassen auch der hinteren N.-Latarjet-Äste kann durch ein Loch im Lig. gastrocolicum nach Hochziehen des Magens von der Bursa her kontrolliert werden. Im Gegensatz zu anderen Autoren vermeiden wir es, den Magen selbst oder den Ösophagus anzuschlingen.

Jetzt sind die Voraussetzungen zur übersichtlichen Präparation geschaffen. Als *vierter* Schritt erfolgt die Skelettierung des Omentum minus in seinen 2 Schichten von distal nach proximal (Abb. 5). Für das ganze Vorgehen ist es wesentlich, daß man sehr magenwandnah und in kleinen, minutiösen Schritten vorrückt [265]. Wir unterfahren eine kleine Gewebeportion, nie mehr als ein Gefäß, mit der Kocher-Sonde, benutzen eine Deschamps-Nadel für die netzseitige Ligatur und setzen auf der Magenseite eine feine Klemme. Das Nahtmaterial hat die Stärke 3–4/0. Die kleine Kurvatur benötigt in jedem Blatt etwa 8 solcher Ligaturen. Gelingt es beim schlanken Patienten nach dem vorderen Blatt, meist im zweiten Gang, direkt das hintere Blatt des Omentums unter fortschreitender Eröffnung der Bursa omentalis zu skelettieren, ist es beim Fettleibigen oft notwendig, sich in mehreren

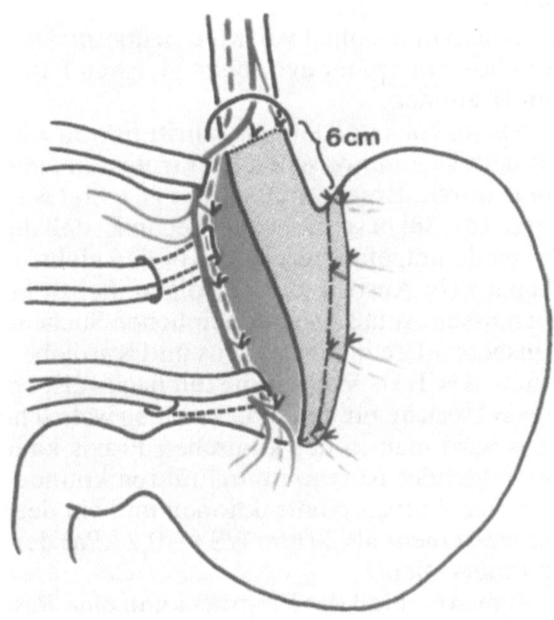

Abb.5. Endzustand nach Skelet-
tierung. *Gerastert:* skelettierter
Magenbereich, *grau:* Öffnung im
Omentum minus. Der Ösophagus
ist auf 6 cm von allem umgebenden
Gewebe denudiert

Schritten Schicht um Schicht nach hinten zu arbeiten, um das Postulat kleiner, präziser Schritte einzuhalten. Massenligaturen gefährden den hinteren
antralen Ast und führen durch Abgleiten kleiner Gefäße gerne zu unange-
nehmen Hämatomen im kleinen Netz.

Der *fünfte* Schritt besteht im Skelettieren von Kardia und Ösophagus.
Die Präparation wird vorn von der Kardia schräg zum His-Winkel geführt,
wodurch die Muskulatur freigelegt wird. Besondere Schwierigkeiten birgt
das Freipräparieren der Kardiahinterseite bis zum Fundus. Es ist unerläßlich, dort alles vom Retroperitoneum und den Zwerchfellschenkeln zum
Magen ziehende Gewebe übersichtlich zu durchtrennen, bis an der Fundus-
hinterseite die Vasa gastrica brevia sichtbar werden [87]. Dann müssen alle
Fasern, die zwischen His-Winkel und Milz vom Zwerchfell oder Ösophagus
zum Fundus ziehen, sorgfältig durchtrennt werden, da dort häufig feine,
vom Nervenstamm getrennt verlaufende Äste übersehen werden (R. criminalis von Grassi). Dann wird der Ösophagus zirkulär bis etwa 6 cm proximal
der Kardia denudiert, wobei alle auf dem Muskel verlaufenden Nervenfasern durchtrennt werden [235,274]. Die mit Klemmen beschwerten Gummizügel ziehen dabei die Vagusstämme nach rechts. Wir vermeiden jede
muskuläre Läsion der Ösophaguswand [87] und halten eine grundsätzliche
intramurale Dissektion [22,245] oder gar zirkuläre Myotomie [245,461] des
Ösophagus bei genügend hoher Denudierung nicht für notwendig.

Die Anwendung eines Klammerapparats zur Skelettierung der Kleinkurvatur kann, wie die Erfahrung an einigen Zentren gezeigt hat, die Operationszeit durch den Wegfall der oft schwierigen Ligaturen merklich verkür-
zen, doch lassen sich gerade die wichtigsten Schritte im Bereich der Kardia

und des Ösophagus nicht mit diesem Hilfsmittel durchführen. Außerdem stört die Anwesenheit von Metallclips im Abdomen durch Reflexe die Interpretation von später evtl. beim gleichen Patienten notwendigen Computertomogrammen.

Als *sechsten* und letzten Schritt führen wir die Vollständigkeitskontrolle mit dem vagomotorischen Elektrotest in gleicher Weise wie vor der Vagotomie durch. Erneut muß darauf geachtet werden, im Gegensatz zu der von Burge [87, 88] beschriebenen Technik, daß die Vagusstämme von der Ringelektrode mitgefaßt werden. Auf den elektrischen Reiz darf im proximalen Magen kein Anstieg mehr erfolgen. Selbst kleine tonische Druckerhöhungen müssen Anlaß zu einer peinlichen Suche nach übersehenen Vagusfasern – insbesondere im Ösophagus und Kardiabereich – geben, bis die Wiederholung des Tests Vollständigkeit nachweist oder der Atropintest eine extravagale Ursache für den Druckanstieg wahrscheinlich macht (s. 4.3.2). Allerdings wird man in der klinischen Praxis kaum mehr als 3 Messungen mit nachfolgender Revision durchführen können. Im Gesamtmagen erbringen sichtbare Antrumskontraktionen und ein deutlich tonischer Kurvenanstieg von meist mehr als 20 mm WS ($\sim$ 0,2 kPa) den Beweis der erhaltenen antralen Innervation.

Zum Abschluß des Eingriffs kann eine *Reserosierung* der kleinen Kurvatur [217, 245, 284, 319] durchgeführt werden. Auf einen Verschluß der Öffnung im kleinen Netz [582] wird verzichtet. Nach Einlegen eines weichen Blutungsdrains in den subdiaphragmalen Raum für 24–48 h werden die Bauchdecken einreihig mit einer fortlaufenden Everett-Naht verschlossen. Die Magensonde kann nach Erwachen des Patienten sofort entfernt werden, und mit schluckweisem Trinken von Flüssigkeit kann bereits am 1. postoperativen Tag begonnen werden.

3.3 Technische Schwerpunkte

Unsere eigenen [440, 448] und andere Langzeituntersuchungen nach PSV [331, 409] zeigten, daß die postoperative Säuresekretion der einzige Faktor ist, der mit dem Rezidivrisiko korreliert. Hohe Restsäureproduktion und damit unvollständige Vagotomie sind Hauptursache für postoperative Rezidive (über 50%) [446]. Diesem Umstand muß die Operationstechnik Rechnung tragen. Dabei bestehen 2 technische Problemzonen:

1. der Ösophagus-Kardia-Bereich,
2. das Ausmaß der distalen Denervierung im Bereich der Antrum-Korpus-Grenze.

Johnson u. Baxter [304] konnten mit der offenen intraoperativen pH-Metrie nach Grassi nachweisen, daß nach PSV 16 von 28 Patienten (57%) distal und 15 von 28 (54%) proximal aufgrund anatomischer Kriterien allein unvollständig denerviert wurden.

Tabelle 3. Ausmaß der Skelettierung des distalen Ösophagus und Rezidivrate

Autoren	Rezidivrate Ösophagusskelettierung bis		Beobachtungszeit (Jahre)
	1–2 cm	4–7 cm	
Hallenbeck et al. (1976 [235])	15,4%	6%	1–4,5
Holst-Christensen et al. (1977 [274])	23%	8%	1–4
Kronborg et al. (1977 [377])	23/24%	—	5–8
Mühe (1982 [440])	—	5,6%	5
Blackett u. Johnston (1981 [62])	—	10,7%	5–12

Im *proximalen Problembereich* ist die Unvollständigkeit um so schwerwiegender, als die Belegzelldichte in Korpus und Fundus höher ist als in der antralen Übergangszone. Ursache sind hoch abgehende, intramural im Ösophagus verlaufende Vagusfasern und hoch, sogar supradiaphragmal abgehende Nervenäste, die entfernt vom Ösophagus, meist zur Hinterwand der Funduskuppe ziehen (sog. R. criminalis von Grassi). Nundy u. Baron [473] zeigten 1974 an Hunden, daß eine partielle Vagotomie nur des distalen Korpus die insulinstimulierte Säuresekretion um 44% senkte und daß die zusätzliche Denervierung des proximalen Magenabschnitts (Ösophagus, Kardia und Fundus) die PAO-Insulin-Reduktion auf 95% steigerte. Diesen experimentellen Befunden entsprechen die klinischen Resultate von Hallenbeck et al. 1976 [235], Madsen u. Kronborg 1980 [409] und Holst-Christensen et al. 1977 [274] (Tabelle 3). Während die Skelettierung des Ösophagus auf nur 1–2 cm mit sehr hohen Rezidivraten nach kurzer Beobachtungszeit einherging, erbrachte eine Ausdehnung der Ösophagusdenervation eine deutliche Verbesserung der Resultate. Dies wird durch unsere eigenen Ergebnisse [440] und diejenigen von Blackett u. Johnston 1981 [62] mit langer Beobachtungszeit bestätigt: beiden Berichten liegt eine Technik konsequenter Denervierung des Ösophagus auf über 5 cm zugrunde (Tabelle 3). Damit ist der klinische Nachweis erbracht, daß es durch eine hohe Denudierung des Ösophagus gelingt, offenbar die Abgänge des Großteils der intramural in der Speiseröhrenwand verlaufenden Nervenäste zu erfassen.

Das gleiche Ziel versuchten Hedenstedt [247] und auch Nadjafi [461] durch eine grundsätzliche zirkuläre Myotomie des Ösophagus 1–2 cm proximal der Kardia zu erreichen. Wegen der Gefahr intra- und postoperativer Perforationskomplikationen und der Möglichkeit einer Schädigung der myogenen Mechanismen der Kardiafunktion hat diese Variante keine Verbreitung gefunden. Ihre Überlegenheit über die Standardtechnik ist weder durch Säureuntersuchungen noch durch klinische Ergebnisse ausreichend dokumentiert [546].

Auch die ausgedehnte Ösophagusskelettierung entbindet nicht der Notwendigkeit, die Funduskuppe und die Hinterwand der Kardia und des Fundus bis zu den Vasa brevia am Milzrand völlig freizupräparieren. Weit ab vom Ösophagus verlaufende Nervenäste [219], welche in Serosafalten

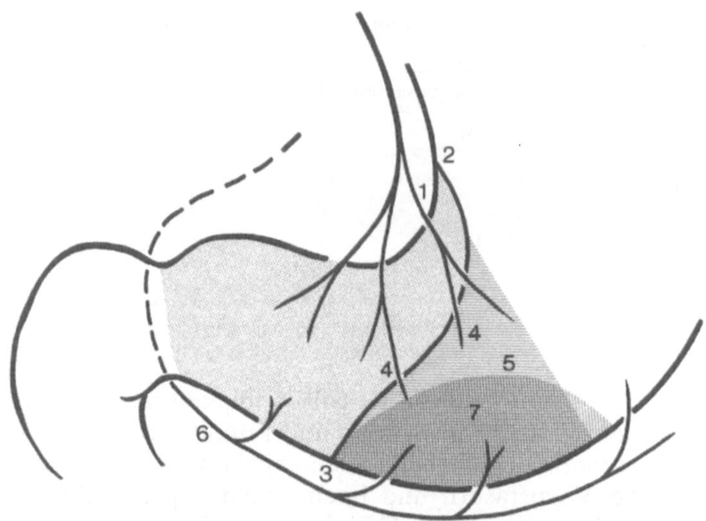

Abb. 6. Korpus-Antrum-Übergangszone. *1* Überkreuzung des proximalen Astes des Krähenfußes mit der Kleinkurvatur = „anatomische" Antrumgrenze, *2* histologische Antrumsgrenze
kleinkurvaturseits, proximal des Angulus, *3* histologische Antrumgrenze an der Großkurvatur,
4 „antrale" Äste, die großkurvaturseits Belegzellareale des distalen Korpus *(5)* innervieren
können, *5* distaler Korpus, *6* N. gastroepiploicus dexter (Rosati-Nerv), *7* vom N. gastroepiploicus dexter innerviertes Belegzellareal an der Großkurvatur

von der Zwerchfellunterseite oder vom Pankreas her zur Magenwand ziehen, sind durch anatomische Untersuchungen [75, 503], die Beschreibungen
Grassis und unsere Erfahrungen mit dem intraoperativen Elektrotest
belegt. Da solche Verlaufsvarianten einzelner Nervenäste morphologisch
kaum erkennbar sind, muß ihnen durch eine standardisierte Operationstechnik Rechnung getragen werden. Daraus ergibt sich die klinische Bedeutung des intraoperativen vagomotorischen Elektrotests (vgl. 4.3.2), der
es erlaubt, unerkannte und damit nicht durchtrennte Nervenfasern im
Bereich der proximalen operationstechnischen Problemzone zu erfassen
und zu suchen. Außerdem können damit die wenigen Fälle (etwa 1%)
identifiziert werden, bei denen eine zirkuläre Myotomie am suprakardialen
Ösophagus tatsächlich notwendig ist.

Im *distalen Problembereich,* der Zone des Antrum-Korpus-Übergangs,
ist bei der proximal-gastrischen Vagotomie Unvollständigkeit häufig [304].
Sie hat folgende Ursachen:

1. Die „anatomische" Grenze, die Überkreuzung der proximalsten antralen
Verzweigung des Krähenfußes des Latarjet-Nervs, liegt nur in 47% der Fälle
auf Höhe der histologischen Antrumgrenze [499]; bei 24% liegt sie proximal
davon, bei 25% distal davon. Wird dieser Ast des Krähenfußes als distale
Grenze der Korpus-Fundus-Denervierung belassen, so bleiben bei einem
Viertel aller Mägen dadurch Belegzellareale innerviert (Abb. 6).

2. Die Antrumgrenze verläuft nicht quer zur Magenachse, sondern viel steiler und liegt großkurvaturseits näher am Pylorus (5,3–7,5 cm) als kleinkur-

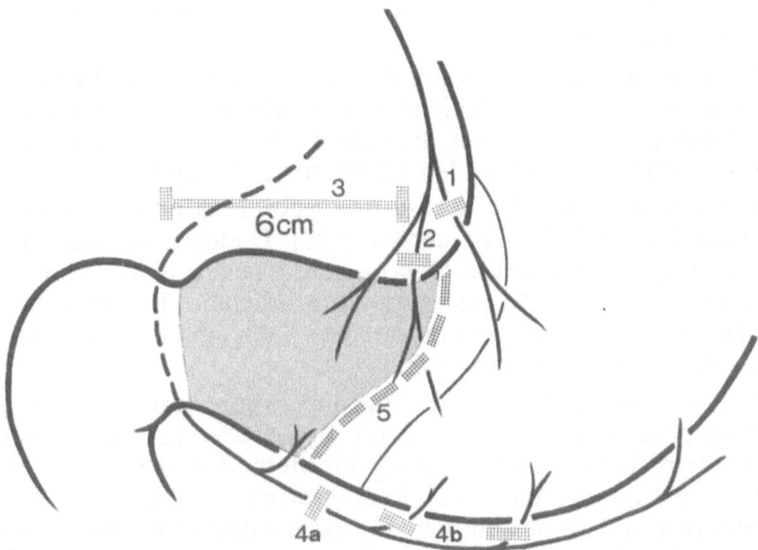

Abb. 7. Möglichkeiten der distalen Vervollständigung der PSV: *1* Durchtrennung des proximalen Astes des Krähenfußes, *2* Durchtrennung des mittleren Astes des Krähenfußes, *3* Beginn der Denervation grundsätzlich 6 cm proximal des Pylorus, *4* Durchtrennung des N. gastroepiploicus dexter: *a* durch Sektion des Nervs selbst 3–5 cm proximal des Pylorus, *b* Durchtrennung seiner zum distalen Korpus führenden Äste durch Skelettierung der distalen Großkurvatur, *5* Durchtrennung der Serosa und Subserosa am Antrum-Korpus-Übergang

vaturseits (6,3–8,7 cm) [77, 499] (Abb. 1 und 6). Damit kann auch ein „antraler" Nervenast großkurvaturseits noch einen Korpusabschnitt innervieren.

3. Der von Brizzi et al. [76] eingehend untersuchte N. gastroepiploicus dexter (Abb. 6) führt aus dem hinteren Vagus stammende cholinerge Fasern zur Großkurvatur [76] und kann dort auch nach scheinbar vollständiger PSV einen Korpusabschnitt vagal innervieren. Diese Tatsache dürfte für das von Johnson u. Baxter [304] pH-metrisch in über 50% der Fälle festgestellte saure Areal an der distalen Großkurvatur verantwortlich sein.

4. Sowohl Brizzi et al. [77] als auch Tominaga [591] fanden regelmäßig (Tominaga bei 93%) an untersuchten Mägen eines Sektionskrankengutes Belegzellen im Antrum, z.T. mit hoher Dichte unmittelbar präpylorisch, ja sogar in den ersten 2 cm des Bulbus duodeni.

Praktisch ergeben sich damit folgende technische Möglichkeiten:

1. Grundsätzliches Durchtrennen der 1. und 2. antralen Verzweigung des Latarjet-Nervs (Abb. 7). Aufgrund der Befunde von Johnson [303] scheint es empfehlenswert, kleinkurvaturseits grundsätzlich bis 6 cm an den Pylorus heran zu denervieren, da dann nur 2% der Vagotomien distal unvollständig bleiben. Bei 7 cm sind es bereits 18%, bei 8 cm 45%. Diese Empfehlung ist allerdings oft nicht durchführbar, ohne die antrale Innervation zu gefährden

und damit den eigentlichen Sinn der proximal-gastrischen Vagotomie in Frage zu stellen.

2. Zusätzliche Denervierung des distalen Korpus großkurvaturseits. Dazu kann der N. gastroepiploicus dexter (Rosati-Nerv) 3–6 cm proximal des Pylorus durchtrennt oder die Großkurvatur auf etwa 6–8 cm parallel zur gastroepiploischen Arkade skelettiert werden (Abb. 7).

3. Durchtrennung der Serosa und Subserosa an der Antrumvorder- und -hinterwand mit der Diathermie [522]. Dadurch werden die von den Verzweigungen der Latarjet-Nerven zum distalen Korpus und sog. „rekurrierende" subseröse Vagusfasern unterbrochen. Rosati erzielte damit 5–8 Jahre nach PSV eine Rezidivrate von 5,4% und beobachtete keine Störungen der Magenentleerung [521].

4. Bestimmung der Antrum-Korpus-Grenze mit Kongorot oder mit der intraoperativen pH-Metrie. Amdrup u. Jensen [22] und Wastell et al. [607] benutzten in Weiterentwicklung der Methode von Grassi eine transösophageale pH-Sonde, um unter Pentagastrinstimulation die Korpus-Antrum-Grenze exakt zu bestimmen. Dadurch sollte beim individuellen Patienten das exakte Ausmaß der distalen Denervierung bestimmt werden.

Grundsätzlich birgt die ausgedehnte distale Denervierung aber die Gefahr der Beeinträchtigung der antralen Motilität und damit der Magenentleerung. Holle [265] nimmt das in Kauf, fügt aber grundsätzlich eine Pyloroplastik hinzu. Außerdem führt die Durchtrennung der A. gastroepiploica dextra, die bei der Sektion des N. gastroepiploicus dexter häufig notwendig ist, zu einer zusätzlichen Devaskularisierung der Großkurvatur, die in Risikofällen (Niereninsuffizienz, Diabetes, massive Ulkusblutungen, Splenektomie) nicht unbedenklich sein kann [452].

Diese potentiellen Nachteile könnten nur durch eine deutliche Verbesserung der Resultate durch erweiterte distale Denervierung gerechtfertigt werden. Zwar fanden Lyndon et al. [405] eine höhere postoperative insulinstimulierte Sekretion, wenn 10 cm Antrum innerviert belassen wurden, gegenüber einer Restinnervation von nur 6 cm Antrum. Dem widerspricht die Untersuchung von Ahonen et al. [8], die 2 Patientengruppen verglichen, von denen die eine aufgrund einer anatomischen Grenzbestimmung allein denerviert wurde (durchschnittlich blieben 7 cm Antrum innerviert), bei der anderen aber aufgrund der pH-metrischen Grenzbestimmung noch die Denervierung zusätzlich nach distal vervollständigt wurde. Postoperativ fand sich kein signifikanter Unterschied in der basalen, pentagastrin- und insulinstimulierten Säuresekretion 2 Monate und 1 Jahr nach PSV. Die Schlußfolgerung war, daß sich die pH-metrische Grenzbestimmung, trotz ihrer scheinbaren Logik, nicht auf die klinischen Ergebnisse auswirkt. Kronborg u. Madsen [375] konnten 1975 keinen Zusammenhang zwischen der Länge des innerviert belassenen Antrums und dem Rezidivrisiko nach PSV erkennen. Auch bis heute ist noch nicht gezeigt worden, daß eine erweiterte distale Denervierung die Rezidivrate senkt.

Aufgrund der diskutierten Befunde können für eine Standardtechnik heute folgende Empfehlungen gelten:

1. Grundsätzliche Denervierung bis 6 cm proximal des Pylorus, wobei jedoch mindestens die distalste Verzweigung des Krähenfußes geschont werden muß.
2. das Durchtrennen der Serosa und subserösen Schicht im Bereich der Grenzzone,
3. evtl. die Durchtrennung des N. gastroepiploicus dexter.

3.4   Technische Varianten der PSV

Die besprochenen technischen Probleme führten zu Versuchen, sie durch methodische Veränderungen der Denervierungstechnik zu vermeiden. Taylor [586] schlug 1979 eine Seromyotomie der Kleinkurvatur des Magens vor und ersetzte damit den technisch einfachsten Teil der PSV, nämlich die Skelettierung der Kleinkurvatur, während die ösophageale Denudierung unverändert blieb. Petropoulos [492] schlug 1979 eine transgastrische Vagotomie vor, bei der grundsätzlich alle Vagusfasern in der Magenwand durch die Sektion der Serosa und Muskelschicht, ausgehend von 2 ausgedehnten Inzisionen an der Vorder- und Rückseite der Kleinkurvatur und der Funduskuppe durchgeführt wird. Vorteile beider Verfahren in bezug auf Operationszeit, Komplikationen und sekretorische oder klinische Resultate sind aber bisher noch nicht belegt.

3.5   Zusatzmaßnahmen zur PSV

3.5.1   Reserosierung der kleinen Kurvatur

Am Ende der PSV können die Serosaränder an der Vorder- und Hinterseite der Kleinkurvatur durch seroseröse Einzelknopfnähte vom Angulus bis zur Kardia wieder vereinigt werden [217,245,284,319]. Daraus resultiert eine Bedeckung der Kleinkurvatur mit Serosa. Mögliche oder angestrebte Wirkungen sind:

1. Verringerung der postoperativen Verwachsungen der Kleinkurvatur mit der Unterfläche des linken Leberlappens.
2. Vorbeugen der Nekrose der Kleinkurvatur [452].
3. Verhindern oder Erschweren einer Reinnervation [299,402] durch Einsprossen von Nervenfasern aus den Vagusästen im kleinen Netz.

Keiner dieser Effekte ist durch Untersuchungen belegt. Die Maßnahme entspricht — v.a. aufgrund von 1. und 2. — wohl eher allgemeiner chirurgischer Erfahrung und kann wegen ihrer Harmlosigkeit durchaus angewendet werden. Voraussetzung ist aber, daß dabei darauf geachtet wird, nicht unbeabsichtigt eine Art Fundoplicatio im Kardiabereich herbeizuführen (vgl. 3.5.2 und 8.6).

3.5.2 Antirefluxmaßnahmen

Durch die vollständige Auslösung des intraabdominalen Ösophagus aus den umgebenden Geweben wurde die Möglichkeit einer postoperativen Kardiainsuffizienz vermutet. Vereinzelte unkontrollierte Berichte wiesen denn auch auf eine hohe Rate postoperativer Refluxerscheinungen nach PSV hin. Das veranlaßte gewisse Autoren [272], nach PSV grundsätzlich die Wiederherstellung des His-Winkels oder gar eine Art Fundoplicatio durchzuführen und zu empfehlen. Eigene [415] und andere [540] manometrische Untersuchungen des unteren Ösophagussphinkters vor und nach PSV konnten aber keine langfristigen Funktionsstörungen nachweisen. Damit besteht keine Berechtigung, beim Fehlen einer präoperativ erkannten und nachgewiesenen Refluxkrankheit routinemäßig der PSV eine Antirefluxmaßnahme hinzuzufügen. Eine unnötige Fundoplicatio kann im Gegenteil zu unerwünschten postoperativen Schluckbeschwerden führen (vgl. auch 8.6).

3.5.3 Drainageoperation

Holle [265] hält die Ergänzung einer adäquaten PSV durch eine Pyloroplastik für unerläßlich. Ungeachtet der angeführten pathophysiologischen Argumente und seiner hervorragenden klinischen Ergebnisse bleibt die Tatsache bestehen, daß die Erhaltung der antralen Innervation bei der PSV die Schonung des Pylorus zum Ziele hat. Wohl ist es möglich, daß die distal sehr weitgehende Denervierung in der Technik von Holle die antrale Motilität z.T. beeinträchtigt und damit eine Drainage notwendig macht. Die in diesem Krankengut aber festgestellte niedrige Rezidivrate (1,5% nach 1–12 Jahren, im Mittel nach 5 Jahren; [52]) beruht möglicherweise eher auf der ausgedehnten Denervierung und der relativ niedrigen Nachkontrollquote von 60%, als auf der Pyloroplastik. Wastell et al. [608] mußten in einer randomisierten Studie feststellen, daß nach PSV mit Pyloroplastik Dumping signifikant häufiger auftrat als nach PSV allein. Konnten andere Autoren [7, 381] auch keine erhöhte Morbidität als Folge einer Drainageoperation in ebenfalls randomisierten Untersuchungen finden, so sahen sie zumindest auch keine Vorteile dieser Maßnahme. Unsere eigenen Ergebnisse [440] bestätigen, daß eine Drainageoperation bei der PSV nicht grundsätzlich durchgeführt werden muß (vgl. 8.5). Damit bleibt der Grundgedanke der PSV, daß die Erhaltung der Antrummotilität ein Drainageverfahren überflüssig macht, bewahrt. Eine Pyloroplastik erweitert den Eingriff unnötigerweise, der Magen-Darm-Trakt wird eröffnet und die Gefahr unerwünschter funktioneller Folgen wird erhöht.

4 Intraoperative Tests zur Überprüfung der Vollständigkeit der Vagotomie

S. MARTINOLI

4.1 Einleitung

Zur Zeit der Studienplanung war anerkannt, daß die Vollständigkeit der Vagotomie für das Erreichen eines akzeptablen klinischen und sekretorischen Ergebnisses die wichtigste Voraussetzung war [101,220,235,375, 377]. Ebenso offensichtlich war aber, daß angesichts der anatomischen Variabilität des Vagus, besonders im Ösophagusbereich, auch eine sorgfältige operative Technik nicht vollständig vor Rezidiven schützte (vgl. Kap. 3). Dies führte besonders in angelsächsischen Ländern dazu, einen frühpostoperativen Insulintest zur Selbstkontrolle durchzuführen und daraus Rückschlüsse auf die Qualität der Operationstechnik im individuellen Fall zu ziehen. Leider erlaubte es diese Form der Selbstkontrolle — ganz abgesehen von ihrer umstrittenen prognostischen Bedeutung (vgl. 10.6.4) — nicht, an einem schlechten Resultat noch etwas zu ändern.

Deshalb wurde in den 50er Jahren von verschiedenen Forschern nach einer Möglichkeit gesucht, bereits intraoperativ die Vollständigkeit der Denervierung zu erkennen. Diese sog. Vollständigkeitstests hatten den potentiellen Vorteil, eine Verbesserung der Operationsleistung zu ermöglichen. Verschiedene Wege wurden dabei beschritten, doch ist bis heute nur von wenigen dieser vorgeschlagenen Tests gezeigt worden, daß sie tatsächlich auch die postoperative Sekretion und das Rezidivrisiko beeinflußten.

4.2 Möglichkeiten der intraoperativen Vollständigkeitskontrolle

4.2.1 Leukomethylenblau-Test

Lee [388] hat 1969 eine vitale Nervenfärbung mit Leukomethylen angegeben. Er konnte demonstrieren, daß sich eine farblose Lösung von Methylenblau in Ascorbinsäure blau färbt, sobald sie in Kontakt mit Gewebe mit hoher oxydierender Aktivität, wie z. B. Nervenfasern, gebracht wird. Somit hätte Nervengewebe die Möglichkeit, durch Blaufärbung aus den umliegenden Gewebestrukturen hervorzustechen. Der Test ist so auszuführen, daß ein Tupfer mit Leukomethylen am Ende der Vagotomie über die Kardiaregion gestreift wird, damit dann residuelle Vagusfasern identifiziert werden könnten. In der Praxis offenbarte aber die systematische Histologie der so entdeckten „Nervenfasern", daß nur ein Teil dieser Gewebestreifen tatsächlich auch Nervenfasern waren. Diese histologisch dokumentierte Unspezifität wurde dann auch durch den Nachweis der fehlenden Auswirkung des Lee-Tests auf den postoperativen Insulintest bestätigt [198].

4.2.2 Neutralrot-Test

Dawson u. Ivy [131] hatten schon 1925 erkannt, daß Pawlow-Fundustaschen den intravenös injizierten Farbstoff Neutralrot sezernierten. Interessant war die Tatsache, daß Neutralrot praktisch nur vom säuresezernierenden Epithel des Korpus und des Fundus in einer dem sekretorischen Zustand proportionalen Menge ausgeschieden wurde.

1935 konnten Morrison et al. [437] die Belegzelle als Ort der Neutralrotsekretion identifizieren. Weitere Arbeiten von Cole [117] und Nundy u. Baron [474] zeigten, daß die Neutralrotausscheidung von der vagalen Stimulation abhängig ist und daß sie durch die Verabreichung von 2-Deoxy-D-Glucose provoziert werden kann.

Diese Feststellungen an sich genügen, um einem Test mit Neutralrot theoretische Anziehungskraft zu verleihen. Allerdings wird die Spezifität eines solchen Tests durch 3 Tatsachen in Frage gestellt:

1. Neutralrot wird auch im Duodenum und im Kolon sezerniert.
2. Seine gastrische Ausscheidung ist von der Unversehrtheit der gastrischen Schleimhaut abhängig. Zustände, welche die Säuresekretionsleistung der Schleimhaut herabsetzen, können somit auch die Ausscheidung des Neutralrots hemmen.
3. Die Neutralrotclearance im Magen geht parallel zur Durchblutung der Schleimhaut.

Dadurch wird fraglich, ob die Sekretion des Neutralrots in Wirklichkeit mit einer hypothetischen vagalen Restinnervation korreliert werden kann. Es sind bislang auch keine Ergebnisse bekannt geworden, die das bestätigt hätten.

4.2.3 Kongorot-Test

Bevor Grassi [218] 1971 das pH-Meter in den Operationssaal brachte, war das Aufbringen des Farbstoffs Kongorot (ein Azinfarbstoff) mit einem

Tupfer auf die gastrische Mukosa die einzige Art, säureproduzierende Schleimhautinseln mit residueller vagaler Innervation am Ende der Vagotomie zu identifizieren. Kongorot wird bei einem pH < 3,5 blauschwarz. Kusakari et al. [378] spritzten mit einem Spray das Kongorot durch das Gastroskop auf die Magenschleimhaut, um postoperativ die Vollständigkeit der Vagotomie zu überprüfen.

Saik et al. [532] in San Diego bedienten sich dieses Tests während der Operation, das Auftragen des Farbstoffs erforderte eine Gastrotomie. Nach der Erfahrung der Gruppe von San Diego ist eine Histaminstimulation während des Tests notwendig, um falsch-negative Resultate zu vermeiden. Anästhetika können in der Tat die spontane Sekretion bis zu einem gewissen Grad vermindern, und diese Hemmwirkung kann durch eine supramaximale Histaminstimulation aufgehoben werden. Auch hier, wie bei der offenen pH-Metrie, ist ein Auswaschen des Magens vor dem Test notwendig, was zu einer Kontamination der Peritonealhöhle führen kann. Saik schlug vor, das Kongorot durch eine Sonde oder ein Endoskop auf die Schleimhaut zu bringen und die Farbwirkung bei geschlossenem Magen transmural durch „Transillumination" mittels einer durch den Mund eingeführten biegsamen Lichtquelle zu beobachten. Bis jetzt sind aber keinerlei aussagekräftige Daten über diese klinische Anwendung des Kongorots verfügbar.

1979 übernahmen Donovan u. Myers [153] die Kongorotidee von Kusakari und Saik. Sie benutzten 20 cm lange Stäbchen in Form von Riesenzündhölzchen, deren Spitze aus einer Mischung von Carbowachs und Kongorot bestand. Mit diesen Stäbchen waren sie imstande, residuelle säureproduzierende Areale der Magenschleimhaut zu identifizieren, indem sie die Stäbchen über die Schleimhaut strichen und auf zurückgelassene schwarze Striche achteten. Bei 9 von 20 Patienten konnten damit in ihrer Arbeit nichtdurchtrennte Vagusfasern nach PSV identifiziert werden. Bislang wurde jedoch nicht gezeigt, daß die Anwendung von Kongorot in irgendeiner Form die sekretorischen oder klinischen Ergebnisse nach PSV beeinflußt.

Kongorot ist eine sehr interessante Substanz, welche zu Recht als „pH-Meter des Armen" bezeichnet werden darf. Ihr Gebrauch erlaubt es unter anderem, die Antrum-Korpus-Grenze vor der Vagotomie oder vor der Antrektomie zu identifizieren. Der Methode sind allerdings die Risiken der abdominellen Kontamination anzulasten, wie sie auch bei der offenen pH-Metrie bestehen. In der Erfahrung von Johnson [302] war die Infektrate nach offener pH-Metrie bei der PSV 23%: ein relativ hoher Preis für eine Operation, welche in unserer Studie bei geschlossenen Testmethoden lediglich 2,7% postoperative Infekte aufwies (vgl. 7.2).

Die Notwendigkeit der supramaximalen Stimulation der Säuresekretion während des Tests mit Histamin, Pentagastrin oder 2-Deoxy-D-Glucose ist auch nicht unbedenklich: der unter diesem Reiz entstehende Magensaft ist chemisch stark aggressiv. Kleinste Mengen dieses Saftes in der Trachea genügen, um eine ernsthafte respiratorische Komplikation auszulösen. Hier weist wiederum Johnsons hohe Zahl an postoperativen respiratorischen Infektionen (21%) auf die Gefahr dieser Methode hin.

4.2.4 pH-Test

Die Idee, pH-metrische Felder auf der gastrischen Mukosa zu bestimmen, geht auf Capper et al. [94] zurück. Es war das Verdienst von Grassi [218], die pH-Messung intraoperativ am Ende der Vagotomie zu benutzen, um eventuelle Areale mit intakter Innervation zu entdecken. Grassi [218] wies auf die Variabilität der Vagusanatomie an der Kardia hin, indem es ihm wiederholt durch offene pH-Metrie am Ende der PSV gelang, saure Inseln im Fundus nachzuweisen, welche auf kleinen posterioren, residuellen Vagusästen beruhten („Rami criminales").

4.2.5 Vagomotorischer Elektrotest

Burge u. Vane [88] haben 1958 die Hypothese aufgestellt, daß die Elimination der motorischen Antwort des Magens auf elektrische Stimulation der Vagusstämme durch Vagotomie zu einer analogen Elimination der Sekretion führt, d. h. daß die neuralen Funktionen der Motilität und der Sekretion morphologisch durch die gleichen Nervenäste vermittelt werden. Während Burge ursprünglich ein einfaches Flüssigkeitsmanometer zur Druckmessung im Magen benutzte, entstand aufgrund der physiologischen und methodologischen Vorarbeiten von Allgöwer, Schultheiss, Nadjafi und Perren in enger technologischer Zusammenarbeit mit dem Institut Straumann in Waldenburg ein kombiniertes Reiz-, Druckmeß- und Aufzeichnungsgerät [19, 20, 489, 545].

Die Registrierung ermöglichte erstmals eine präzise Interpretation und Dokumentation des Operationsergebnisses. Technische Zuverlässigkeit und Praktikabilität der Methode waren die Voraussetzung für ihre breite Anwendung. Damit konnten wir den vagomotorischen Elektrotest (VMET), den Burge für die trunkuläre und selektiv-gastrische Vagotomie angegeben hatte, entsprechend modifiziert auch bei der PSV im Rahmen der multizentrischen Studie anwenden. Unsere Erfahrungen haben zu weiteren technischen Verbesserungen und v. a. Vereinfachungen in der Bedienung des Stimulations- und Aufzeichnungsgeräts geführt.

4.2.6 Andere Tests

Theoretisch ist es das Ziel eines jeden intraoperativen Tests zu überprüfen, ob alle „sekretorischen" Vagusfasern durchschnitten worden sind. Der beste Weg wäre somit die Messung der freigesetzten Säure unter vagaler Stimulation am Ende der PSV. Schacht et al. [538] reizten am Ende der PSV den Vagus mit der Ringelektrode des VMET und maßen die Säuresekretion im Auswaschwasser des Magens. Diese Prozedur, welche den Vorteil der geschlossenen Methode hat, ist sehr zeitraubend, und es sind keine Angaben über ihren Einfluß auf die Rezidivrate oder auf die postoperative Sekretion nach PSV verfügbar.

4.3   Methodik der in der Studie verwendeten Tests

4.3.1   pH-Test

Um die Vorteile der geschlossenen Operation nicht zu verlieren, benutzten wir, einem Vorschlag von Moe u. Klopper [431] und Capper et al. [95] folgend, routinemäßig eine Modifikation des Grassi-Tests während der Studie, indem wir die pH-Sonde transösophageal einführten und durch die Magenwand geschlossen manipulierten.

Die Narkose wird zu diesem Zweck ohne Anticholinergika geführt (vgl. 4.3.2). Am Anfang der Operation wird eine kontinuierliche supramaximale Stimulation der Säuresekretion mit Pentagastrin per infusionem in der Dosierung von 0,0001 mg/min/kg KG [220] gestartet und bis zum Schluß der pH-Messung beibehalten. Nach Eröffnung des Abdomens vor der Vagotomie und vor dem VMET wird die pH-Sonde (Metrohm 125, Fa. Ingold, Zürich), welche vom Anästhesisten durch die dicke Magensonde hindurch eingeführt worden ist, vom Operateur durch die Magenwand gefaßt und senkrecht zur Magenmukosa der kleinen und der großen Kurvatur entlang gestreift. Ein pH-Sprung von über 3,5 zu unter 3,5 erfolgt an der Grenze zwischen Antrum und Korpus. Am Ende der Vagotomie können durch erneutes Abtasten des Korpus-Fundus-Areals mit der pH-Sonde Areale mit restlicher vagaler Innervation (pH < 3,5) entdeckt werden (Abb. 8). Es wurde dem Chirurgen freigestellt, den Beginn der Vagotomie am Antrum nach anatomischen Gesichtspunkten (Opferung des 1.

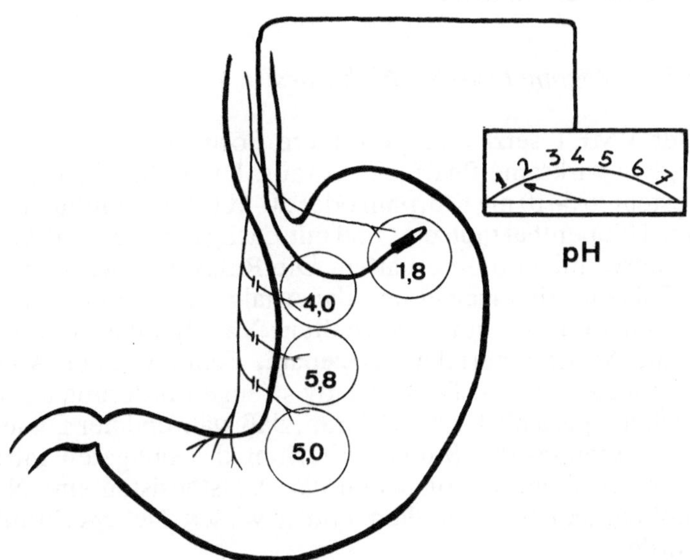

Abb. 8. Versuchsanordnung der intraoperativen Schleimhaut-pH-Metrie. Es wird schematisch der Fall gezeigt, wo es gelingt, mit der pH-Sonde am Ende der Vagotomie ein restliches saures Areal (pH < 3,5) nachzuweisen (persistierender „Ramus criminalis")

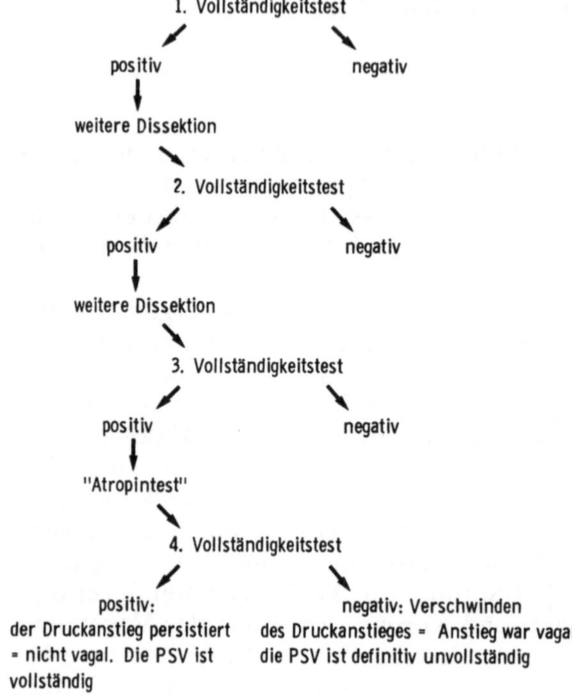

Abb. 9. Reihenfolge der Messung beim VMET nach anatomisch vollständiger Vagotomie und Interpretation des Atropintests im Falle eines persistierenden Druckanstiegs beim 3. Vollständigkeitstest

und evtl. 2. proximalen Astes des Krähenfußes) oder nach pH-metrischen Kriterien zu wählen.

4.3.2 Vagomotorischer Elektrotest

Der VMET setzt eine besondere Form der Anästhesie ohne anticholinergisch wirksame Pharmaka voraus. Die Prämedikation vor der Operation besteht in 5–10 mg Morphin oder 50–100 mg Pethidin i.m. Die Narkose wird mit Thiopenthal induziert und mit Lachgas-Sauerstoff-Gemisch und leichter Hyperventilation unterhalten. Die Relaxation wird mit Pancuronium oder d-Tubocurarin erreicht und die Analgesie bei Bedarf durch weitere kleine Dosen Morphin aufrechterhalten. Vagolytische Medikamente wie Halothan, Anticholinergika, Diazepam, Fentanyl oder Analoga dürfen nicht gebraucht werden. Diese relativ strenge Forderung an die Anästhesie war auch hauptsächlich schuld daran, daß während der Dauer der Studie an die 250 Patienten das Studienkriterium des obligaten intraoperativen Tests nicht erfüllten, da von seiten der Anästhesisten eine Narkose ohne Anticholinergika bei Notfällen und gewissen Nebenerkrankungen abgelehnt wurde.

Der Test wird in Anlehnung an ein strenges Protokoll (Abb. 9) durchgeführt. Vor der PSV wird eine Ringelektrode (Abb. 10) um den subdiaphragmalen Ösophagus angelegt, welche beide Vagusstämme einschließen muß

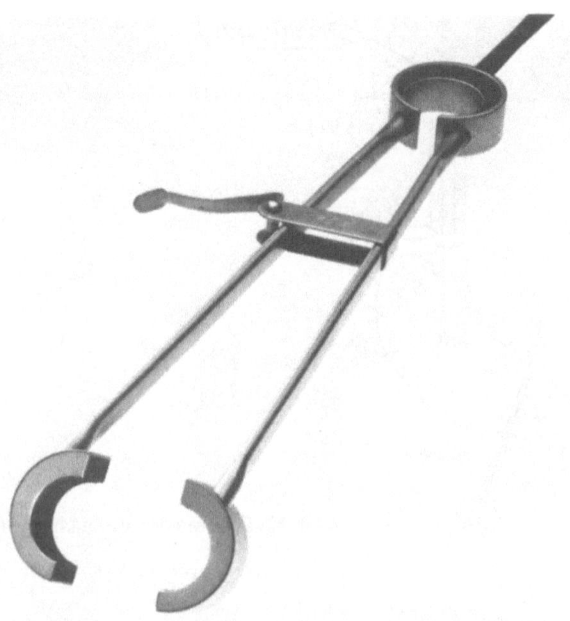

Abb. 10. Ringelektrode des VMET

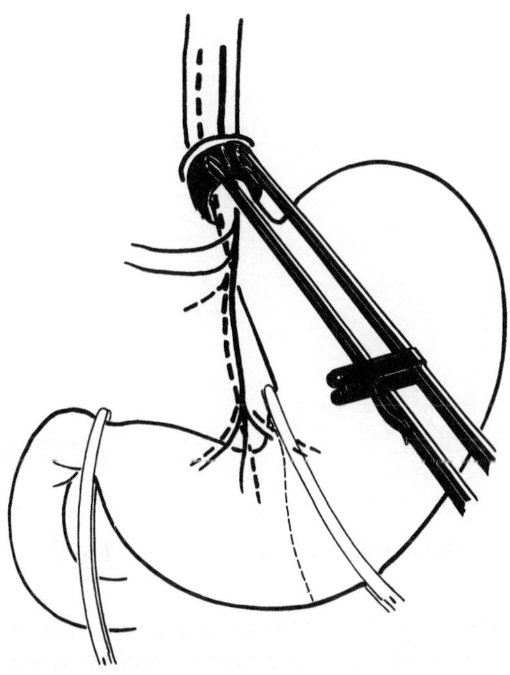

Abb. 11. Ringelektrode des VMET an der Kardia

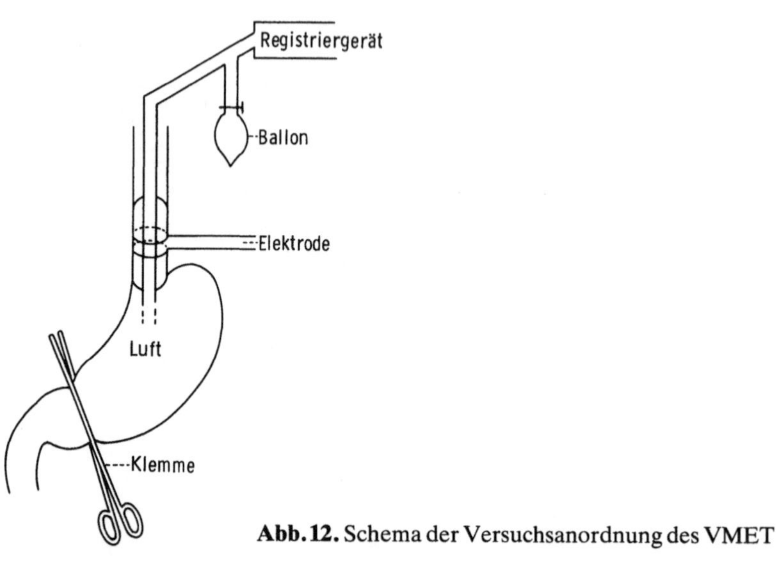

Abb. 12. Schema der Versuchsanordnung des VMET

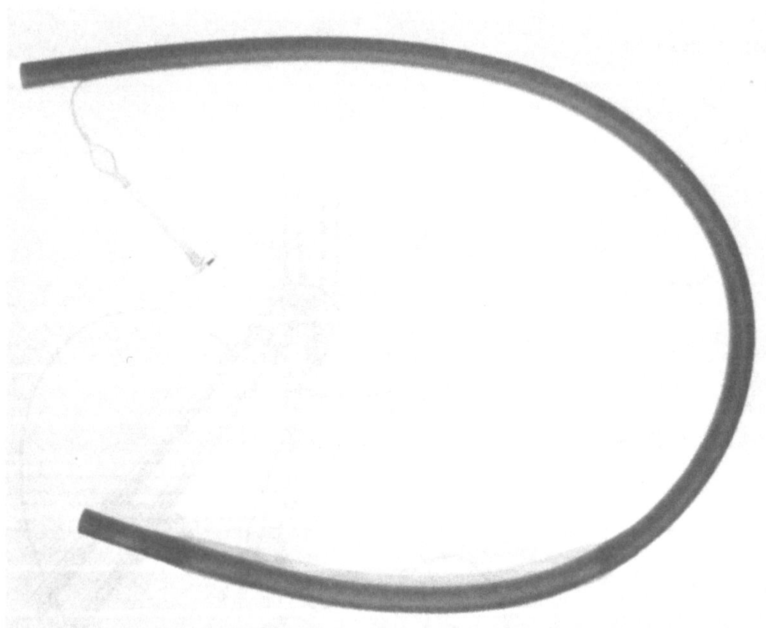

Abb. 13. Spezielle Magensonde für den VMET

(Abb. 11). Der Magen wird auf Angulushöhe im Bereich der Korpus-
Antrum-Grenze mit einer weichen Klemme verschlossen (Abb. 12). Luft
wird dann durch eine dicke, im Ösophagusteil mit einem Ballon versehene
Magensonde (Abb. 13) in den Magen eingeblasen, bis sich der intragastrische Basaldruck auf einem Niveau zwischen 50 und 80 mmH_2O ($\sim 0{,}5$–$0{,}8$

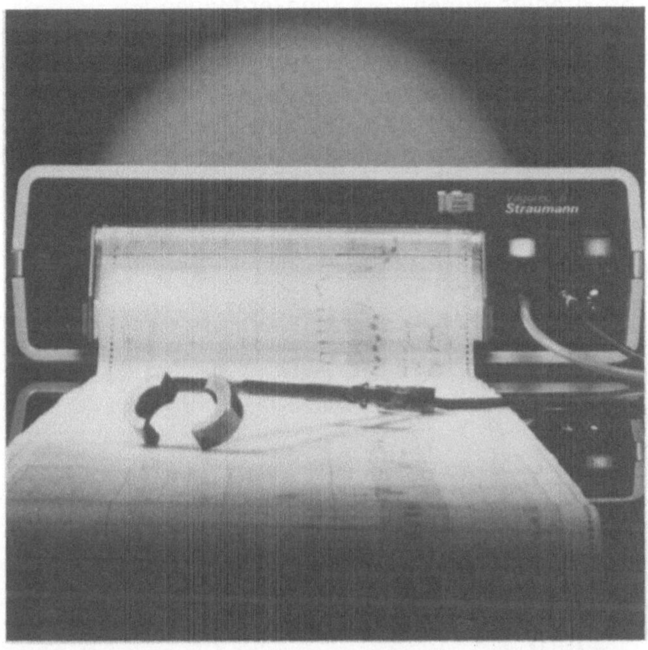

Abb.14. Apparat für die Registrierung des intragastralen Drucks beim VMET (Vagorec 5, Fa. Straumann)

kPa) stabilisiert. Das Entweichen der Luft durch den Ösophagus verhindert der mit 20–30 ml Luft gefüllte manschettenartige Ballon. Die elektrische Stimulation der Vagusstämme erfolgt dann während 30 s mit Rechteckimpulsen von 2 ms Dauer mit einer Frequenz von 16 Hz und einem Stromfluß von 120 mA. Die Druckveränderungen im luftgefüllten Magenteil werden durch einen mit der Magensonde verbundenen, trägheitsfreien Spezialdruckwandler gemessen und aufgezeichnet. Reizquelle, Transducer und Registriergerät sind in einem Apparat (Vagorec 5, Fa. Straumann AG, Waldenburg, Abb. 14) zusammengefaßt.

Nach Registrierung der Druckkurve im proximalen Magen (Abb. 15: links) wird die weiche Klemme am Pylorus versetzt und die Druckantwort des ganzen Magens (Abb. 15: rechts) in gleicher Weise aufgezeichnet. Die sowohl im proximalen als auch im ganzen Magen gemessenen Druckanstiege von mindestens 40 mm H_2O ($\sim$ 0,4 kPa) Amplitude zeugen von der Anwesenheit eines intakten Vagus sowie vom korrekten Gang der Narkose und der Funktionsfähigkeit der technischen Apparaturen. Nach diesem präliminären Test führt der Chirurg die PSV (vgl. Kap. 3) durch.

Nach anatomisch vollständiger Skelettierung wird die Stimulation mit der Ringelektrode und die Druckmessung im proximalen und im ganzen Magen wiederholt. Die Vagotomie wird als vollständig bezeichnet, wenn kein Druckanstieg mehr im proximalen Magen erfolgt: „negativer" Test (Abb. 16).

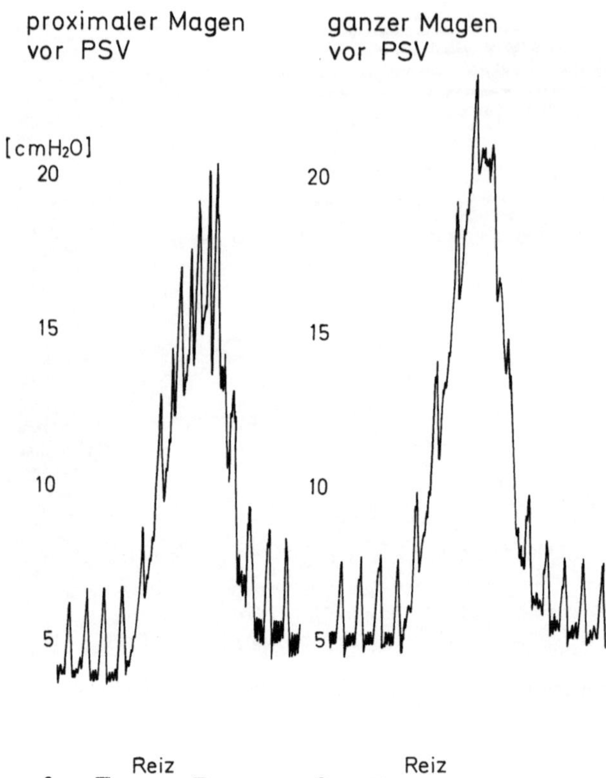

Abb. 15. Druckanstieg des proximalen Magens *(links)* und des ganzen Magens *(rechts)* nach Reiz im präliminaren VMET

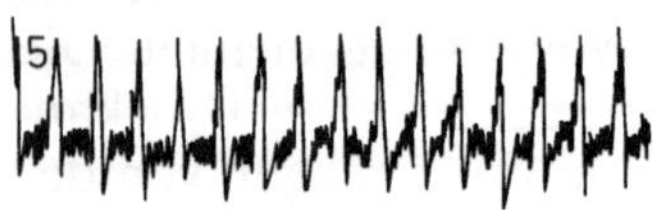

Abb. 16. Kein Druckanstieg im proximalen Magen nach Reiz = negativer VMET. Die PSV ist vollständig

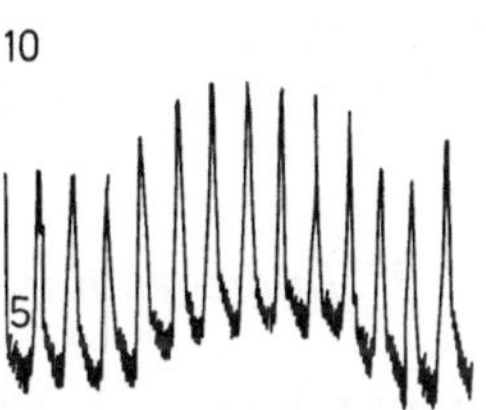

Abb. 17. Restlicher kleiner Druckanstieg im proximalen Magen nach Reiz am Ende der PSV = positiver VMET. Die Vagotomie ist unvollständig. Es muß weiter nach Vagusästen gesucht werden

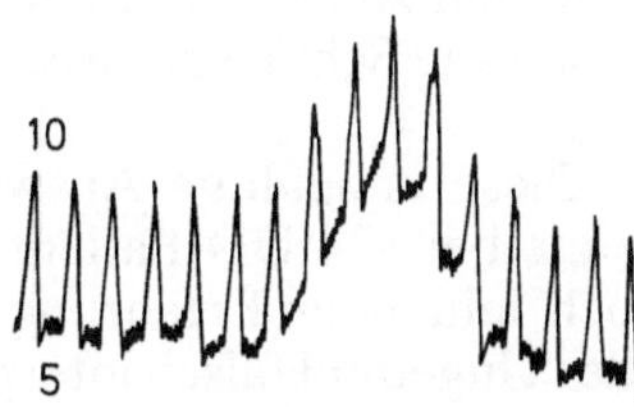

Abb. 18. Druckanstieg im ganzen Magen nach Reiz am Ende des PSV. Er spiegelt die intakte Innervation des Antrums wieder

Wenn auch nur ein minimaler Anstieg des basalen Drucks erfolgt (2 mm H₂O oder mehr), wird die Vagotomie als unvollständig bezeichnet: „positiver" Test (Abb. 17). Eine erneute Suche nach übersehenen Vagusästen ist notwendig. Diese Prozedur muß bis zur Erreichung einer vollständig flachen Druckkurve nach Reiz im proximalen Magen wiederholt werden. Allerdings setzen wir ein willkürliches Limit von 3 Vollständigkeitstests, um die Operationszeit in Grenzen zu halten. Wenn nach dem 3. Versuch der Vollständigkeitstest immer noch positiv ausfällt, wird die Natur des Restanstiegs mit dem Atropintest untersucht (Abb. 9). Nach Gabe einer pulsbeschleunigenden Atropindosis i.v. (0,5–1 mg bzw. 0,01 mg/kg KG) wird eine 4. und letzte Testmessung durchgeführt. Bei Persistieren des Druckanstiegs wird die Vagotomie als komplett bezeichnet (extravagaler, durch Atropin nicht zu unterdrückender Druckanstieg). Falls die Atropindosis den Restanstieg unterdrückt, wird dies als sicheres Zeichen einer residuellen vagalen Innervation des proximalen Magens angesehen und die Vagotomie definitiv als unvollständig betrachtet.

Schließlich, aber spätestens vor der Vornahme des Atropintests, wird durch Stimulation und Druckmessung im ganzen Magen die intakte Innervation des Antrums dokumentiert (Abb. 18).

4.3.3 Interpretation und Auswertung des VMET

Unmittelbar nach Ablauf der Operationsphase der Studie (1. Januar 1974–30. April 1975) wurden alle Druckkurven nach Basel gesandt und hier zentral gesammelt. Sämtliche Kurven wurden durch 2 Untersucher (C. Muller und S. Martinoli) einer erneuten Beurteilung nach strengen Kriterien unterzogen. Beide Untersucher verfügten nur über die Kurven und kannten zu diesem Zeitpunkt den weiteren Verlauf des Zustands der Patienten nicht. Dabei wurden die Kurven folgendermaßen klassifiziert:

— „negativer" Test: kein Druckanstieg im proximalen Magen oder Druckanstieg unter 2 mm H_2O (= vollständige PSV),
— „positiver" Test: klarer Druckanstieg von 2 mm H_2O oder mehr,
— „nicht beurteilbar": Kurven mit ungenügender Interpretierbarkeit wegen zu kurzer Aufzeichnung, fehlender Basislinien oder Störeinflüssen wie Schluckauf usw.

Diese endgültige Auswertung, die später nicht mehr geändert wurde, zeigte bei 524 UD-Patienten, daß zahlreiche Kurven vom Operateur aus noch fehlender Erfahrung, ungenügender Strenge bei der Interpretation oder Ungeduld falsch interpretiert worden waren. Außerdem war die Qualität der Registrierung oft ungenügend (nicht beurteilbare Fälle).

Trotzdem gelang es auf diese Weise, eine eindeutig „positive" Gruppe (unvollständig Vagotomierte, $n = 142$) und eine eindeutig „negative" Gruppe (vollständig Vagotomierte, $n = 160$) innerhalb der Ulcera duodeni zu definieren. Da an der Klassifizierung des einzelnen im weiteren Studienverlauf nichts mehr geändert werden durfte, ergab sich die Möglichkeit, durch die prospektive Beobachtung beider Gruppen die Auswirkungen des korrekt durchgeführten und korrekt interpretierten Elektrotests auf das klinische und sekretorische Ergebnis zu prüfen. Dabei standen Kollektive zur Verfügung, die den statistischen Ansprüchen (vgl. Kap. 6) an die notwendige Anzahl Patienten zur Vermeidung eines Fehlers der zweiten Art (Übersehen eines tatsächlich vorhandenen Unterschieds in der Rezidivrate) genügen konnten.

5 Krankengut und Verlaufskontrolle

C. MULLER

5.1 Operiertes Krankengut

Insgesamt wurden 717 Patienten – in der Zeit vom 1. Januar 1974 bis 30. April 1975 – operiert (Tabelle 4). Die Verteilung auf die Studienzentren wurde unter 2.6 angegeben. Das Ulcus duodeni (UD, Definition s. 2.4) bildete mit 524 Patienten die Hauptgruppe, während die anderen Ulkustypen mit Teilkollektiven von weniger als 100 Patienten vertreten waren (Tabelle 4).

5.1.1 Geschlecht

Von den 717 Patienten waren 607 Männer und 110 Frauen, eine Geschlechtsverteilung von 5,5:1 im Gesamtkrankengut. Beim UD war das Überwiegen der Männer stärker (6,6:1), beim UV mit 3,7:1 und beim UPP mit 3,5:1 statistisch signifikant niedriger ($\chi^2 = 3,2666$ für UV, $\chi^2 = 0,6880$ für UPP, $0,025 < P < 0,05$ für $v = 1$). In dem Verhältnis Männer/Frauen sind damit in unserer Studie die Männer ungewöhnlich stark vertreten. Die Angaben der Literatur liegen für das UD zwischen 2,1 und 4,2:1 und für das UV zwischen 1,2 und 3,2:1, unabhängig davon, ob es sich um Inzidenz- oder Prävalenzvergleiche [36,68,234], um Hospitalisationsstati-

Tabelle 4. Krankengut der kooperativen Studie (Abkürzungen s. Tabelle 1)

	UD	UP	UPP	UV	UD + UV	Gesamt
Gesamt	524	58	36	71	28	717
Geschlecht ♂	455	45	28	56	23	607
♀	69	13	8	15	5	110
Wahleingriffe	508	54	34	67	28	691
Notfalleingriffe	16	4	2	4	—	26
Drainageoperation	31	23	4	0	0	58
Keine Drainage	493	35	32	71	28	659

stiken [115, 188] oder um chirurgische Patientengruppen [21, 26, 309, 371, 391, 483a, 534] handelt. Da die Literaturangaben sich auf die letzten 20–40 Jahre beziehen, kann unsere Beobachtung auch nicht durch Inzidenzveränderungen erklärt werden, zumal in der Untersuchung von Coggon et al. [115] das Männer/Frauen-Verhältnis in den letzten 20 Jahren kaum variiert. Ob Migrationserscheinungen (Gastarbeiter) [627] oder geschlechtsbezogen verschiedene chirurgische Indikationsstellung [168] sich in unseren Zahlen niederschlagen, muß offenbleiben. Da keine der erwähnten Untersuchungen aus dem Raum unserer Studie stammt, ist auch ein echter geschlechtsspezifischer Inzidenzunterschied gegenüber England, Skandinavien oder den USA denkbar. Darauf könnte das Männer/Frauen-Verhältnis von 4,5 : 1 beim UD und von 2,5 : 1 beim UV in einem anderen chirurgischen Krankengut aus Basel [232] hinweisen.

5.1.2 Alter

Das mittlere Alter unserer Patienten betrug im Gesamtkollektiv 42,6 Jahre, mit einem Altersgipfel zwischen 31 und 50 Jahren (Tabelle 5). Die Patienten mit UD waren im Mittel signifikant jünger als diejenigen mit UP, UPP und UV. Diese Unterschiede ließen sich aber wegen der kleinen Untergruppe bei den Frauen (mit Ausnahme eines Trends beim UV) statistisch nicht sichern (Tabelle 5). Auffallend ist, daß beim UD der Altersgipfel zwischen 31 und 40 Jahren lag, bei UP und UPP zwischen 41 und 50 Jahren und bei UV zwischen 51 und 60 Jahren (Abb. 19). Der Unterschied zwischen UD und UV wird durch die verschiedene Ätiologie und Pathogenese dieser beiden Ulkustypen erklärt. Als einer der Faktoren sei die Zunahme der chronisch atrophischen Gastritis mit dem Alter erwähnt [163, 236, 243]. Noch spekulativer ist die Interpretation der Altersdifferenz zwischen duodenalen und präpylorischen (und auch pylorischen) Ulzera. Aufgrund seiner Untersuchungen kommt Bonnevie [67, 68] zu der Vermutung, daß das UPP epidemiologisch dem UV näher steht als dem UD.

Tabelle 5. Mittleres Alter, aufgeschlüsselt nach Geschlecht und Ulkustyp (Abkürzungen s. Tabelle 1; Angaben in Jahren: $\bar{x} \pm$ SD)

	UD	UP	UPP	UV	UD + UV	Gesamtkollektiv
Männer	40,1 ± 11,8 (1, 4, 6, 7)	45,6 ± 12,8 (4)	47,0 ± 15,1 (6)	46,0 ± 12,3 (2, 7)	42,7 ± 9,6 (3)	41,5 ± 12,2 (1)
Frauen	46,1 ± 13,9 (1, 8)	50,6 ± 9,1	51,0 ± 11,5	53,0 ± 13,8 (2, 8)	56,8 ± 10,2 (3)	48,5 ± 13,4 (1)
Gesamt	40,9 ± 12,2 (5, 6, 7, 9)	46,7 ± 12,1 (5, 6)	47,9 ± 14,3	47,5 ± 12,9 (7)	45,6 ± 11,3 (9)	42,6 ± 12,6

(1) $2P < 0,001$; (2) $0,05 < 2P < 0,10$; (3) $2P < 0,02$; (4) $2P < 0,01$; (5) $2P < 0,002$; (6) $2P < 0,01$; (7) $2P < 0,001$; (8) $0,05 < 2P < 0,10$; (9) $0,05 < 2P < 0,10$

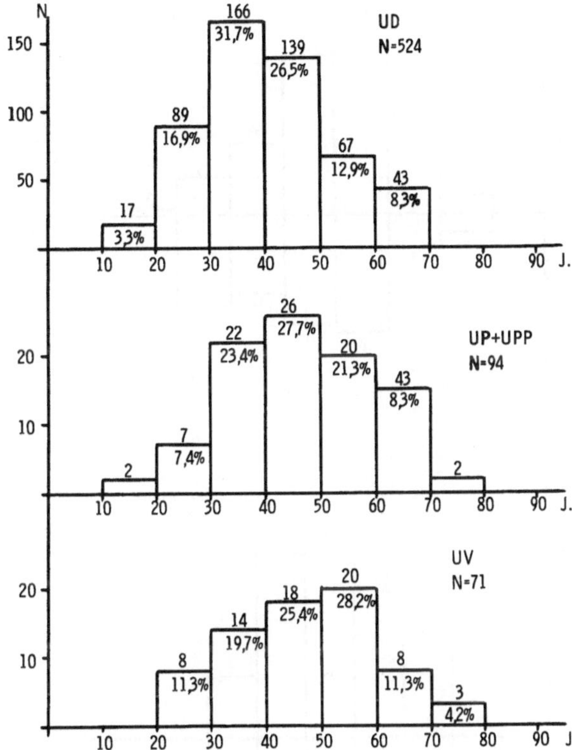

Abb. 19. Altersverteilung der Patienten. Je proximaler die Läsion liegt, desto mehr verschiebt sich der Altersgipfel nach rechts

Auch therapeutisch gesehen darf nach Amdrup u. Andersen [26] das UPP kaum mehr dem UD gleichgestellt werden. Daß sich dahinter ein ätiologischer oder pathogenetischer Grund verbirgt und es sich beim UPP um eine andere Krankheit oder ein anderes Stadium der peptischen Krankheit handelt, ist auch aufgrund unserer Ergebnisse (vgl. 8.2) wahrscheinlich.

Neben den ulkusspezifischen Altersunterschieden fanden sich auch geschlechtsspezifische Differenzen (Tabelle 5). So sind die Männer der UD-Gruppe im Mittel 6 Jahre und damit signifikant jünger als die Frauen. Nur bei den kombinierten Ulzera findet sich ein ähnlicher Unterschied, beim UV besteht lediglich ein Trend. Dieser Unterschied findet sich auch in epidemiologischen Untersuchungen [68]. Liegt auch das Altersmaximum bei UD für beide Geschlechter zwischen 31 und 40 Jahren, ist doch die prozentual dichtere Besetzung der höheren Altersklassen bei den Frauen deutlich (Abb. 20). Auch beim UV ist die Verschiebung in der Altersverteilung der Frauen noch recht eindrücklich (Abb. 21). Unseren Resultaten entsprechen auch die unter anderen Bedingungen erhobenen Beobachtungen von Coggon et al. [115]. Ursachen für diese Geschlechtsunterschiede sind bis heute nicht nachgewiesen: doch scheinen geschlechtsspezifische Faktoren Manifestation und Verlauf der Ulkuskrankheit unabhängig vom Ulkustyp zu beeinflussen.

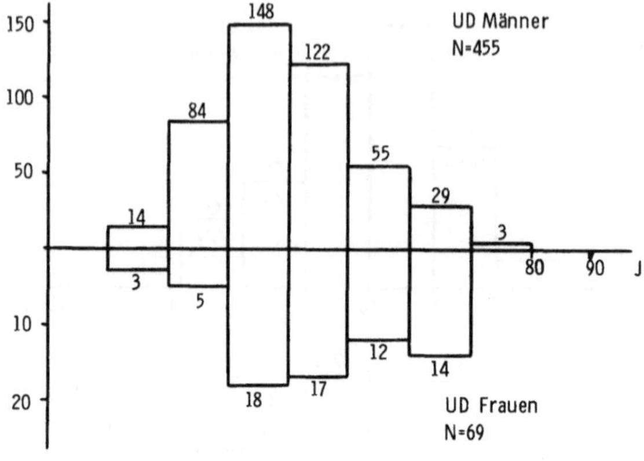

Abb. 20. Geschlechtsspezifische Altersverteilung der UD-Gruppe. Bei den Frauen sind die höheren Altersklassen dichter besetzt

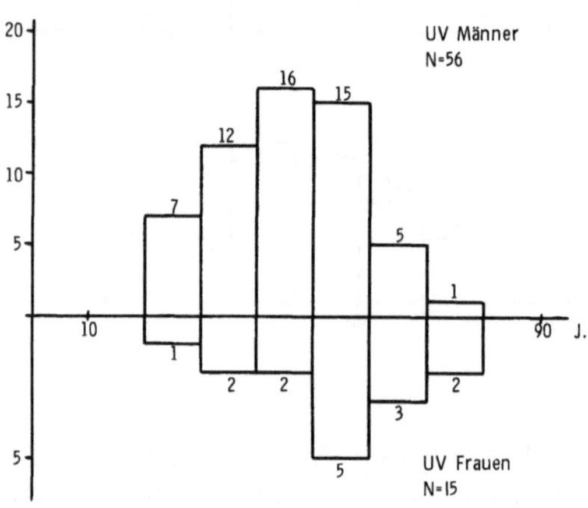

Abb. 21. Geschlechtsspezifische Altersverteilung der UV-Gruppe. Der Altersgipfel der Frauen ist nach rechts verschoben

5.1.3 Art des Eingriffs

Aufgrund der Aufnahmebedingungen ins Studienprotokoll konnten nur 25 Notfalleingriffe mit einbezogen werden (Tabelle 4). Sie werden hier auch nur der Vollständigkeit halber aufgeführt und fanden bei allen Auswertungen keine gesonderte Berücksichtigung. Alle Ergebnisse der Studie haben damit nur für ein Krankengut von Wahleingriffen Gültigkeit. Auf die besondere Problematik der PSV als Notfalleingriff bei Ulkuskomplikationen wird in Kap. 12 und 13 eingegangen.

5.1.4 Drainageoperationen

Die Anzahl der durchgeführten Drainageoperationen war mit 58 gering (8%). Während bei den UV und den kombinierten Ulzera keine Drainageoperationen Verwendung fanden, war dies bei 6% der UD, 40% der UP und 11% der UPP der Fall. Bei der Auswertung wurde der Einfluß einer Drainageoperation auf perioperative Komplikationen und Letalität, Rezidivrate und postoperative Entleerungsstörungen untersucht. Die Indikation zur Pyloroplastik und die Problematik der langfristigen Entleerungsstörung werden unter 8.5 besonders besprochen.

5.2 Definition der Kontrollzeitpunkte

Die Laufzeit der Studie (nach Abschluß der Operationsphase von Januar 1974 bis April 1975) dauerte bis 31. Oktober 1980. Da die jährlichen Kontrolltermine aus praktischen Gründen mit einer Abweichung von ± 6 Monaten festgesetzt werden mußten, wurden die Jahresuntersuchungen wie folgt definiert:

Bezeichnung	*Zeitpunkt der Untersuchung*
„Einjahresnachkontrolle"	7–18 Monate nach PSV
„Zweijahresnachkontrolle"	19–30 Monate nach PSV
„Dreijahresnachkontrolle"	31–42 Monate nach PSV
„Vierjahresnachkontrolle"	43–54 Monate nach PSV
„Fünfjahresnachkontrolle"	55–66 Monate nach PSV

Deshalb mußte der theoretische Studienendpunkt 66 Monate nach dem letzten möglichen Operationstermin (30. April 1975) angesetzt werden.

5.3 Entwicklung der Studienpopulation während der Laufzeit der Studie

Obwohl eines der Aufnahmekriterien der Studie die voraussichtliche Durchführbarkeit der Nachuntersuchung über 5 Jahre war, kam es zum nicht vorausgesehenen Ausscheiden zahlreicher Patienten. Die Hauptursache dafür ist im sozialen und ökonomischen Umfeld zu suchen. Erwartungsgemäß war an allen Kliniken ein Großteil der Ulkuspatienten Ausländer, insbesondere Fremd- oder Gastarbeiter, deren Entwurzelung aus ihrer gewohnten Lebens- und Arbeitswelt als ein Faktor für das Manifestwerden der Ulkuskrankheit gilt. Die Operationsphase der Studie fiel in die Endzeit der Hochkonjunktur von 1973 bis 1974 mit höchsten Anteilen an ausländischen Arbeitskräften in der Schweiz, in der BR Deutschland und in Frankreich. Der Zusammenbruch der Konjunkturblüte ab 1975 führte zur Rückwanderung und Ausreise von zahlreichen Patienten in einem Ausmaß, wie es weder von den Betroffenen selbst noch von den behandelnden Ärzten vorausgesehen werden konnte. Die Ausländer stammten in Frankreich v. a. aus Nordafrika, in der BRD aus Jugoslawien und der Türkei, und in der

Schweiz aus Italien und Spanien. Trotz größter Anstrengungen gelang es auch über die betreffenden Auslandsvertretungen (Konsulate usw.) nur in beschränktem Maße, die Rückwanderer zu erreichen. Außerdem mußte angesichts der weit entfernten Heimatländer eine gewisse Verhältnismäßigkeit des administrativen und ökonomischen Aufwands beachtet werden. Trotzdem gelang es mehrfach, solche Patienten durch Erstatten der Reisekosten für Nachuntersuchungen zu gewinnen. Über andere konnten durch detaillierte Fragebögen in ihrer Muttersprache und Kontakt mit den behandelnden Ärzten zuverlässige Informationen erlangt werden. Dabei ist es möglich, daß eine negative Beeinflussung der Studienergebnisse zustande kam, da insbesondere Patienten mit Beschwerden die Gelegenheit einer Nachuntersuchung oder Geltendmachung ihrer Unzufriedenheit wahrnahmen.

5.4   Faktoren zur Ermittlung der Nachkontrollrate

Folgende Faktoren bestimmten die jährliche Nachkontrollrate:

Letalität:	Operationsletalität, Spätletalität;
Reoperationen:	Resektionen (wegen Rezidivulkus oder aus anderen Gründen);
Ausfall:	nicht erreichbare Patienten, Verweigerung der Nachuntersuchung.

Letalität und Reoperationen führten zwar zu einem Verlust der betreffenden Patienten für die Fünfjahresnachuntersuchung, doch ist bei diesen Patienten der Verlauf bekannt. Bei den Ausgefallenen ist der Verlauf zum Zeitpunkt der Fünfjahreskontrolle unbekannt, doch konnten einige davon wenigstens einmal während der Nachkontrollzeit zu einem früheren Zeitpunkt untersucht werden. Diese 3 Faktoren wurden für jede Jahreskontrolle aufgeschlüsselt, wodurch das Ermitteln der jährlich in der Studie verbleibenden Patienten nach Art einer Überlebenskurve möglich wurde [59].

5.5   Ausfallrate

Insgesamt konnten 100 Patienten (14,0%) die 5jährige Nachuntersuchungszeit nicht vollenden (Tabelle 6). 37 davon wurden aber im Verlauf der Studie mindestens einmal zwischen 1 und 4 Jahren nach der PSV untersucht, so daß nur von 8,2% (59 Patienten) der Verlauf gänzlich unbekannt blieb.

Von den 100 ausgefallenen Patienten waren 82 trotz intensivster Bemühungen nicht auffindbar, 15 verweigerten jede Untersuchung oder Auskunft, und bei 3 Patienten blieb die Ursache des Ausfalls unklar.

Tabelle 6. Klinische Nachkontrollrate

	n	[%]
Operierte	717	
Operationsletalität	1	
Nachuntersuchungsfähig	716	(100)
Im 1. Jahr verstorben	4	(0,6)
Nie nachuntersucht (im 1. Jahr ausgefallen)	59	(8,2)
Verlauf mindestens $\geq$ 1 Jahr bekannt	653	(91,2)
Im 2.–5. Jahr ausgefallen	37	(5,2)
Ausfall gesamt (1.–5. Jahr)	100	(14,0)
Verlauf $\geq$ 5 Jahre bekannt	616	(86,0)

5.6 Nachkontrollrate

5.6.1 Klinische Nachuntersuchung

Zum Zeitpunkt der Fünfjahresnachkontrolle war der Verlauf bei 616 von 716 Patienten, welche die Operation überlebt hatten, bekannt (Fünfjahresnachkontrollrate von 86%, Tabelle 6). Irgend eine Nachuntersuchung zwischen 1 und 5 Jahren nach PSV hatten 653 Patienten, d. h. 91,2%. Gemäß der Zielsetzung der Studie, alle Patienten über 5 Jahre zu kontrollieren, stellen aber die 86% das wesentliche Maß dar. Der Umfang der klinischen Nachkontrollen (Befragung, Untersuchung, Labor) ist unter 2.3 beschrieben.

5.6.2 Endoskopische und radiologische Nachuntersuchung

Ziel der Studie war es, durch eine regelmäßige endoskopische Kontrolle eine objektive Aussage über die Wirksamkeit der Operationsmethode zu ermöglichen. Nach 5 Jahren konnte die Endoskopie bei 354 Patienten (62,3% des in Frage kommenden Kollektivs, Tabelle 7) durchgeführt werden. Weitere 57 Patienten willigten zwar nicht in eine Endoskopie ein, waren aber doch zu einer radiologischen Kontrastmitteluntersuchung bereit (10%). Damit konnte bei insgesamt 72,3% der Nachuntersuchten der postoperative Verlauf durch eine objektive Untersuchung erfaßt und dem symptomatischen Ergebnis gegenübergestellt werden.

5.6.3 Sekretionsuntersuchungen

Ein präoperativer Pentagastrintest (Tabelle 8) wurde bei fast 91% der Patienten durchgeführt. Nach einem Jahr unterzogen sich 74,6% der Patien-

Tabelle 7. Objektivierung des Verlaufs durch Endoskopie oder Röntgenuntersuchung

	Fünfjahresnachkontrolle	
	n	(%)
Klinisch (Verlauf $\geq$ 5 Jahre bekannt)	616	
Endoskopie	354	(62,3)[a]
Magen-Darm-Passage	57	(10,0)[a]
„Objektivierung" des Verlaufs	411	(72,3)[a]
[a] Bezugszahl errechnet aus:		
Operierte	717	
− Verstorbene (0.–5. Jahr)	29	
− Ausfall (0.–5. Jahr)	100	
− Resezierte (0.–5. Jahr)	20	
= Bezugszahl	568	

Tabelle 8. Sekretionsuntersuchungen

		n	(%)
Pentagastrintest	—präoperativ	651/717	(90,8)
	—nach 1 Jahr	487/653	(74,6)
	—nach 5 Jahren	277/568	(48,8)
Insulintest	—nach 1 Jahr	421/653	(64,5)
	—nach 5 Jahren	141/568	(24,8)

ten einer erneuten Sekretionsuntersuchung, doch nur bei 421 (64,5%) konnte gleichzeitig auch ein Insulintest vorgenommen werden. In die Langzeituntersuchungen nach 5 Jahren willigten erwartungsgemäß nur noch 277 Patienten (48,8%) für den Pentagastrintest bzw. 141 (24,8%) für den Insulintest ein (Tabelle 8).

5.7 Diskussion der Nachkontrollrate

Trotz der multizentrischen Anlage der Studie und des hohen Ausländeranteils am Krankengut konnte eine klinische Fünfjahresnachkontrollrate von 86% erzielt werden. Die Gründe für den Ausfall von 14% wurden bereits unter 5.2 besprochen. Dennoch kann davon ausgegangen werden, daß ein repräsentativer Anteil der Operierten erfaßt wurde und die Ergebnisse damit eine relevante Aussage erlauben.

Die Objektivierung des Verlaufs durch die Endoskopie (oder Röntgenuntersuchung) war nur bei knapp drei Viertel der Patienten möglich. Der invasive Charakter dieser Untersuchungsmethoden stieß besonders bei den zahlreichen völlig oder fast beschwerdefreien Patienten auf verständliche

Abneigung. Die erzielte Endoskopierate ist bereits das Resultat eines maximalen Einsatzes von seiten der Untersucher, um den Patienten für die Spiegelung zu gewinnen. Dabei mußte man sich aber im Einzelfall in den Grenzen des dem einzelnen aufgrund seines Alters, Allgemeinzustands und psychologischer Faktoren Zumutbaren halten. Bereits die Tatsache der endoskopisch-objektiven Erfassung des Operationsresultats stellt aber in klinisch-chirurgischen Studien ein absolutes Novum dar und hat zu bisher unbekannten und überraschenden Ergebnissen geführt. Die Relevanz dieser Resultate dürfte angesichts der hohen absoluten Zahl der Nachuntersuchungen auch unumstritten sein.

Die Rate der Sekretionsuntersuchungen wurde mit zunehmender Verlaufsdauer deutlich geringer. Zwei Faktoren waren dafür verantwortlich: erstens wurde aufgrund des Studienprotokolls von seiten der Untersucher das Schwergewicht auf die endoskopische Nachkontrolle gelegt. Konnten einem Patienten nicht Endoskopie und Sekretionsanalyse zugemutet werden, wurde meist auf letztere verzichtet. Zweitens empfanden die Patienten die langwierige Sekretionsuntersuchung, besonders den Insulintest, subjektiv als viel belastender und unangenehmer als die rasche Endoskopie. Der Wert der Sekretionsuntersuchung war für den Patienten auch viel schwieriger einsehbar.

Unsere hohe absolute Zahl an Sekretionsstudien, besonders bei den Ulcus-duodeni-Patienten, erlauben es aber trotzdem, den Operationseffekt auf die Säure kurz- und langfristig zu beurteilen. Insbesondere gibt es bis heute nur wenige Untersuchungen über das langfristige Verhalten der Säuresekretion nach PSV. Die von Johnston et al. [323], Lyndon et al. [406] und Greenall et al. [224] untersuchten Gruppen sind zahlenmäßig sehr klein und stellen zudem eine starke Selektion aus dem Gesamtkrankengut dar.

Bei der statistischen Auswertung (Wahl der Tests und Interpretation) wurden in unserer Studie nur Gruppen mit genügender Fallzahl und hoher Signifikanz für Aussagen in Betracht gezogen.

6 Auswertung und Statistik

C. MULLER

6.1 Auswertungszeitpunkte

Für die Studie mit definierten Nachkontrollen wurden Zeitpunkte der Auswertung festgelegt. Eine erste, vorläufige Grobauswertung der Resultate fand nach 2 Jahren statt und wurde von Zumtobel et al. [630] 1977 und Jacobs et al. [291] 1977 teilweise veröffentlicht.

Die Endauswertung fand nach Abschluß der Nachuntersuchungsphase am 31. Oktober 1980 statt. Die Ergebnisse wurden teilweise bei dem Symposium „Verdict on Vagotomy" im Februar 1981 von Mühe, Zumtobel und Muller vorgetragen und in den Proceedings des Symposiums 1982 sowie in einer Übersicht [448] publiziert. Die vorliegende Arbeit enthält die detaillierte Darstellung der Resultate und eine umfassende Bewertung der PSV anhand der Erfahrungen aus der Studie und ergänzender Untersuchungen im gleichen Zeitraum.

6.2 Inhalt und Schwerpunkte der Auswertung

Gemäß den Studienzielen wurde der Schwerpunkt der Auswertung auf Risiko, Wirksamkeit und Nebenwirkungen der PSV gelegt und nach den definierten Ulkustypen aufgeschlüsselt. Die Wirksamkeit wurde für alle Ulkustypen anhand des tatsächlichen Rezidivrisikos und der Wirkung auf die Säuresekretion erfaßt und mit dem Ausfall des intraoperativen Elektrotests korreliert.

6.3 Methodik der Auswertung

Die zentrale Frage der Auswirkung des intraoperativen vagomotorischen Elektrotests konnte v. a. in der Untergruppe der Ulcera duodeni untersucht werden. Nur in diesem Kollektiv ($n = 524$) waren die Zahlen der untersuchten und auswertbaren Patienten groß genug, um die postulierte Senkung der Rezidivrate von 10% auf 5% mit einer maximalen Irrtumswahrscheinlichkeit $\alpha = 5\%$ zu erfassen und einen solchen Unterschied nur mit einer Wahrscheinlichkeit $\beta \leq 10\%$ zu übersehen. Diese Anforderungen setzten einen minimalen Stichprobenumfang von $n \geq 348$ voraus [530].

Auch den Analysen der Sekretionsresultate waren in verschiedenen Untergruppen (z. B. Geschlechtsunterschiede, Patienten mit und ohne Rezidive) durch die Anzahl untersuchter Patienten Grenzen gesetzt. Lagen Zweifel an der Aussagekraft eines Ergebnisses vor, haben wir uns auf eine rein beschreibende Darstellung beschränkt.

Da der Erfassung der Rezidivzahlen zur Beurteilung der Wirksamkeit des Operationsverfahrens die größte Bedeutung zukommt, wurde nach der allgemeinen aktuarischen Methode („life table method") die Wahrscheinlichkeit des rezidivfreien Überlebens zu einem gegebenen Zeitpunkt berechnet [59, 332a]. Dabei wurde die Modifikation mit festen Erfassungszeitpunkten (Jahreskontrollen) benutzt. Das so ermittelte Rückfallrisiko bezieht sich damit zu jedem Zeitpunkt auf die tatsächlich dem Risiko eines Rezidivs ausgesetzte Population. Ausfälle, verstorbene und reoperierte Patienten wurden damit berücksichtigt, und die Schätzung kommt der tatsächlichen Rezidivwahrscheinlichkeit in der Grundgesamtheit nahe [491].

6.4 Statistische Verfahren

6.4.1 Häufigkeiten

Zum Vergleich von Häufigkeiten wurden folgende statistische Tests angewendet:

χ^2-Test für $n \geq 60$.
Modifizierter Vierfeldertest für kleine Zahlen [625] für $n < 60$.

Je nachdem ob die Richtung der Differenz aufgrund von anderen Untersuchungen bereits mit genügender Sicherheit bekannt war, wurde der Test ein- oder zweiseitig durchgeführt. Als signifikanter Unterschied wurde eine Irrtumswahrscheinlichkeit P bzw. $2P \leq 0,05$ bezeichnet.

6.4.2 Quantitative Parameter

Prüfung der Verteilung. Die Verteilung der quantitativen Einzelresultate wurde durch den Vergleich folgender Größen erfaßt: Mittelwert ($\bar{x}$), Median ($\tilde{x}$), Standardabweichung (SD), Spannweite (R). Lag durch den Vergleich des Medians und Mittelwerts eine symmetrische Verteilung nahe, und war der R/SD-Quotient (David 1954, zit. nach [530]) innerhalb der für ein n gegebenen Schranken, wurde auf annähernde Normalverteilung geschlossen (Irrtumswahrscheinlichkeit $\alpha \leq 10\%$) und die Anwendung parametrischer Tests akzeptiert. Konnte eine Normalverteilung nicht angenommen werden, wurden nichtparametrische, verteilungsunabhängige Tests verwendet. In gewissen Fällen asymmetrischer Verteilungen konnte allerdings der zweiseitige Student-t-Test für unabhängige Stichproben (bei $n > 20$) angewandt werden [625].

Normalverteilte Daten. In Fällen angenäherter Normalverteilung wurden der Student-t-Test für gepaarte bzw. ungepaarte Daten angewandt. War durch frühere und allgemein anerkannte Untersuchungen die Richtung der Parameterveränderungen bekannt, wurde der Test einseitig berechnet. In allen anderen Fällen erfolgte die zweiseitige Berechnung, um die Aussagekraft des Ergebnisses zu erhöhen. Die zweiseitige Berechnung fand insbesondere für alle Überprüfungen in bezug auf den intraoperativen vagomotorischen Elektrotest Anwendung.

Als signifikant wurde eine Irrtumswahrscheinlichkeit P bzw. $2\,P \leq 0{,}05$ für den 1- bzw. 2seitigen Test bezeichnet.

Nichtnormalverteilte Daten. Konnte eine Normalverteilung nicht mit genügender Sicherheit vorausgesetzt werden (insbesondere bei $n < 20$), wurden folgende nichtparametrischen Tests angewendet:
— Wilcoxon-rank-sum-Test für 2 Stichproben (ungepaarte Daten),
— Wilcoxon-Test für Paardifferenzen,
— Vorzeichentest für Paardifferenzen.

Die einseitige bzw. zweiseitige Berechnung sowie die Signifikanzschranken entsprachen den oben aufgeführten Bedingungen.

Ergebnisse

7 Operationsrisiko und frühpostoperative Komplikationen

C. MULLER

Da die Operationsmethode für die ganze Studie unabhängig vom Ulkustyp einheitlich war, werden die perioperativen Komplikationen und die Letalität für das Gesamtkrankengut gemeinsam dargestellt. Die Auswertung zeigte, daß die primäre Drainageoperation oder die Gastrotomie zur Exzision eines Magengeschwürs ohne erkennbaren Einfluß auf die Komplikationsrate blieben und damit eine zusammenfassende Darstellung gerechtfertigt ist.

7.1 Intraoperative Komplikationen

Die typischen intraoperativen Komplikationen der Vagotomie sind die Verletzung der Milz, des Ösophagus und die Blutung im kleinen Netz (Häufigkeit s. Tabelle 9).

7.1.1 Milzverletzung

Die Verletzung der Milz wird durch exzessiven Zug am Magen oder durch Druck mit einem Haken verursacht. Forsches Operieren − gerade des Routiniers − und falsche Eile bei Notfalleingriffen erhöhen dieses Risiko. Die Milzverletzung ist in unserer Studie mit 1,6% recht häufig und wird in der Literatur mit 0,7–3,4% der Fälle (im Durchschnitt über 2%) angegeben (s. Tabelle 10). Allerdings führt sie fast nie zu letalen Folgen, da sie

Tabelle 9. Häufigkeit der typischen intraoperativen Komplikationen in der kooperativen Studie ($n = 717$)

	n	(%)	Relaparotomie	Exitus
Milzverletzung	12	1,7	1	−
Ösophagusläsion	1	0,1	−	−
Omentumblutung	2	0,3	−	−
Gesamt	15	2,1	1	−

Tabelle 10. Häufigkeit schwerwiegender intraoperativer Komplikationen bei der Vagotomie (Literaturangaben)

Autoren	Jahr	Ver-fahren	n	Ösophagusläsionen		Milzläsionen	
				n [%]	Ver-storben n [%]	n [%]	Ver-storben
Simmons et al. [556]	1966	TV	883	9 (1,0)		16 (1,8)	—
Postlethwait et al. [501]	1969	TV	4414	22 (0,5)	3 (0,1)		
Hauser u. Lucas [242]	1970	TV	1180	6 (0,5)	2 (0,2)		
Wirthlin u. Malt [624]	1972	TV	1096	5 (0,5)	1 (0,1)	30 (2,7)	—
Hollender et al. [273]	1974	TV	702	0	—		
Hollender u. Marrie [272]	1977	PSV	144	1 (0,7)	—	1 (0,7)	—
Amdrup et al. [26]	1978	SGV	407	3 (0,7)	—	14 (3,4)	—
Amdrup et al. [26]	1978	PSV	341	2 (0,6)	—	14 (4,1)	—
Liåvag u. Roland [391]	1979	PSV	565	0	—	8 (1,4)	—
Junginger u. Pichlmaier [331]	1979	PSV	526	0	—	12 (2,3)	—
Schumpelick [546]	1979	PSV	140	2 (1,4)	—	3 (2,1)	—
Kooperative Studie [440]	1982	PSV	717	1 (0,1)	—	12 (1,7)	—
Gesamt		SGV, TV	8682	45 (0,5)			—
			2386		6 (0,1)	60 (2,5)[a]	
Gesamt		PSV	2433	6 (0,25)	—	50 (2,1)	—

[a] Von 2386 (ohne Postlethwait, Hauser, Hollender)

meist sofort intraoperativ erkannt und behandelt wird. Bestand die
Behandlung zum Zeitpunkt der Studie und auch in den Berichten anderer
Autoren immer in der sofortigen Splenektomie, muß heute angesichts der
immunologischen Folgen und des erhöhten Sepsisrisikos nach Milzverlust
die organerhaltende Versorgung im Vordergrund stehen. Ist die Splenektomie unumgänglich, kann die Autotransplantation ins große Netz die
Organfunktion zumindest teilweise erhalten. Das Übersehen der Milz-
läsion führt zur intraabdominalen Nachblutung, wie das bei einem von
unseren 12 Patienten der Fall war (Tabelle 9) und zur Relaparotomie
zwang. Aufgrund der Kenntnis über die Folgen des Milzverlustes hat daher
die Schonung der Milz durch sorgfältige Operationstechnik als eine wich-
tige Forderung an den Operateur zu gelten. Die Zusammenstellung in
Tabelle 10 zeigt außerdem, daß die Verletzung der Milz nicht für die PSV
typisch ist, sondern auch bei anderen Formen der Vagotomie mindestens
ebenso häufig vorkommt.

7.1.2 Ösophagusverletzung

Nur bei einem Patienten kam es zur Verletzung des Ösophagus, welche
sofort erkannt, übernäht und mit einer lockeren Fundoplicatio gedeckt
wurde. Der postoperative Verlauf blieb komplikationslos (Tabelle 9).

Die Ösophagusläsion geschieht meist beim Umfahren der subdiaphragmalen Speiseröhre zu Anfang der Operation. Die Tücke dieser Komplikation liegt darin, daß die Wandverletzung meistens an der nicht sichtbaren Hinterwand gesetzt wird. Die sorgfältige Darstellung des Ösophagus durch genügendes Eröffnen der Serosa und ein im Ösophaguslumen liegender dicker Magenschlauch helfen mit, eine Läsion zu vermeiden. Die niedrige Rate in unserem Krankengut scheint das zu bestätigen, liegt doch die Häufigkeit in anderen Serien (Tabelle 10) bis 14mal höher und im Durchschnitt bei 0,5%. Auch diese Komplikation ist nicht für die PSV charakteristisch. Entscheidend ist es, die Läsion sofort zu erkennen, zu übernähen und am Schluß des Eingriffs mit einer Fundusmanschette zu decken. Wird die Verletzung übersehen und erst aufgrund der lokalen septischen Folgen (subphrenischer Abszeß, Peritonitis, Mediastinitis) entdeckt, ist ein letaler Ausgang fast die Regel. Von den in Tabelle 10 angeführten 51 Ösophagusläsionen wurden 46 primär erkannt, nur 1 Patient verstarb. Alle 5 übersehenen Perforationen führten zum Exitus trotz Reintervention.

Bedeutungsvoll ist außerdem, daß in unserem Krankengut mit Anwendung des intraoperativen Elektrotests eine Ösophagusläsion nicht häufiger vorkam. Das Anlegen der Ringelektrode um die Speiseröhre und das Verwenden eines sehr dicken Magenschlauches (vgl. 4.3.2) bringen somit bei sorgfältigem Vorgehen keine zusätzliche Gefährdung des Patienten.

7.3.1 Omentumblutung

Als Folge der Skelettierung der Kleinkurvatur kommt es gelegentlich durch Abrutschen kleiner Äste der A. gastrica sinistra zur Hämatombildung im kleinen Netz. Da dies sofort sichtbar und klinisch ohne Relevanz ist, wurde diese Komplikation durch unsere Dokumentation der Eingriffe nicht erfaßt. Nur in 2 Fällen kam es postoperativ zur Blutung aus der Penrose-Drainage, und dies wurde als klinische Manifestation einer Omentumblutung interpretiert (Tabelle 9). Beide Blutungen sistierten spontan ohne Reintervention. Nach Zumtobel u. Wagner [629] wird in der Literatur über 0,7% Relaparotomien wegen Blutungen aus dem kleinen Netz berichtet.

Bedeutung hat dieses operative Mißgeschick deshalb, weil unbedachte Blutstillung im kleinen Netz, besonders mit der Diathermie, den Latarjet-Nerv und damit die Erhaltung der antralen Motilität gefährden kann.

7.2 Postoperative Frühkomplikationen

7.2.1 Eigene Ergebnisse

Insgesamt traten bei 81 Patienten (11,3%) 100 frühe postoperative Komplikationen auf (Tabelle 11). Da mehrfach beim gleichen Patienten verschie-

Tabelle 11. Postoperative Frühkomplikationen

	n	[%]	Reoperation
Lokale abdominale Frühkomplikationen			
Intraabdominale Nachblutung	3	0,4	1
Platzbauch	1	0,1	(1)
Subhepatischer Abszeß	1	0,1	
Wundinfekt	19	2,6	
Wundhämatom	1	0,1	
Andere	2		
Gesamt (bei 27 Patienten = 3,8%)	27	3,8	1 (2)
Gastrointestinale Frühkomplikationen			
Kleinkurvaturnekrose	1	0,1	1
Ulkusblutung	1[a]	0,1[a]	1
Entleerungsstörung	7	1,0	
Magenatonie/-dilatation	2	0,3	
Paralytischer Ileus	3	0,4	
Amylasenanstieg	2	0,3	
Andere	3		
Gesamt (bei 17 Patienten = 2,4%)	19	2,6	2
Allgemeine Komplikationen			
Respiratorisch	33	4,6	
Tiefe Venenthrombose	5	0,7	
Lungenembolie	5 (1[a])	0,7	
Harnwege	7	1,0	
Zentralnervensystem	2	0,3	
Diabetesentgleisung	2	0,3	
Gesamt (bei 49 Patienten = 6,8%)	54	7,5	
Gesamtkomplikationsrate (bei 81 Patienten = 11,3%)	100	13,9	3 (1)
Relaparotomie			3 (0,4%)
[a] Exitus	1	0,14	

dene Komplikationen auftraten, lassen sich die Patientenzahlen und Häufigkeiten der Komplikationsgruppen nicht einfach addieren. Nur 1 Patient verstarb. Er wurde bei einem chronischen Ulcus duodeni mit Blutungsanamnese, aber ohne akute Blutung, mit einer einfachen PSV behandelt. Postoperativ trat nach 2 Tagen eine massive Ulkusblutung auf, die eine notfallmäßige Reoperation und Resektion nach Billroth II notwendig machte. Anschließend kam es zu einer schweren Lungenembolie, der der Patient 6 Tage nach der Erstoperation erlag.

Insgesamt wurden 3 Patienten relaparotomiert, zusätzlich bedurfte in einem Fall ein Platzbauch einer Sekundärnaht. Folgende Ursachen machten eine frühe Reintervention notwendig: eine Kleinkurvaturnekrose, eine intraabdominale Nachblutung, (Splenektomie) und die erwähnte Ulkusblutung.

Lokale abdominale Frühkomplikationen. Die 3 *intraperitonealen Nachblutungen* waren einmal durch eine übersehene Milzverletzung bedingt und zweimal durch nichtverifizierte Blutungsquellen, da die Blutungen spontan sistierten. Am wahrscheinlichsten ist es, daß es sich um omentale Blutungen handelte.

Der *subhepatische Abszeß* trat bei einem Patienten mit Pyloroplastik auf und manifestierte sich als mehrere Tage dauernde eitrige Sekretion aus der Drainage. Eine Reoperation war nicht notwendig, da klinisch keine eindeutigen Zeichen einer Nahtinsuffizienz vorlagen.

Die *Wundinfekte* waren mit 2,6% im Rahmen der Rate an septischen Wundheilungsstörungen bei aseptischen Eingriffen (z. B. Leistenhernienoperationen). Ihre geringe Häufigkeit kann direkt darauf zurückgeführt werden, daß bei der Mehrheit der Eingriffe (mit Ausnahme der Drainageoperationen, Perforationen und Gastrotomien zur Magenulkusexzision) der Magen-Darm-Trakt bei der PSV uneröffnet bleibt und damit die Kontamination des Operationsgebietes durch Mageninhalt wegfällt. Bedenkt man die möglichen Folgen der Wundinfekte, wie Verlängerung des Krankenhausaufenthalts, Platzbauch und langfristig Narbenhernien, dann muß dieses Ergebnis als charakteristischer Vorteil der Operationsmethode gewertet werden.

Gastrointestinale Frühkomplikationen. Bei einem Patienten (0,14%) entwickelten sich am 2. postoperativen Tag die Zeichen einer Peritonitis. Die sofortige Relaparotomie zeigte eine umschriebene *Nekrose der Kleinkurvatur.* Nach einfacher Übernähung war der weitere Verlauf komplikationslos.

Die frühpostoperative *Ulkusblutung* wurde bereits besprochen.

Eine *Entleerungsstörung,* welche länger dauernde Entlastung des Magens durch eine Sonde und eine erhebliche Verlängerung des Krankenhausaufenthalts zur Folge hatte, wurde bei 7 Patienten (1%) beobachtet. In allen 7 Fällen genügte die konservative Therapie durch Entlastung und Stimulation mit Metoclopramid.

Zusätzlich trat bei 2 Patienten das Bild der Gastroplegia mit völliger Atonie und Dilatation des Magens auf; unter der oben erwähnten konservativen Therapie erholte sich die Magenmotorik im Laufe einiger Tage weitgehend.

Ein *paralytischer Ileus,* definiert als Atonie des Darms über mehr als 3 Tage mit der Notwendigkeit der Entlastung (Magensonde) und mit Verzögerung der Entlassung aus dem Krankenhaus wurde nur in 3 Fällen beobachtet.

Bei 2 Patienten zeigten die postoperativen Kontrollen den Verdacht auf eine postoperative *Pankreatitis.* Allerdings war das Leitsymptom nur ein vorübergehender Anstieg der Serumamylasen ohne entsprechenden schweren klinischen Verlauf.

Allgemeine Komplikationen. Unter den allgemeinen Komplikationen standen *respiratorische Störungen* mit 4,6% im Vordergrund. Sie umfassen v. a. Atelektasen und bronchopneumonische Infiltrate, z.T. von pleuralen Ergüssen begleitet. Nur zweimal kam es zu einer eigentlichen respiratorischen Insuffizienz, die eine Intensivbehandlung notwendig machte, in einem Fall sogar die Reintubation und Beatmung. Keine dieser respiratorischen Komplikationen führte zu einem letalen Verlauf.

Klinisch erkennbare *tiefe Venenthrombosen* und *Lungenembolien* waren, besonders im Vergleich zu den mehr spezifischen lokalen und gastrointestinalen Komplikationen, relativ häufig. Da die postoperative Thromboseprophylaxe der einzelnen Zentren nicht einheitlich war und nicht erfaßt wurde, lassen sich diese Komplikationsformen nicht weiter analysieren. Die eine tödlich verlaufene Lungenembolie wurde bereits besprochen.

Die übrigen allgemeinen Komplikationen beeinflußten zwar den postoperativen Verlauf, blieben aber ohne langfristige Folgen (Tabelle 11).

7.2.2 Postoperative Frühkomplikationen nach Literaturangaben

Wie bei den intraoperativen finden sich auch zu den postoperativen Komplikationen in der Literatur nur wenig detaillierte Angaben. Wir beschränken uns deshalb auf die Besprechung der für die PSV als charakteristisch angesehenen Störungen.

Lokale abdominale Frühkomplikationen. Eine *intraabdominale Nachblutung* führt bei 0,7% der Patienten nach PSV zur Relaparotomie [629]. Liåvag u. Roland [391] beobachteten 2 Fälle unter 565 Patienten (0,4%). Demgegenüber berichteten Winkler et al. [623] über 2,8% Nachblutungen nach B I, wobei 5 von 17 tödlich ausgingen.

Nach PSV ist die Blutungsquelle mit abnehmender Häufigkeit: das kleine Netz, die Milz, die Vasa gastrica brevia an der Fundushinterwand und die Ablösungsstelle des linken Leberlappens vom Zwerchfell. Diese Ablösung wird von gewissen Autoren unnötigerweise [87] routinemäßig durchgeführt [582]. Als typisch für die PSV muß nur die omentale Blutung angesehen werden: Wegen der Nähe der antralen Vagusäste zur Kleinkurvatur ist oft nur wenig Platz für die Gefäßligaturen und ein sekundäres Abgleiten der Gefäßstümpfe auf Seite des kleinen Netzes möglich. Eine sorgfältige Operationstechnik (vgl. Kap. 3) macht diese Komplikation vermeidbar.

Septische Komplikationen, Wundinfekte und intraabdominale Abszesse, sind nach PSV ohne Drainage ausgesprochen selten, da der Magen-Darm-Trakt nicht eröffnet wird. Unsere Infektrate (gesamt 2,7%, Tabelle 11) liegt im Rahmen dessen, was von den anderen Autoren berichtet wird. Liåvag u. Roland [391] fanden nach PSV 1,6% Wundinfekte, Dorricott et al. [154] 5%. Amdrup et al. [26] berichten über 2,6% Wundeiterungen und 0,4% intraabdominale Abszesse nach alleiniger PSV, während nach SGV + A in 3,4% der Fälle intraperitoneale Abszesse auftraten.

Die Anwendung eines intraoperativen Tests, wie des pH-Tests, der eine Gastrotomie notwendig macht, erhöht das Infektrisiko auf das Doppelte [302], besonders wenn der Patient vor der Operation während längerer Zeit Cimetidin eingenommen hat [303]. Das höhere Risiko septischer Komplikationen ist deshalb ein weiteres Argument gegen eine großzügige Indikationsstellung zur Drainageoperation (vgl. 8.5). Nach trunkulärer Vagotomie und Drainage fanden Kennedy et al. [345] bei 547 Patienten (7%) Wundinfekte, Winkler et al. [623] bei 605 Patienten (7,3%) nach Resektion (B I). Diese Ergebnisse unterstreichen die Bedeutung der intraoperativen Kontamination des Operationsfeldes.

Gastrointestinale Frühkomplikationen. Die *Nekrose der Kleinkurvatur* des Magens als spezifische Komplikation nach PSV wurde erstmals 1973 von Newcombe [464] berichtet; der Patient verstarb. Weitere kasuistische Berichte folgten, und Uhlschmid et al. [597] wiesen auf die besondere Gefährdung von Urämikern hin. Johnston [312] fand bei über 5000 gesammelten PSV-Fällen 10 Nekrosen der Kleinkurvatur, eine Inzidenz von 0,2%. Moore u. Wyllie [432] errechneten ein theoretisches Risiko von 0,28%. In unserem Basler Gesamtkrankengut von 1973–1977 trat eine Magenwandnekrose insgesamt 3mal bei 444 Patienten auf, eine Inzidenz von 0,7% [452]. Alle unsere 3 Fälle traten nach notfallmäßiger PSV wegen Ulkusblutung mit vorangegangenem schwerem Schockzustand auf. Nach unserer Erfahrung sind deshalb Patienten mit schockierender und anämisierender Ulkusblutung als besondere Risikogruppe anzusehen. Allgemeine Faktoren wie Gefäßveränderungen im Alter und bei Nebenerkrankungen (Diabetes, Urämie, periphere arterielle Verschlußkrankheit, Hypertonie) kommt nur sekundäre Bedeutung zu. Diese Zustände sind deshalb u. E. keine Kontraindikation zur PSV.

Entscheidend sind wahrscheinlich vermeidbare lokale Einwirkungen während und nach der PSV [452]. Die zusätzliche Devaskularisation des Magens durch die Ligatur der A. gastroduodenalis bei der Ulkusblutung (in einem unserer Fälle) oder durch Splenektomie (Wegfallen der Aa. gastricae breves) ist gefährlich. Erhebliche Traumatisierung der Magenwand bei der Skelettierung, besonders durch die Diathermie, kann eine zusätzliche lokale Schwachstelle schaffen. Die postoperative Dilatation des Magens bei einer frühen funktionellen Entleerungsstörung beeinträchtigt die Wanddurchblutung und kann zum eigentlichen auslösenden Ereignis werden.

Pathogenetisch steht damit eine ischämische lokale Nekrose der Magenwand im Vordergrund. Eine peptische Genese bei unvollständiger Vagotomie oder Zollinger-Ellison-Syndrom ist unwahrscheinlich [452]. Für die Ischämie als zentralen Faktor spricht auch die Tatsache, daß die Magenwandnekrose bisher nur nach PSV und nicht nach anderen Vagotomieformen beobachtet wurde. Nur bei der PSV erfolgt durch die magenwandnahe Skelettierung (vgl. Kap. 3) eine Devaskularisierung der Kleinkurvatur. Außerdem führt die Vagotomie an sich zu einer akuten Verminderung der Mukosadurchblutung zwischen 30 und 87% [445]. Diese wirkt sich, wie Barlow et al. 1951 [45] gezeigt haben, an der Kleinkurvatur besonders stark aus, da dort die kollaterale Durchblutung der Schleimhaut durch submuköse Anastomosen viel schlechter ist als in anderen Magenwandabschnitten.

Diese anatomischen und pathophysiologischen Voraussetzungen sind natürlich bei jeder PSV gegeben. Trotzdem konnten eigene frühpostoperative endoskopische Untersuchungen keine eindeutig ischämischen Läsionen der Schleimhaut zeigen [452], wie sie von Cuilleret et al. [127] und Delzanno [137] postuliert wurden. Daraus folgt, daß den erwähnten lokalen Zusatzfaktoren wahrscheinlich entscheidende und auslösende Bedeutung zukommt.

Die Magenwandnekrose tritt typischerweise 2–6 Tage nach PSV auf und manifestiert sich meist als dramatisches peritoneales Ereignis. Sie kann aber auch schleichend mit unklarer Verschlechterung des Allgemeinzustands, paralytischem Ileus, Fieber und Pleuraerguß beginnen [452] und wird dann häufig verkannt. Gerade die Früherkennung beeinflußt aber die Prognose erheblich. Dank frühem Verdacht und sofortiger Laparotomie verloren wir keinen unserer 3 Patienten, während in der Übersicht von Johnston [312] die Letalität 50% beträgt.

Die Nekrose findet sich intraoperativ als oft große Perforation an der Kleinkurvatur, meist subkardial. Sehr selten liegt sie im Magenfundus. Bei der Reoperation genügt es, auch große Wanddefekte einfach mit weitfassenden seromuskulären Einzelknopfnähten einreihig zu übernähen. Hochgelegene Nekrosen an der Kardia werden mit einer lockeren Fundusmanschette überdeckt. Radikale Methoden, wie eine subtotale Magenresektion, führen bei den geschwächten Patienten fast immer zum letalen Verlauf.

Vorbeugende Maßnahmen sind eine atraumatische, schonende Skelettierung, möglicherweise die Reserosierung der kleinen Kurvatur (vgl. Kap. 3) und in Risikofällen die Drainage des Magens mit einer Magensonde während 3–4 Tagen. Die Wirksamkeit dieser Prophylaxe läßt sich natürlich wegen der Seltenheit dieser Komplikation nicht belegen, doch haben wir seit ihrer Beachtung keinen Fall von Kleinkurvaturnekrose mehr erlebt.

Frühpostoperative *Entleerungsstörungen* können als funktionelle Folge der Denervierung des Magens oder einer vorübergehenden Stenose des Magenausgangs als Folge des floriden ulzerösen Prozesses − Spasmus und Ödem − auftreten [441]. Nach PSV können die Denervationsfolgen durch intraoperative, aber reversible Traumatisierung der Latarjet-Nerven mit vorübergehender Motilitätsstörung des Antrums verstärkt werden.

Während die *Gastroplegie* mit völliger Atonie und Dilatation des Magens nach PSV sehr selten ist (0,3%, Tabelle 11), sind passagere Entleerungsstörungen wahrscheinlich in etwa 10% der Fälle zu beobachten, waren aber nur in 1% unserer Fälle von klinischer Relevanz. Liåvag u. Roland [391] berichten über eine Häufigkeit von 1,2%, und Johnston [312] fand in seiner Sammelstatistik frühe Entleerungsstörungen bei 0,7% von 5539 proximal-selektiven Vagotomien. Amdrup et al. [26] fanden unter 271 PSV-Fällen keine frühe Entleerungsstörung, wohl aber nach PSV und

Pyloroplastik (3 von 67), sowie nach selektiv-gastrischer Vagotomie und Drainage (20 von 351 Fällen, 5,4%). Die Magenretention scheint deshalb keine spezifische Komplikation der PSV ohne Drainage darzustellen.

Die intraoperative Feststellung einer „Pylorusstenose" bei aktiven Ulcera duodeni sollte nicht Anlaß zu einer Drainageoperation sein, sofern klinisch keine symptomatische Stenose mit Retention und spätpostprandialem Erbrechen vorlag. Die Zurückhaltung ist durch die Tatsache gerechtfertigt, daß keiner unserer 9 Patienten mit klinisch relevanter früher Entleerungsstörung reoperiert werden mußte. Die Indikation zur Drainageoperation wird präoperativ aufgrund der Retentionssymptome gestellt. Das Risiko einer Zweitoperation wegen einer gemäß dieser Vorgehensweise nicht primär behandelten organisch-narbigen Stenose ist in unserer Studie nur 1,2% (vgl. 8.5). Dieses geringe Risiko, das nur wenige betrifft, rechtfertigt es deshalb nicht, bei einer großen Anzahl von Patienten die antropylorische Integrität unnötigerweise zu zerstören. Diese Haltung wird noch durch die Kenntnis der längerfristigen funktionellen Folgen einer Drainageoperation bestätigt (vgl. 8.1 und 8.4).

Die frühe Entleerungsstörung äußert sich durch postprandiales Druckgefühl, begleitet von Nausea, und spricht auf diätetische Maßnahmen (kleine, häufige Mahlzeiten) und evtl. Stimulation der Magenmotilität mit Domperidon oder Metoclopramid gut an. Nach 1–3 Monaten ist der Übergang auf die gewohnte Ernährungsweise und das Absetzen der Medikamente meist ohne weiteres möglich. Erst wenn die Störung über 3 Monate hinaus persistiert, muß eine weitere Abklärung (Endoskopie, Magen-Darm-Passage) den weiteren therapeutischen Weg weisen.

Die *frühe Dysphagie,* wie sie auch nach PSV beobachtet wird, ist allen Vagotomieformen eigen, bei denen das subdiaphragmatische Ösophagussegment ausgedehnt mobilisiert und denerviert wird. Das Symptom der Dysphagie ist meistens wenig ausgeprägt und bildet sich spontan innerhalb weniger Tage bis Wochen zurück, kann aber seltenerweise bis 3 Monate nach der Operation persistieren. Eine spezifische Therapie ist nicht notwendig, diätetische Rücksichtnahme und Kaudisziplin genügen, Spasmolytika oder Neuroleptika sind selten notwendig [441]. Die Häufigkeit wurde in unserer Studie wegen der fehlenden klinischen Relevanz nicht zuverlässig erfaßt, sie dürfte unter 5% liegen. In der Literatur findet sich eine Inzidenz von 1–37% [555,358]. Amdrup et al. [26] fanden diese Störung nach PSV ohne Drainage in 12% der Fälle und nach SGV mit Drainage in 4–9% der Fälle, während Dorricott et al. [154] über 3% berichten. Pathogenetisch liegen der frühen Schluckstörung wahrscheinlich mechanische Ursachen — mechanische Traumatisierung des Ösophagus, Hämatombildung und Ödem — zugrunde [358]. Obwohl achalasieähnliche Symptome auftreten, läßt sich manometrisch keine echte Achalasie nachweisen [415].

Während 2 Wochen postoperativ eine Diskoordination der Ösophagusmotorik und verschiedenartige Störungen der Sphinkterfunktion beobachtet werden können, sind Ösophagusperistaltik und Sphinkterverhalten nach 3 Monaten wieder normalisiert [415].

Allgemeine Komplikationen. Die *respiratorischen Störungen,* welche in unserem Krankengut mit fast 5% recht häufig waren, sind kaum vagotomiespezifisch, sondern werden nach Oberbaucheingriffen verschiedener Art häufig beobachtet. Besonders gefährdet sind alte Patienten, solche mit vorbestehenden chronischen pulmonalen Erkrankungen und starke Raucher. In dieser Risikogruppe steigt die Häufigkeit respiratorischer Komplikationen nach PSV auf 20% und mehr an, wenn der vorbestehenden Gefährdung nicht besondere Beachtung geschenkt wird. Prophylaktisch wirksam sind intensive prä- und postoperative respiratorische Behandlung (Physiotherapie, Atmungsübungen mit Überdruck, Rauchabstinenz) und eine sorgfältige Beatmungstechnik während der Narkose.

In der Literatur sind detaillierte Angaben über allgemeine Komplikationen selten. Amdrup et al. [26] berichten über 10% respiratorische Infekte nach PSV, wobei eine tödliche respiratorische Insuffizienz auftrat. In der Serie von Dorricott et al. [154] trat ein pulmonaler Infekt gar in 16% der Fälle auf. Kennedy et al. [345] fanden allerdings nach trunkulärer Vagotomie und Drainage respiratorische Infekte bei 23%. Eine besondere, wenn auch ungeklärte Gefährdung scheint mit dem intraoperativen pH-Test in Zusammenhang zu stehen. So sind pneumonische Infekte in der Untersuchung von Johnson [302] 4mal häufiger als in unserer Studie. Daß die intraoperativ notwendige Säurestimulation mit Pentagastrin zur Aspiration kleiner Mengen Magensaftes führt, könnte aufgrund unserer eigenen Beobachtungen vermutet werden, doch müssen wir den Beweis schuldig bleiben.

Zusammenfassend stehen die pulmonalen Komplikationen nach PSV im Vordergrund, besonders angesichts der Tatsache, daß gewisse Risikofaktoren, z.B. vorbestehende chronische Lungenerkrankungen und Rauchen, bei Ulkuspatienten gehäuft vorkommen [345]. Glücklicherweise kommt es nur selten zu einem schweren oder gar tödlichen Verlauf.

Thromboembolische Komplikationen waren in unserer Untersuchung mit insgesamt 1,4% nicht selten (Tabelle 11). In Amdrups Serie [26] traten tiefe Venenthrombosen, Lungeninfarkte und Lungenembolien gar in 2,4% aller 748 Vagotomien auf, und 3 der 5 Todesfälle waren durch eine Lungenembolie bedingt. Dorricott et al. [154] berichteten über 2% thromboembolische Komplikationen nach PSV (davon eine Lungenembolie bei 102 Patienten), und Liåvag u.Roland [391] fanden solche in 9,7% ihrer 565 Fälle. Nach TV mit Drainage traten in Kennedys Serie [345] tiefe Venenthrombosen und Embolien in 3% der Fälle auf. Trotzdem kann aus den vorliegenden Ergebnissen nicht auf eine besondere Gefährdung von vagotomierten Patienten geschlossen werden, da Angaben über thromboseprophylaktische Maßnahmen fehlen.

7.3 Operationsletalität

7.3.1 Das Operationsrisiko der PSV

Von den 717 Patienten in unserer Studie verstarb einer an einer Lungenembolie (vgl.7.2.1) − eine Letalität von 0,14% des Gesamtkrankengutes oder von 0,15% der elektiven Operationen (Tabelle 12). Wenn man diesen Todesfall nur auf die Gruppe der 524 Ulcera duodeni bezieht, ergibt sich eine Letalität von 0,19%. Das Operationsrisiko der PSV in der Studie liegt damit im untersten Bereich der aus zahlreichen Untersuchungen bekannten

Tabelle 12. Operationsrisiko der PSV im Studienkollektiv, in der Gruppe der ausgeschlossenen Fälle und im Gesamtkollektiv der in der Studienperiode (1.Januar 1974 bis 30.April 1975) operierten Patienten

	Wahleingriffe		Notfalleingriffe		Gesamt	
	n	Letalität	n	Letalität	n	Letalität
Studie	691	1 (0,15%)	26	0	717	1 (0,14%)
Ausgeschlossene	184	3 (1,6%)	75	7 (9,3%)	259	10 (3,9%)
Gesamt: PSV in der Studienperiode	875	4 (0,46%)	101	7 (6,9%)	976	11 (1,13%)

Tabelle 13. Letalität der elektiven PSV: Sammelstatistik 1974–1983 und nach Johnston (1975 [312]; berücksichtigt sind Serien mit Fallzahlen über 100)

Autoren	Jahr	n	Letalität	
			n	[%]
Holle [267]	1974	784	5	(0,64)
Grassi et al. [222]	1975	787	2	(0,25)
Johnston [312]	1975	107	0	
Holst-Christensen et al. [247]	1977	260	0	
Amdrup et al. [26]	1978	273	2	(0,7)
Dorricott et al. [154]	1978	116	0	
Goligher et al. [212]	1978	508	2	(0,4)
Junginger u. Pichlmaier [331]	1979	563	1	(0,18)
Liåvag u. Roland [391]	1979	565	1	(0,18)
Nilsell [467]	1979	137	2	(1,5)
Imperati et al. [285]	1980	849	1	(0,12)
Hollinshead et al. [273a]	1982	114	1	(0,9)
De Miguel [141]	1982	158	1	(0,6)
Knight et al. [355a]	1983	310	0	
Eigene Ergebnisse	1982	875	4	(0,46)
Gesamt		6406	22	(0,34)
Sammelstatistik nach Johnston [312]	1975	5539	17	(0,31)

Letalitätsziffern für die elektive Operation (Tabelle 13). Dieses extrem günstige Ergebnis muß aber mit gewissen Vorbehalten betrachtet werden.

Erstens handelt es sich auch in unserer Studie in 96% um elektive Eingriffe. Die Letalität der PSV bei den akuten Ulkuskomplikationen liegt wesentlich höher (vgl. Kap. 12 und 13, s. Tabelle 12).

Zweitens muß zur Erfassung der tatsächlichen Letalität auch das Kollektiv der in der gleichen Zeitspanne operierten, aber aus Protokollgründen von der Studie ausgeschlossenen Patienten, einbezogen werden. Von diesen 259 ausgeschlossenen Fällen waren 184 Wahleingriffe mit einer Letalität von 1,6% (3 Patienten). Daraus ergibt sich für das Gesamtkrankengut der in der Studienperiode durchgeführten elektiven PSV eine Letalität von 0,46% (Tabelle 12), immer noch ein sehr geringes Risiko. Unter Einbezug der Notfälle erhöht sich diese Ziffer auf 1,13% (10 von 976 Patienten), doch hat dieser Wert aufgrund der zufälligen Proportion von Notfalloperationen nur geringe Aussagekraft und läßt keine Vergleiche mit anderen Untersuchungen zu (s. auch Tabelle 13).

7.3.2 Vergleich mit dem Operationsrisiko anderer chirurgischer Verfahren

Das Risiko chirurgischer Verfahren wird hauptsächlich an der postoperativen Frühletalität, meist definiert als Anzahl Todesfälle während des primären Krankenhausaufenthalts, gemessen. Die für die einzelnen Operationsmethoden der Ulkuschirurgie bekannten Letalitätsziffern sind in Tabelle 14 zusammengefaßt, wobei die Richtwerte den Schwerpunkt der Literaturangaben wiedergeben.

Für alle Verfahren besteht eine weite Streuung der Ergebnisse. Jedes Verfahren — auch die Resektionsmethoden — kann unter optimalen Bedingungen (spezialisierte Kliniken, ein oder wenige sehr erfahrene Operateure) ohne Letalität durchgeführt werden. Wird aber ein Verfahren gene-

Tabelle 14. Postoperative Letalität (in %) verschiedener Verfahren in der elektiven Chirurgie des Ulcus duodeni. (Nach Muller u. Allgöwer 1982 [448])

Verfahren	Bereich	Letalität (Richtwert)
B II	0–4,9	2,0
B I	0–4	1,5
TV + A	0–3,9	1,6
SGV + A	0–0,9	0,6
TV + D	0–2,7	0,8
SGV + D	0–3,0	0,5
PSV + P	0–0,9	0,3
PSV	0–2,6	0,3

rell als Methode der Wahl empfohlen, so wird es auch an zahlreichen Krankenhäusern von Chirurgen unterschiedlicher Erfahrung angewandt werden. Deshalb ergeben die Richtwerte, wie sie aus vergleichenden Sammelstatistiken hervorgehen [51,55,175] eine der Realität besser entsprechende Abstufung des Operationsrisikos. Dabei heben sich die Resektionsverfahren und kombinierten Operationen deutlich von der selektiv-gastrischen Vagotomie (SGV) mit Drainage und PSV mit oder ohne Pyloroplastik ab. Insbesondere ist die Letalität der PSV 5- bis 10mal geringer als nach Billroth-II-Resektion, dem klassischen Standardverfahren der Ulkuschirurgie, und 2- bis 5mal kleiner als nach Vagotomie und Antrektomie, der wirksamsten Ulkusoperation.

Der Letalität kommt aber in der Behandlung eines grundsätzlich benignen Leidens wie der Ulkuskrankheit, entscheidende Bedeutung zu. Dem Operationsrisiko muß in der Verfahrenswahl vor Wirksamkeit (Rezidivrate), Nebenwirkungen und wirtschaftlichen Überlegungen am meisten Gewicht zukommen [313]. Beachtet man, daß die ulkusbedingte zusätzliche Sterblichkeit im natürlichen Verlauf der Ulkuskrankheit innerhalb von 9 Jahren ab Diagnose nur 1,8% beträgt [70], muß man mit Recht Verfahren in Frage stellen, deren primäres Risiko dem des natürlichen Verlaufs nahekommt oder es sogar übertrifft. Bringt die Resektion tatsächlich eine so entscheidende Verbesserung der Lebensqualität für die meisten Patienten, um ein solches Risiko zu rechtfertigen? Die Tatsache, daß auch Berichte über große Resektionsserien ohne Todesfälle oder mit einer Letalität von unter 1% in der Literatur existieren [523], ist zwar nicht zu übersehen. Allerdings handelt es sich dabei fast immer um die Leistung eines einzigen oder weniger sehr erfahrener Chirurgen. Im Durchschnitt liegt aber die Operationsletalität resezierender Verfahren mindestens bei 2–4% [49,475] und dürfte gerade bei alten Menschen, die einen zunehmend größeren Teil unseres Krankengutes ausmachen, noch höher liegen.

Zusammenfassend bestätigt gerade die immer häufigere Verwendung der PSV als chirurgische Methode der Wahl in der elektiven Ulkuschirurgie durch eine Vielzahl von Chirurgen, daß dabei das Operationsrisiko sehr niedrig und wohl das geringste unter den üblichen Standardverfahren ist.

7.3.3 Spätletalität

Um das gesamte Risiko eines Verfahrens zu erfassen, muß nicht nur die postoperative Sterblichkeit, sondern auch die Spätletalität berücksichtigt werden. In unserem Krankengut verstarben bis zur Fünfjahresnachkontrolle insgesamt 28 Patienten (Tabelle 15) und zwar pro Jahr etwa gleich viele. Insgesamt traten bei den pylorischen und präpylorischen Ulzera signifikant mehr Todesfälle auf als in der UD-Gruppe (2 $P < 0,005$ bzw. 2 $P < 0,0005$). Angesichts der Tatsache, daß keine ulkusspezifischen Todesfälle beobachtet wurden, können wir diese Unterschiede höchstens dem höheren mittleren Alter der UP- bzw. UPP-Gruppe, verglichen mit dem UD-Kollektiv zuordnen. Daß eine entsprechende Differenz zur ebenfalls im Mittel

Tabelle 15. Spätletalität im Gesamtkrankengut bis zur Fünfjahresnachkontrolle (1974–1980), bezogen auf die Ulkustypen

Ulkustyp (n)		Todesfälle bis zur Nachkontrolle					Gesamt
		1. Jahr	2. Jahr	3. Jahr	4. Jahr	5. Jahr	
UD	(524)	2	5	3	1	2	13
UP	(58)	–	2	3	1	–	6
UPP	(36)	1	–	–	2	2	5
UV	(71)	1	–	–	1	1	3
UD + UV	(28)	–	1	–	–	–	1
Gesamtkrankengut (717)		4	8	6	5	5	28

Tabelle 16. Todesursachen der im Verlauf der Studie verstorbenen Patienten (für das Gesamtkrankengut)

Ulkusfolgen	0
Oberbauchtumor	1
Maligne Tumoren	6
Unfall	2
Suizid	4
Alter	10
Unbekannte Ursachen	5
Gesamt	28

älteren UV-Gruppe fehlt, läßt aber an dieser Interpretation Zweifel aufkommen.

Tabelle 16 schlüsselt die Todesursachen der 28 verstorbenen Patienten auf. Wesentlich ist, daß kein einziger später Todesfall im Zusammenhang mit der Ulkuskrankheit oder deren Folgen steht. Nur bei einer Patientin mit einem UV, im Alter von 72 Jahren operiert, war klinisch ein maligner Oberbauchtumor die Ursache für den Tod 2 Jahre nach PSV. Da keine Autopsie durchgeführt wurde, muß dahingestellt bleiben, ob es sich nicht um ein Magenkarzinom gehandelt haben könnte, obwohl der Hausarzt ein Pankreaskarzinom vermutete.

6 Patienten verstarben an verschiedenen extragastrischen Malignomen. Auffallend sind die 4 Suizide, die damit 14% der Todesfälle und 0,6% des Gesamtkrankengutes ausmachen. Diese Feststellung findet eine Bestätigung in den Beobachtungen von Lindskov et al. [399], die allerdings an UV-Patienten gemacht wurden. Die prozentuale Sterblichkeit durch Suizid erreichte in dieser Untersuchung bei chirurgisch behandelten Frauen 3,4% und war signifikant höher als der in der Durchschnittsbevölkerung zu erwartende Wert von 0,2%. Daß dabei schwere psychiatrische Erkrankungen oder Abhängigkeit von Medikamenten oder Alkohol eine große Rolle spielten, deutet darauf hin, daß die Suizidrate im Ulkuskrankengut den Zusammenhang der Ulkusdiathese mit psychischen Faktoren widerspiegelt [399].

Bei 10 Patienten ließen sich altersbedingte, meist wenig genau definierte Zustände als Todesursache eruieren. Zerebrovaskuläre Insulte und Herzkrankheiten waren mehrheitlich verantwortlich. In 5 Fällen konnte nur die Ulkuskrankheit als Todesursache mit einiger Sicherheit ausgeschlossen werden, doch blieb die eigentliche Ursache unbekannt.

Die globale Sterblichkeit in einem Ulkuskrankengut von 1905 Patienten liegt nach Bonnevie [70] pro Jahr zwischen 1 und 2% und erreicht nach 9 Jahren kumulativ 18%. In unserem Krankengut verstarben in 5 Jahren 4% der Patienten. Wesentliche Unterschiede zwischen UD und UV oder zwischen Männern und Frauen fanden wir nicht. Bonnevie stellte außerdem fest, daß die Sterblichkeit nur im 1. Jahr nach der Diagnose gegenüber dem erwarteten Wert erhöht ist. Diese erhöhte Letalität war durch die gehäuften ulkusspezifischen Todesfälle im 1. Jahr nach Diagnosestellung bedingt: 3/4 der tödlichen Ulkuskomplikationen der Neunjahresperiode ereigneten sich in diesem Zeitabschnitt. Aus dem Vergleich unserer Ergebnisse mit diesen Beobachtungen können wir 2 zusammenfassende Schlußfolgerungen ziehen:

1. In unserem operierten Krankengut nach PSV ist die Gesamtsterblichkeit gegenüber einem nichtoperierten Ulkuspatientenkollektiv sicher nicht erhöht.
2. Die PSV scheint vor ulkusbedingten Todesfällen in hohem Maße zu schützen und damit den natürlichen Verlauf der Ulkuskrankheit und ihre Prognose wesentlich zu beeinflussen.

Vergleichen wir die PSV mit der Resektionsbehandlung, dann müssen wir bei der Spätletalität neben der Sterblichkeit infolge von Reoperationen (wegen Rezidiv oder funktionellen Störungen) auch prognostisch ungünstige Folgezustände, v. a. das Stumpfkarzinom im resezierten Magen, mit einer hohen Letalität in Betracht ziehen. Auf diese Problematik wird im Kap. 14 (Karzinomrisiko) und unter 8.2 (Rezidivulkus) noch eingegangen.

8 Klinische Ergebnisse

C. Muller, S. Martinoli

8.1 Symptomatisches Gesamtergebnis

Das wesentlichste Ziel der operativen Therapie der Ulkuskrankheit ist es, dem Patienten Beschwerdefreiheit zu verschaffen. Für den Kranken heißt Heilung in erster Linie Befreiung von den Symptomen und nicht primär von der verursachenden Läsion. Keinesfalls möchte er die Beschwerden, die sein Geschwür verursacht, eintauschen gegen Folgekrankheiten einer an sich wirksamen Ulkusbehandlung.

Die Erfassung der symptomatischen Ergebnisse kann einerseits durch das Erfragen der Einzelbeschwerden erfolgen, welche außerdem zu gewissen Gruppen von Folgekrankheiten wie Dumping, Durchfall, Gallereflux usw. geordnet werden können. Andererseits kann die Intensität der Beschwerden und das Ausmaß der Beeinträchtigung des Patienten im persönlichen, sozialen und beruflichen Bereich, unabhängig von der Art der Symptome, erfaßt werden. Zur Beurteilung dieser „Lebensqualität" nach Magenoperationen hat sich die Einteilung nach Visick [602] allgemein durchgesetzt. Obwohl sie für die Erfolgsbeurteilung nach Magenresektionen geschaffen wurde, findet die sog. Visick-Klassifikation auch in der nicht-resezierenden Ulkuschirurgie seit Jahrzehnten breite Anwendung. Dabei erfolgt eine Klassifizierung der Patienten in 4 Grade (Definition s. 2.3.1), wobei das subjektive Empfinden des Operierten entscheidend ist. Diese Beurteilung faßt die Kriterien der Wirksamkeit und Nebenwirkungen eines Verfahrens zusammen, wodurch leider gewisse spezifische Verfahrensunterschiede nicht erfaßt werden können. Die getrennte Betrachtung des Operationsrisikos und der Rezidivrate bleibt notwendig. Gerade deshalb vermag heute die Visick-Klassifikation nicht immer zu befriedigen [207]. Es fehlt darum nicht an Versuchen, neue Maßstäbe für die umfassende Erfolgsbeurteilung Magenoperierter zu schaffen. Ein Beispiel ist der „therapeutic index" von Johnston [313], der aber nur auf Kollektive Anwendung finden kann, Verfahrensvergleiche zwar erleichtert, aber infolge seiner Kompliziertheit keine Verbreitung gefunden hat.

Zur Beurteilung unserer Studienresultate ziehen wir der Vergleichbarkeit halber sowohl die Visick-Klassifikation als auch die Rezidivrate und die Häufigkeit typischer Folgekrankheiten nach Magenoperationen heran.

8.1.1 Visick-Klassifikation

Ulcus duodeni und Ulcus pyloricum. Das subjektive symptomatische Ergebnis 5 Jahre nach PSV ist für Ulcus duodeni (415 Patienten) und Ulcus pyloricum (37 Patienten) in Tabelle 17 dargestellt. Von Bedeutung ist dabei, daß bei UD-Patienten in 92% der Fälle ein gutes und sehr gutes Ergebnis vorlag und bei UP-Patienten in 97%. Das Resultat beim UP ist nur scheinbar besser: der Unterschied ist angesichts der kleinen Zahl in dieser Gruppe zufällig. Nur 8% bzw. 3% der Patienten leiden damit nach 5 Jahren an erheblichen oder schweren Beschwerden. Selbst wenn man in Betracht zieht, daß die Visick-Einteilung Patienten mit asymptomatischen Rezidiven (vgl. 8.2) subjektiv zwar richtig, als objektive Therapieversager aber zu gut bewertet, ändert sich das Gesamtergebnis kaum. In der rechten Spalte der Tabelle 17 sind die Zahlen nach Einordnung aller asymptomatischen Rückfälle in Visick-Grad 4 aufgeführt: auch dann noch weisen 9 von 10 Patienten ein gutes oder sehr gutes Ergebnis auf. Es ist dabei wesentlich, daß alle Patienten anhand eines standardisierten Fragenkataloges eingehend nach Symptomen befragt wurden. Die Befragung wurde von einem unabhängigen Untersucher durchgeführt, und die Beschwerden wurden streng bewertet. Nur völlig beschwerdefreie Patienten erhielten Visick-Grad 1, und für die Differenzierung zwischen 2 und 3 wurde auf das Kriterium der Vermeidbarkeit besonderer Wert gelegt (vgl. Definition unter 2.3.1). Damit ist die Qualität der Nachuntersuchung verbunden mit der untersucherspezifischen Strenge bei der Einteilung des Patienten als wesentlichster Faktor beim Vergleich mit anderen Autoren zu berücksichtigen [207].

Unter diesen methodischen Voraussetzungen ist es bemerkenswert, daß nur 3,6% bzw. 3% der Patienten 5 Jahre nach PSV wegen UD bzw. UP an symptomatischen Rezidiven oder intensiven anderen Beschwerden leiden. Alle anderen weisen im Vergleich zum präoperativen Zustand mindestens eine deutliche symptomatische Verbesserung auf.

Eindrücklich ist das subjektive Ergebnis aber auch im Vergleich zum gastrointestinalen Beschwerdebild magengesunder Kontrollpersonen. Wir haben eine alters- und geschlechtsspezifisch identische Gruppe von 524 magengesunden Blutspendern nach den gleichen Verfahren wie in der Studie untersucht [207, 455]. Die dabei gefundenen, überraschenden Ergebnisse sind in Tabelle 18 dargestellt und spiegeln praktisch das Bild nach PSV wieder. Es ist demnach keineswegs so, daß eine Kontrollgruppe Magengesunder zu 100% dem Visick-Grad 1 zuzurechnen ist, wie man spontan voraussetzen würde. Vielmehr entspricht die Visick-Klassifikation der UD-Patienten 5 Jahre nach PSV praktisch derjenigen Magengesunder, d.h. ein operiertes Kollektiv von PSV-Patienten hat nach 5 Jahren (mit Ausnahme des Rezidivulkus) keine höhere Wahrscheinlichkeit, an Magen-Darm-Symptomen zu leiden als Gesunde.

Ulcus praepyloricum. Die Visick-Klassifikation als Ausdruck des subjektiven symptomatischen Gesamtergebnisses, zeigt auch beim UPP (UV Typ III nach Johnson [306], *n* = 27) ein dem UD vergleichbares Resultat

Tabelle 17. Visick-Klassifikation der UD-Patienten (n = 415) und UP-Patienten (n = 37) 5 Jahre nach PSV

	Visick-Grad	Subjektives Ergebnis		Aufgrund des objektiven Rezidivnachweises korrigiertes Ergebnis[a]	
		n	[%]	n	[%]
UD:	1	267	(64,3) } (92)	260	(62,7) } (88,5)
	2	115	(27,7)	107	(25,8)
	3	18	(4,4) } (8)	16	(3,9) } (11,5)
	4	15	(3,6)	32	(7,6)
	Gesamt	415	(100)	415	(100)
UP:	1	27	(73) } (97)	25	(68) } (92)
	2	9	(24)	9	(24)
	3	0	—	0	—
	4	1	(3)	3	(8)
	Gesamt	37	(100)	37	(100)

[a] Ergebnis nach Einordnung der asymptomatischen Rezidive in Visick-Grad 4 (kombiniertes subjektiv-objektives Ergebnis)

Tabelle 18. Visick-Klassifikation von magengesunden Kontrollpersonen (Blutspender). Die Alters- und Geschlechtsverteilung der Kontrollgruppe entspricht derjenigen der PSV-Studie

Visick-Grad	n	[%]
1	342	(65,3) } (93,3)
2	147	(28,0)
3	34	(6,5) } (6,7)
4	1	(0,2)
Gesamt	524	(100)

zum Zeitpunkt der Fünfjahreskontrolle (Tabelle 19). Nach Korrektur der Verteilung durch Einteilung der asymptomatischen Rezidive in Visick-Grad 4 verschlechtert sich das Ergebnis deutlich. Wiederum zeigt sich aber, daß Patienten ohne Rezidiv auch nach PSV wegen UPP praktisch frei von Beschwerden oder verfahrensbedingten Folgesymptomen sind.

Ulcus ventriculi. Die 52 Patienten, die nach PSV und Ulkusexzision wegen eines UV Typ I [306] nach 5 Jahren untersucht werden konnten, zeigen hinsichtlich der Symptome ein etwas schlechteres Resultat als die UD-Gruppe (Tabelle 19). Dabei fällt nicht so sehr die höhere Rezidivrate (vgl. 8.2) ins Gewicht, als vielmehr die Tatsache, daß doch 8% der Patienten an erheblichen, nicht vermeidbaren Symptomen leiden. Die Beschwerden bestehen vorwiegend in nicht rezidivbedingter Dyspepsie, Gallereflux und Diarrhö. Trotzdem liegt das Ergebnis im Rahmen vergleichbarer Untersuchungen

Tabelle 19. Visick-Klassifikation der UPP-Patienten ($n = 27$) und UV-Patienten ($n = 52$) 5 Jahre nach PSV

	Visick-Grad	Subjektives Ergebnis		Aufgrund des objektiven Rezidivnachweises korrigiertes Ergebnis[a]	
		n	[%]	n	[%]
UPP:	1	18	(67) ⎱ (96)	18	(67) ⎱ (85)
	2	8	(29) ⎰	5	(18) ⎰
	3	0		0	
	4	1	(4)	4	(15)
	Gesamt	27	(100)	27	(100)
UV:	1	32	(61) ⎱ (86)	32	(61) ⎱ (84)
	2	13	(25) ⎰	12	(23) ⎰
	3	4	(8) ⎱ (14)	4	(8) ⎱ (16)
	4	3	(6) ⎰	4	(8) ⎰
	Gesamt	52	(100)	52	(100)

[a] Ergebnis nach Einordnung der asymptomatischen Rezidive in Visick-Grad 4 (kombiniertes subjektiv-objektives Ergebnis)

aus der Literatur mit 70–80% guten und sehr guten Resultaten nach Resektion (Billroth I und Billroth II) sowie anderen Vagotomieformen mit Ulkusexzision und Drainage [442]. Duthie u. Bransom [167] und Johnston [314] fanden in vergleichenden Studien, daß das symptomatische Resultat nach PSV und Ulkusexzision dem nach Billroth I mindestens ebenbürtig ist und daß die (nicht signifikant) höhere Rezidivrate der PSV durch die funktionellen Folgen der Resektion aufgewogen wird.

8.1.2 Beschwerdebild bei Patienten mit Symptomen

Um verfahrensspezifische Beschwerden zu erfassen und Vergleiche mit anderen Operationsmethoden zu ermöglichen, ist es notwendig, die oft kombinierten Symptome der einzelnen Patienten einem diagnostischen Überbegriff zuzuordnen. Dabei interessierten uns folgende Beschwerdebilder besonders:

Dyspepsie,
Völlegefühl nach Mahlzeiten,
Magenentleerungsstörungen,
Dysphagie,
gastroösophagealer Reflux,
Gallereflux (inkl. galliges Erbrechen),
Dumping,
Diarrhö,
Narbenbeschwerden,
Beschwerden infolge von Nebenerkrankungen.

Tabelle 20. Beschwerdebild der Patienten mit Symptomen 5 Jahre nach PSV wegen UD ($n = 415$)

Beschwerdebild	Anzahl betroffener Patienten mit					
	Visick-Grad 2		Visick-Grad 3 und 4		Gesamt	
	n	[%]	n	[%]	n	[%]
Dyspepsie	77	(18,6)	19	(4,6)	96	(23,2)
Völlegefühl	31	(7,5)	6	(1,4)	37	(8,9)
Magenentleerungsstörung	6	(1,4)	3	(0.7)	9	(2,1)
Dysphagie	0		0		0	
Gastroösophagealer Reflux	21	(5,1)	6	(1,4)	27	(6,5)
Gallereflux	8	(1,9)	2	(0,5)	10	(2,4)
— davon mit Refluxgastritis	4	(1,0)	1	(0,2)	5	(1,2)
— davon mit Galleerbrechen	1	(0,2)	0		1	(0,2)
Dumping	2	(0,5)	3	(0,7)	5	(1,2)
Diarrhö	5	(1,2)	0		0	(1,2)
Narbenbeschwerden	1	(0,2)	1	(0,2)	2	(0,4)
Beschwerden von Nebenerkrankungen	7	(1,7)	5	(1,2)	12	(2,9)
Gesamt (Patienten mit Symptomen; oft mehrere Symptome/Patient)	115	(27,7)	33	(8,0)	148	(35,7)

Als Dyspepsie wurden Beschwerden wie Brennen oder Schmerzen bezeichnet, die unspezifisch nach Mahlzeiten auftraten und keiner anderen diagnostischen Gruppe — auch unter Einbeziehung objektiver Abklärungsergebnisse, wie Endoskopie, Magen-Darm-Passage, Cholangiographie usw. — zugeordnet werden konnten. Wegen seines angeblich für Vagotomie spezifischen Charakters wurde das Völlegefühl als separates Symptom aus dem dyspeptischen Komplex herausgenommen. Rezidive wurden bewußt aus diesen Gruppen nicht ausgesondert, da ihr Beschwerdebild von völliger Symptomlosigkeit bis hin zu typischen Nüchtern- und dyspeptischen Beschwerden sehr vielfältig ist.

Unsere Ergebnisse beim UD finden sich in Tabelle 20. Trotz der relativ hohen Häufigkeit an Beschwerden darf nicht übersehen werden, daß es sich bei den Visick-2-Patienten nur um leichte, seltene (wenige Episoden pro Jahr) und vermeidbare Beschwerden handelt.

Uncharakteristische Symptome ohne objektivierbare Ursache — *dyspeptische Beschwerden* — überwiegen, sind aber nur in etwa 20% der Fälle schwer. Trotz gelegentlich suggestiver Symptome wie epigastrisches Brennen oder spätpostprandiale leichte Schmerzen, ließ sich bei keinem der Visick-2-Patienten endoskopisch ein Rezidiv nachweisen.

Postprandiales *Völlegefühl* ohne objektivierbare Entleerungsverzögerung des Magens wird von vielen Autoren als typisch für Vagotomierte angesehen. Es kommt insgesamt in unserem Krankengut bei 9% vor, obwohl gezielt danach gefragt wurde. Goligher et al. [212] fanden nach PSV dieses Symptom in 30,8%, nach TV und Drainage oder Antrektomie in 36,3–40,2% und nach Billroth II in 36,5% der Fälle. Nach Resektion scheint das Syndrom des kleinen Magens dem Völlegefühl nach Vagotomie zu entsprechen, Postlethwait [500] berichtet über 23,2% nach Billroth II, 17,3% bzw. 19,2% nach TV und Antrektomie bzw. Hemigastrektomie und 12% nach TV mit Drainage.

Wie kommt es, daß die Vagotomie des ganzen oder nur proximalen Magens ähnliche Beschwerden verursachen kann wie die Verkleinerung des Reservoirs durch Resektion? Die Denervierung des Magens führt zu Störungen des hoch im Korpus gelegenen Pacesetters und zur Unterbrechung vagovagaler Reflexe. Die rezeptive Relaxation des Reservoirmagens ist aufgehoben, und die antralen Kontraktionen werden ungeordnet und ineffektiv [621]. Flüssigkeiten werden rascher, feste Nahrungsbestandteile verzögert entleert. Nach PSV ist die Verzögerung der Entleerung fester Nahrung wegen der erhaltenen Antruminnervation nur wenig oder gar nicht vorhanden [152, 278, 621]. Doch stört auch die partielle Denervierung des Magens die rezeptive Relaxation [567, 568], und Flüssigkeiten werden beschleunigt entleert. Diese Tatsache könnte die niedrige Rate und geringe Intensität des Völlegefühls in unserem PSV-Krankengut erklären.

Allerdings stellt eine eigene Untersuchung [207] die Spezifität des Symptoms Völlegefühl in Frage. Dabei konnte nämlich das Völlegefühl mit aller Deutlichkeit den Rauchern unter 102 untersuchten magengesunden Blutspendern zugeordnet werden. Entsprechende Angaben über operierte oder nichtoperierte Ulcus-duodeni-Patienten fehlen, und es ist deshalb sehr wohl denkbar, daß das Völlegefühl eine Beziehung zu den Rauchgewohnheiten haben könnte.

Magenentleerungsstörungen mit klinischer Manifestation und objektiven endoskopischen oder radiologischen Befunden fanden wir nur bei 2,1% der Patienten, und in nur 0,7% der Nachuntersuchten waren sie ausgeprägt (3 Patienten). Auf die Entleerungsstörung wird noch in einem besonderen Abschnitt eingegangen (s. 8.5).

Nach 5 Jahren klagte (auch auf gezielte Befragung) kein einziger Patient über *Dysphagie.* Dieses Ergebnis steht in deutlichem Kontrast zur Häufigkeit der frühpostoperativen Dysphagie, die bei 5–10% der Patienten vorkommt (vgl. 7.2 und 8.6).

Symptome des *gastroösophagealen Refluxes* – Sodbrennen, saure Regurgitation, Abhängigkeit von Körperlage und Nahrungsaufnahme – waren bei 6,5% der Patienten vorhanden, jedoch nur bei 1,4% von erheblicher Intensität. Diese Häufigkeit ist gering und die ursächliche Rolle des Operationsverfahrens fragwürdig. Da dieser Frage in bezug auf die Technik der PSV erhebliche Bedeutung zukommt, wird sie unter 8.6 eigens besprochen.

Duodenogastraler Reflux verursacht eine ganze Palette von klinischen Erscheinungsformen, die von asymptomatischem (endoskopischem) Gallereflux über gastritische und ösophagitische Veränderungen bis hin zum galligen Erbrechen reicht. Nach PSV mit Erhaltung des Pylorus oder mindestens der antralen Motilität ist diese Störung mit 1,9% leichten und 0,5% mittelschweren Fällen selten (Tabelle 20). Diese Tatsache ist wegen der Beziehung des Gallerefluxes zur chronisch-atrophischen Gastritis und der

Frage der langfristigen Karzinomentstehung im operierten Magen von besonderer Bedeutung. Unsere präoperativen Endoskopien haben außerdem gezeigt, daß ein großer Teil der Ulcus-duodeni-Patienten bereits vor der Operation galligen Reflux und häufig auch chronische gastrische Veränderungen aufweisen.

Dumping und Diarrhö, klassische Folgekrankheiten nach Magenoperationen, sind nur bei je 1,2% unserer Nachuntersuchten zu finden, obwohl intensiv danach gefragt wurde. Selbst die 3 Dumpingsyndrome mit Visick 3 waren nur mäßig ausgeprägt, während überhaupt nur leichte episodische Durchfälle auftraten. Daraus folgt, daß die PSV das Risiko des schweren Dumpingsyndroms und der invalidisierenden Diarrhö praktisch ausschließt. Dieses Ergebnis wird unter 8.3 und 8.4 weiter besprochen.

Wie es in einem so großen Krankengut zu erwarten war, beeinflussen auch *extragastrische Störungen* das symptomatische Operationsresultat. *Narbenbeschwerden* spielen dabei eine verschwindend kleine Rolle. Hingegen leiden 2,9% der Patienten an Beschwerden gastrointestinaler oder allgemeiner Nebenerkrankungen, 5 (1,2%) davon so, daß sie in den Visick-Grad 3 oder 4 eingeteilt werden mußten. Außer 3 Fällen von vorbestehender chronischer Pankreatitis mit schwerer Schmerzsymptomatik finden sich in dieser letzten Gruppe noch 2 Aethyliker mit fortgeschrittener Leberzirrhose.

Zusammengefaßt leiden also nach 5 Jahren nur rund 7% der Patienten nach PSV wegen Ulcus duodeni oder Ulcus pyloricum an auf Folgen des Eingriffs oder auf ein Rezidivulkus zurückführbaren mäßigen oder schweren Symptomen, wobei dyspeptische Beschwerden im Vordergrund stehen, gefolgt von symptomatischer, meist vorbestehender gastroösophagealer Refluxkrankheit. Die klassischen Folgekrankheiten nach Magenoperationen − Dumping (1,2%), Diarrhö (1,2%) und Gallerefluxfolgen (2,4%) (Tabelle 20) − treten aber selten auf und sind kaum häufiger als in einer magengesunden Kontrollpopulation [207].

8.1.3 Vergleich mit anderen Operationsverfahren

Vergleichen wir unsere Ergebnisse mit den vorliegenden Angaben über symptomatische, funktionelle und metabolische Spätfolgen nach den Standardverfahren der Ulcus-duodeni-Chirurgie, dann liegen sie durchweg an der untersten Grenze der in Tabelle 21 angegebenen Bereiche und unter den gewichteten Durchschnittswerten. In der Zusammenstellung sind neben den funktionellen Folgen auch die späten metabolischen Folgen (Anämie, Eisen-, Folsäure-, Vitamin-B_{12}-Mangel, Störungen des Kalziumstoffwechsels) (vgl. 8.8), Gewichtsverlust und Karzinomrisiko (vgl. Kap. 14) aufgeführt. Die Visick-Grade 3 und 4 geben über die Häufigkeit klinisch schwerer Folgezustände Auskunft, wobei diese Prozentzahlen aber auch noch die Rezidivraten enthalten, was insbesondere bei der PSV in Rechnung gestellt werden muß (vgl. 8.2).

Tabelle 21. Klinisches Ergebnis und Morbidität (Häufigkeit in %) nach chirurgischen Standardverfahren zur Behandlung des Ulcus duodeni (Richtwerte in Klammern). Literaturübersicht nach [90, 277, 361a, 443, 580]

Operationsverfahren		Galle-erbrechen	Diarrhö	Dumping	Metabolische Folgen	Gewichts-verlust	Karzinom	Visick-Grad 3 und 4
Resektion	B II	1–13 (10)	1–17 (10)	1–40 (20)	8–38	18–80 (40)	6,3	6–23 (15)
	B I	(5)	(5)	0–30 (15)	10–20		?	10–22 (15)
Vagotomie + Antrektomie	TV + A	3–14 (10)	3–30 (20)	9–32 (15)	10–40	22–40 (30)	?	2–29 (15)
	SGV + A	(6)	2–12 (10)	0–48 (15)	10–20		?	2–22 (10)
Vagotomie + Drainage	TV + D	0–26 (15)	0–41 (25)	0–39 (20)	3–40	6–64 (20)	?	6–45 (25)
	SGV + D	4–20 (10)	0–27 (15)	0–39 (20)			?	3–32 (15)
	PSV + D	1–22 (3)	2–14 (10)	1–37 (15)	0		?	8–37 (15)
PSV		0–5 (1)	0–16 (5)	0–17 (5)	0		?	0–32 (12)
Studie	PGV	0,2	1,2	1,2	0		0	8

Es zeigt sich, daß alle Behandlungsverfahren, die eine Resektion oder Drainageoperation einschließen, eine erhebliche postoperative Morbidität verursachen. Besonders ungünstig sind die Ergebnisse nach TV mit Drainage oder Antrektomie, etwas besser nach Billroth I. Die Resektion des Pylorus oder die Zerstörung der antropylorischen Integrität durch eine Pyloroplastik in klassischer Technik (Heinecke-Mikulicz- oder Finney-Pyloroplastik) begünstigen insbesondere die unkontrollierte rasche Magenentleerung und den duodenogastralen Reflux [548]. Dumping, Durchfälle und alkalische Refluxgastritis oder galliges Erbrechen sind häufige Folgen. Die weite Streuung mit sehr guten und sehr schlechten Ergebnissen darf nicht darüber hinwegtäuschen, daß etwa drei Viertel aller Studien im Bereich der Richtwerte liegen. Metabolische Folgen und Gewichtsverlust gehen nicht in die Visick-Klassifikation ein und verdienen deshalb eine besondere Betrachtung (vgl. 8.8).

Die Rate der Folgekrankheiten nach PSV ohne Drainage ist äußerst gering. Der trotzdem relativ hohe Anteil an Visick 3 oder 4 nach PSV ist v. a. durch die Rezidive bedingt. Die Folgekrankheiten spielen beim Vergleich verschiedener Verfahren deshalb eine besondere Rolle, weil sie konservativ wie chirurgisch sehr schlecht zu behandeln sind [90]. Rekonstruktionen des Pylorus oder Umwandlungsoperationen nach B I und B II erzielen bei höchstens 50–60% der Patienten ein befriedigendes symptomatisches Ergebnis und haben eine Letalität von 2–5% [55]. Demgegenüber ist die Therapie des Ulkusrezidivs nach PSV wesentlich einfacher und führt in 90% der Fälle zum symptomatischen Erfolg (vgl. 8.2).

Vergleicht man die PSV nur aufgrund prospektiver randomisierter Studien (Tabelle 22) mit der selektiv-gastrischen Vagotomie mit Drainage (Pyloroplastik oder Gastrojejunostomie), dann findet man zwar nur in einer Studie von Kennedy et al. [348] ein günstigeres klinisches Gesamtergebnis nach PSV. In den Untersuchungen von Kronborg u. Madsen [375] und Amdrup et al. [26] ist das relativ schlechte Gesamtresultat nach PSV aber v. a. durch die höhere Rezidivrate bedingt. Auffallend ist aber, daß alle diese Studien signifikant mehr Dumping nach SGV + D ausweisen. Wenn auch die Ergebnisse für Galleerbrechen und Diarrhö nicht immer signifikant verschieden sind, muß beachtet werden, daß in allen Untersuchungen diese Nebenwirkungen nach SGV + D doch vermehrt auftraten. Die prospektiven kontrollierten Studien bestätigen damit, daß die PSV weniger unerwünschte funktionelle Folgen verursacht als die Denervierung des Gesamtmagens mit Drainageoperation (Tabelle 22).

Die Frage, inwieweit dabei die ausgedehntere Denervierung des Magens oder die Drainageoperation für die Nebenwirkungen verantwortlich ist, kann durch vergleichende Untersuchungen zwischen PSV mit oder ohne Pyloroplastik beantwortet werden (Tabelle 23). Diese Studien zeigen übereinstimmend, daß Dumping nach PSV mit Drainage signifikant häufiger ist, und zwar mit 16,1–27,5% gegenüber 0–4% nach PSV allein. Dies widerspricht den Ergebnissen von Holle [267], der nach PSV und Pyloroplastik nur über 1% Dumping bei 600 Patienten berichtet. Dafür könnte zwar die besondere Technik seiner form- und funktionsgerechten Pyloroplastik

Tabelle 22. Vergleich der Folgekrankheiten, Rezidivrate und des klinischen Gesamtergebnisses nach selektiv-gastrischer Vagotomie mit Drainage *(SGV + D)* und proximal-selektiver Vagotomie ohne Drainage *(PSV)* anhand prospektiver randomisierter Studien beim Ulcus duodeni (Angaben in %). Wo signifikante Unterschiede vorliegen, sind die *P*-Werte angegeben. Alle anderen Differenzen sind nicht signifikant

Autoren	n	Galleerbrechen		Dumping		Diarrhö		Rezidivrate		Visick-Grad 3 und 4	
		SGV + D	PSV	SGV + D	PSV	SGV + D	PSV	SGV + D	PSV	SGV + D	PSV
Kennedy et al. (1975 [348])	49/50	14 *P* < 0,05	2	37 *P* < 0,001	8	12	4	2	2	24	4 *P* < 0,005
Kronborg u. Madsen (1975 [375])	50/50	14	4	30 *P* < 0,05	6	32 *P* < 0,05	8	8 *P* < 0,05	22		
Sawyers et al. (1977 [537])	37/37			22 *P* < 0,05	3	3	0	3	3	16	6
Faxén (1978 [186])	25/25			59 *P* < 0,002	13	0	0	12	8	17	13
Amdrup et al. (1978/1982 [26, 32])	351/271	(5)[a]	(3)[a]	28 *P* < 0,001	4	4	1	9	15	13	8

[a] Nahrungs- und Galleerbrechen zusammen

Tabelle 23. Vergleich der Folgekrankheiten, Rezidivrate und klinischen Gesamtergebnisse nach proximal-selektiver Vagotomie mit *(PSV + P)* und ohne Pyloroplastik *(PSV)* anhand vergleichender (mit einer Ausnahme[a]) prospektiver randomisierter Studien beim Ulcus duodeni (Angaben in %). Wo signifikante Unterschiede vorlagen, sind die *P*-Werte angegeben. Alle anderen Differenzen sind nicht signifikant

Autoren	n	Erbrechen		Dumping		Diarrhö		Rezidivrate		Visick-Grad 3 und 4	
		PSV + P	PSV	PSV + P	PSV	PSV + P	PSV	PSV + P	PSV	PSV + P	PSV
Largiadèr (1976 [381])	23/23							0	0	4	4
Wastell et al. (1977 [608])	40/47			27,5 *P* < 0,01	3	17,5	8	17,5	6	23	22
Aeberhard u. Walter (1978 [7])	32/32	5	0	16	0	11	0	0	0	12	8
Amdrup et al. (1978 [26])	67/271	8	3	24 *P* < 0,001	4	4	1			11	8
Nilsell (1979[a] [467])	66/52			21 *P* < 0,001	4	3	4	11	19	14	29

[a] Nicht prospektiv randomisiert, aber aufgrund der Methodik hinreichend vergleichbar

verantwortlich sein, doch könnte die Erklärung auch im retrospektiven Charakter der Untersuchungen und in der Nachkontrollrate liegen.

Die anderen Folgekrankheiten — Erbrechen und Diarrhö — wurden zwar nach PSV und Drainage häufiger beobachtet, doch sind die Unterschiede nicht signifikant. Auffallend ist aber, daß in allen prospektiven randomisierten Untersuchungen das Ergebnis immer zuungunsten der Drainageoperation ausfällt, ein Hinweis darauf, daß möglicherweise nur zu geringe Fallzahlen den Nachweis eines echten Unterschiedes nicht zuließen. Bei den Gesamtergebnissen aufgrund der Visick-Klassifikation besteht ebenfalls keine signifikante Differenz. Das Resultat von Nilsell [467] muß in Beziehung zur angewandten Operationstechnik (ungenügende Skelettierung des Ösophagus) gebracht werden: die dadurch hohe Rezidivrate verdeckt die Morbiditätsunterschiede, und scheinbar wirkt sich bei einer nach heutigen Kriterien technisch ungenügenden Vagotomie eine Drainageoperation senkend auf die Rezidivhäufigkeit aus [467].

Zusammenfassend stellt man fest, daß das Hinzufügen einer Pyloroplastik zur PSV keine Vorteile bringt und deshalb beim Fehlen einer manifesten Stenose grundsätzlich abzulehnen ist. Kontrollierte Untersuchungen beweisen außerdem, daß eine zusätzliche Drainageoperation die Häufigkeit des postoperativen Dumpings erhöht, wobei allerdings die Technik der Pyloroplastik eine Rolle spielen könnte [266]. Die Ablehnung der Pyloroplastik wird noch bestärkt durch das geringe, aber doch eindeutige Risiko der Nahtinsuffizienz und die erhöhte Rate an Wundinfekten (vgl. 7.2.2).

Was bisher v. a. in bezug auf die chirurgische Behandlung des UD diskutiert wurde, gilt auch für das UV, wo die gleichen Verfahrensunterschiede zutage treten. Obwohl nach PSV und Ulkusexzision höhere Rezidivraten als nach Resektion beobachtet werden, führt die deutlich geringere verfahrensbedingte Morbidität nach PSV zu einem vergleichbaren klinischen Gesamtresultat (Tabelle 24; vgl. oben Abschn. „Ulcus ventriculi"). Allerdings bekommt das Problem des Magenstumpfkarzinoms durch die hohe Inzidenz später maligner Veränderungen nach Resektion wegen UV ein viel größeres Gewicht (vgl. Kap. 14). Die Häufigkeit funktioneller und metabolischer Folgekrankheiten scheint aber nicht von der Lokalisation des Ulkus, sondern im wesentlichen nur vom angewandten Verfahren abzuhängen, wie die Übersicht in Tabelle 24 zeigt.

Tabelle 24. Übersicht über die langfristigen klinischen Ergebnisse verschiedener Operationsverfahren in der elektiven Behandlung des Ulcus ventriculi. (Angaben — in % — nach [442, 445], Richtwert in Klammern)

Verfahren	Morbidität	Rezidivrate	Visick-Grad 3 und 4	Stumpfkarzinom
B II	1,6–19 (15)	1 –20 (5)	5–37 (30)	13,3–21,4
B I	2,4–35 (10)	1,3–15 (5)	5–35 (25)	8,3
TV + D	2 –20 (20)	3 –13 (10)	7–32 (30)	?
TGV + D	3 –10 (<10)	7 –20 (15)	17–20 (20)	?
PSV + D	8	2,4	20	?
PSV	5 –9 (5)	0 –15 (10)	11–22 (15)	?

8.1.4 Schlußfolgerungen

Die symptomatischen Ergebnisse nach PSV ohne Drainage zeigen, daß dieses Verfahren allen anderen Standardverfahren der Ulkuschirurgie hinsichtlich der langfristigen postoperativen Folgekrankheiten überlegen ist. Eine zusätzliche Drainageoperation bringt keine Vorteile, erhöht das Risiko von Dumpingerscheinungen und ist deshalb unnötig und abzulehnen. Die PSV bietet den Vorteil, daß der rezidivfreie Patient von unerwünschten Folgeerscheinungen fast vollständig verschont bleibt und sich durch seine gastrointestinale Symptomatik von Magengesunden nicht unterscheidet.

8.2 Rezidive

C. MULLER

Die Wirksamkeit einer Behandlung der Ulkuskrankheit mißt sich am symptomatischen Erfolg, der Ulkusheilung und der Verhinderung von Rückfällen. Gerade der Begriff des Rezidivs ist aber für verschiedene Operationsmethoden und Studien nicht einheitlich definiert. Letztlich ist aber der Zwang zu einem Zweiteingriff mit Ausnahme des Todes das härteste Maß für ein Versagen der Primärbehandlung. Ein erst scit kurzem erkanntes Problem stellt die Beobachtung dar, daß nach PSV über die Hälfte aller Rezidive symptomlos bleibt und nur durch regelmäßige und routinemäßige endoskopische Nachuntersuchungen entdeckt werden kann [440,448]. Fast alle klinischen Studien bis 1981 begnügten sich hingegen mit der Abklärung bei Patienten mit Symptomen. Deshalb können für Vergleiche nur die Häufigkeiten von Rezidiven, die Beschwerden auslösen, und Angaben über Reoperationen herangezogen werden. Zur Klärung dieser verwirrenden Unsicherheiten haben wir die Verwendung von 3 Begriffen vorgeschlagen [448]:

1. *totale Rezidivrate* = „symptomatische" und „asymptomatische" (endoskopische) Rezidive,
2. *klinische Rezidivrate* = Rezidive mit Symptomen,
3. *Reoperationsrate* = reoperierte Rezidive.

Im folgenden werden wir diese Begriffe auf unser Krankengut und auf Untersuchungen aus der Literatur anwenden. Der Rezidivbegriff wurde im übrigen unter 2.5 definiert.

Das Rezidivrisiko nach Ulkusoperationen kann nur mit der allgemeinen aktuarischen Methode („life table method") zuverlässig ermittelt werden, indem die jährliche Inzidenz auf das tatsächlich dem Risiko ausgesetzte Kollektiv bezogen wird [59,332a]. Regelmäßige jährliche Nachuntersuchungen erfassen außerdem mehr Rezidive als einmalige Spätuntersuchungen. Unter diesen methodischen Voraussetzungen wurden die jährlichen und kumulativen Rezidivraten für die gesamte Studienzeit, nach Ulkustypen aufgeschlüsselt, ermittelt.

8.2.1 Rezidivrate nach PSV beim Ulcus duodeni

Die *klinische Rezidivrate* in der UD-Gruppe ($n_0 = 524$ operierte Fälle) beträgt nach 5 Jahren 5,6% (25 Rezidive; vgl. Tabelle 25 und Abb. 22).

Die *totale Rezidivrate* — symptomatische und asymptomatische Rückfälle — ist mit 13,9% (62 Rezidive) nach 5 Jahren deutlich höher. Durch die routinemäßige postoperative Endoskopie konnte demnach festgestellt werden, daß sich lediglich 40% der Rezidivgeschwüre durch klinisch erfaßbare ulkusverdächtige Symptome manifestieren, während 60% nur durch objektive Untersuchungsmethoden entdeckt werden. Diese Tatsache und v. a. das Ausmaß des Anteils an klinisch stummen Rezidiven war bisher in der Literatur unbekannt, da ja allen anderen Untersuchungen die methodischen Voraussetzungen für ihre Entdeckung fehlten. Auf die klinische Wertigkeit des asymptomatisch auftretenden Rezidivs wird im folgenden (unter 8.2.6) noch eingegangen. Vorweggenommen sei die Feststellung, daß das Verhältnis von totaler zu klinischer Rezidivrate unabhängig von der Lokalisation des Primärulkus (Ulkustyp) gleichbleibt.

Die Analyse der totalen Rezidivrate in bezug auf das Ergebnis des intraoperativen vagomotorischen *Elektrotests* ergab einen hochsignifikanten Einfluß des Testergebnisses auf die Rezidivwahrscheinlichkeit nach 2 und 5 Jahren. Auf die Bedeutung des Tests wird in Kap. 11 eingegangen.

Weder in der klinischen noch der totalen Rezidivrate ließ sich ein Unterschied zwischen den Patienten mit bzw. ohne *Drainageoperation* erkennen ($\chi^2 = 0{,}1466$, $2\,P > 0{,}70$). Ebenso war zwischen den *Geschlechtern* kein

Tabelle 25. Jährliche und kumulative Rezidivwahrscheinlichkeit (in %) für klinische und totale Rezidive nach PSV wegen UD; n_i Anzahl der zum Zeitpunkt 1–5 Jahre nach PSV dem Rezidivrisiko ausgesetzten Patienten (= Anzahl Operierte n_0 minus Ausgefallene, Verstorbene, Reoperierte, frühere Rezidive)

Ulcus duodeni	($n_0 = 524$)	1. Jahr	2. Jahr	3. Jahr	4. Jahr	5. Jahr
Klinische Rezidive (symptomatisch)	n_i	478	460	432	420	413
	Rezidive/Jahr	6	3	4	5	7
	Rezidivrate/Jahr [%]	1,3	0,7	0,9	1,2	1,7
	Rezidive kumulativ	6	9	13	18	25
	Kumulative Rezidivrate [%]	1,3	1,9	2,8	4,0	5,6
Totale Rezidive (symptomatisch und asymptomatisch)	n_i	478	451	417	399	385
	Rezidive/Jahr	15	9	10	12	16
	Rezidivrate/Jahr [%]	3,1	2,0	2,4	3,0	4,2
	Rezidive kumulativ	15	24	34	46	62
	Kumulative Rezidivrate [%]	3,1	5,1	7,4	10,1	13,9

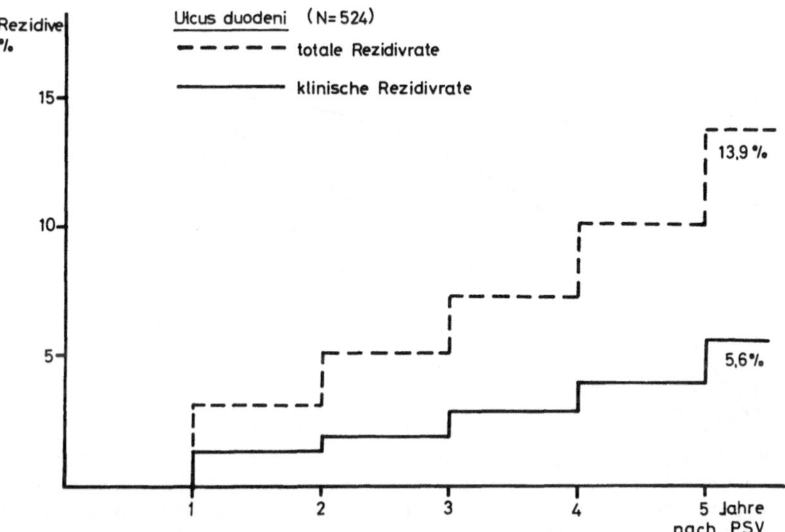

Abb. 22. Klinische (———) und totale (– – –) Rezidivrate (kumulativ) nach PSV beim UD in Abhängigkeit von der Verlaufsdauer. Die kumulative Rezidivrate $R_{(t)}$ wurde aufgrund der Wahrscheinlichkeit des rezidivfreien Überlebens zum Zeitpunkt $t(W_{(t)})$ als $R_{(t)} = (1 - W_{(t)}) \times 100$ in Prozent berechnet

Unterschied im Rezidivrisiko festzustellen (Männer 13,9%, Frauen 13,4% totale Rezidivrate). Eine Beziehung der Rezidivwahrscheinlichkeit zur präoperativen *Säuresekretion* ließ sich bei unserem Krankengut nicht nachweisen (vgl. 8.2.6 und Kap. 10).

Die *jährliche Rezidivwahrscheinlichkeit* (Tabelle 25) zeigt eine Konstanz mit Werten um 1% für Rückfälle mit Symptomen und etwa 2,5–3,0% für die totale Rezidivrate pro Jahr während der ganzen Beobachtungszeit. Dem entspricht ein praktisch linearer Anstieg der Kurven in Abb. 22. Dieses Phänomen kann durch die Berechnung der *Rezidivintensität* [32] deutlicher gemacht werden. Nach Andersen ist die integrierte Rezidivintensität definiert als $\beta(t) = -\ln[1 - R(t)]$. Dabei ist t der betrachtete Zeitraum und $R(t)$ die entsprechende kumulative Rezidivwahrscheinlichkeit zum Zeitpunkt t (Tabelle 25). Die integrierte Rezidivintensität $[\beta(t)]$ ergibt gegen die Zeit aufgetragen einen Anhaltspunkt dafür, ob die Rückfallwahrscheinlichkeit mit der Zeit gleich bleibt (linear ansteigende Kurve), abnimmt (nach oben konvexe Kurve) oder zunimmt (nach oben konkave Kurve, vgl. Abb. 23).

Betrachten wir $\beta(t)$ für das Ulcus duodeni (Abb. 24), dann scheint eine S-förmige Kurve, im Anfangsteil nach oben konvex, nach 3 Jahren aber nach oben konkav, die integrierte (kumulative) Intensität am besten zu approximieren. Das würde eine Zunahme der Rezidivwahrscheinlichkeit nach mehr als 3 Jahren nach PSV bedeuten. Allerdings darf man bei der Interpretation die praktischen Bedingungen einer Studie mit Endpunkt 5 Jahre nach der Operation nicht außer acht lassen. Die scheinbare Zunahme der jährlichen Rezidivrate im 5. Jahr, 1,7% für die klinischen und 4,2% für die totalen Rückfälle, kann auch besonders intensive Bemühungen um eine möglichst

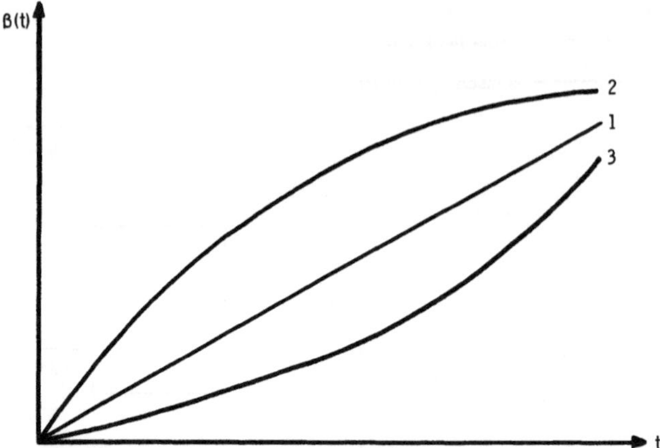

Abb.23. Grundsätzliche Möglichkeiten des Verlaufs der integrierten Rezidivintensität $\beta(t)$, definiert als $\beta(t) = -\ln[1 - R(t)]$. $R(t)$ ist die kumulative Rezidivwahrscheinlichkeit (Rezidivrate) zum Zeitpunkt t. *1:* lineare Bezeichnung, d. h. die Rezidivwahrscheinlichkeit bleibt mit der Zeit konstant; *2:* nach oben konvexe Kurve, d. h. die Rezidivwahrscheinlichkeit nimmt mit der Zeit ab; *3:* nach oben konkave Kurve, d. h. die Rezidivwahrscheinlichkeit nimmt mit der Zeit zu

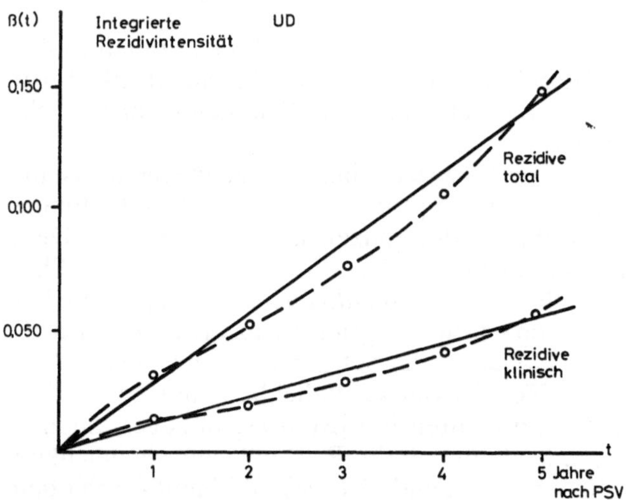

Abb.24. Integrierte Rezidivintensität $\beta(t)$ für das Ulcus duodeni. Die beste Interpolation ergibt für die klinischen und totalen Rezidive eine Gerade

vollständige Nachkontrolle nach 5 Jahren widerspiegeln. Da die Abweichungen der S-Kurve von der Geraden ohnehin äußerst gering sind, darf mit einiger Wahrscheinlichkeit angenommen werden, daß das jährliche Rezidivrisiko nach PSV während der ersten 5 postoperativen Jahre konstant bleibt, die kumulative Rezidivintensität also linear als eine Funktion der Zeit ansteigt.

Selbstverständlich darf aus diesem Kurvenverlauf nicht auf das Verhalten der Rezidivwahrscheinlichkeit im Zeitraum jenseits der 5 Jahre nach der Operation geschlossen werden. Gleichzeitig demonstriert aber die integrierte Rezidivintensität, daß langfristige Beobachtungen notwendig sein werden und erst Verläufe von 10 und mehr Jahren an großen Kollektiven eine definitive Beurteilung der Operationsmethode erlauben werden.

Im Verlauf der 5jährigen Beobachtungszeit wurden 12 Patienten mit primärem UD ($n_0 = 524$) wegen eines Ulkusrezidivs reoperiert. Das ergibt eine *Reoperationsrate* von 2,3%. Dabei wurde 2mal eine Revagotomie, in einem Fall mit Erweiterungspyloroplastik, durchgeführt. Bei den übrigen 10 Patienten wurde das Antrum reseziert, wobei die Kontinuität 3mal nach Billroth I und 7mal nach Billroth II wieder hergestellt wurde. Die Tatsache, daß 9 Patienten primär, d. h. ohne konservativen Therapieversuch, reoperiert wurden, zeigt, daß in der Anfangsstudie das Rezidivgeschwür als absolute Operationsindikation betrachtet wurde. Erst die Erfahrung mit dem Verlauf der Rezidive führte zu einer weniger aggressiven, exspektativen Haltung (vgl. 8.2.6). Trotz der bereits niedrigen Reoperationsrate würden wir die Indikation bei der Hälfte der Reoperierten heute kaum mehr stellen.

Zusammenfassend kann ausgesagt werden, daß eine klinische Versagerquote von 5,6% nach 5 Jahren eine gute Wirksamkeit der Operationsmethode nachweist. Die objektive totale Rezidivrate von 13,9% liegt wesentlich höher. Ihre Bedeutung kann aber nur im Zusammenhang mit dem Verlauf des asymptomatisch wie auch des symptomatisch aufgetretenen Rezidivs beurteilt werden (vgl. 8.2.6). Die Reoperationsrate von nur 2,3% zeigt, daß nur wenige Patienten dem Risiko eines Zweiteingriffs und seinen Folgen ausgesetzt werden. Während der intraoperative Elektrotest es erlaubt, das Rezidivrisiko signifikant zu senken, hat eine Drainageoperation keinen Einfluß auf das langfristige Ergebnis. Präoperative Sekretionsparameter und das Geschlecht des Patienten sind ohne prognostischen Wert.

Unsere Ergebnisse bestätigen, daß die PSV ohne Drainage aufgrund ihrer Wirksamkeit das Verfahren der Wahl in der Behandlung des unkomplizierten Ulcus duodeni bleibt.

8.2.2 *Rezidivrate nach PSV beim Ulcus pyloricum*

Die *klinische Rezidivrate* beim pylorischen Ulcus ($n_0 = 58$ operierte Patienten) erreicht nach 5 Jahren 9,2% (4 Patienten; vgl. Tabelle 26 und Abb. 25). Die *totale Fünfjahresrezidivrate* ist in dieser Ulkusgruppe aber mit 24,3% (11 Rezidive) sehr hoch. Wiederum verursachen nur 36% aller Rückfälle klinisch faßbare Beschwerden, 64% sind stumm. Dieses Verhältnis ist dem in der UD-Gruppe vergleichbar.

Der *Elektrotest* ergab zwar eine höhere totale Rezidivrate bei unvollständig vagotomierten Patienten (43%) als bei vollständig vagotomierten (18%), doch ist der Unterschied angesichts der sehr kleinen Fallzahlen in

Tabelle 26. Jährliche und kumulative Rezidivwahrscheinlichkeit (in %) für klinische und totale Rezidive nach PSV wegen UP; n_i Anzahl zum Zeitpunkt 1–5 Jahre nach PSV dem Rezidivrisiko ausgesetzte Patienten (= Anzahl Operierte n_0 minus Ausgefallene, Verstorbene, Reoperierte, frühere Rezidive)

Ulcus pyloricum	($n_0 = 58$)	1. Jahr	2. Jahr	3. Jahr	4. Jahr	5. Jahr
Klinische Rezidive (symptomatisch)	n_i	50	46	43	41	38
	Rezidive/Jahr	1	0	0	3	0
	Rezidivrate/Jahr [%]	2,0	0	0	7,3	0
	Rezidive kumulativ	1	1	1	4	4
	Kumulative Rezidivrate [%]	2,0	2,0	2,0	9,2	9,2
Totale Rezidive (symptomatisch und asymptomatisch)	n_i	50	43	38	35	32
	Rezidive/Jahr	4	2	1	3	1
	Rezidivrate/Jahr [%]	8,0	4,7	2,6	8,4	3,1
	Rezidive kumulativ	4	6	7	10	11
	Kumulative Rezidivrate [%]	8,0	12,3	14,6	21,9	24,3

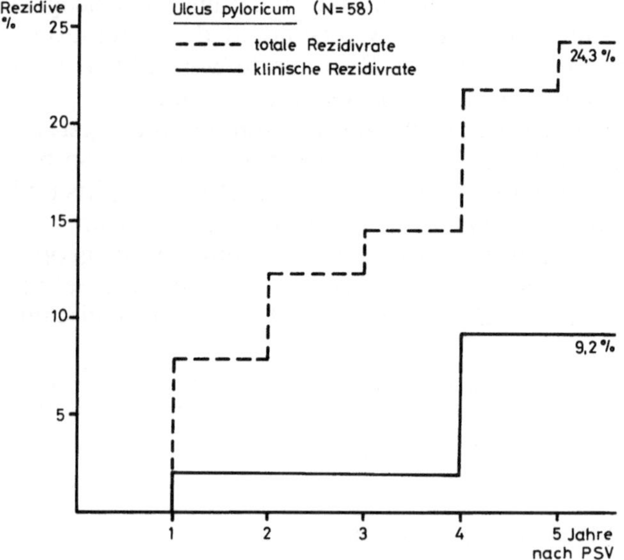

Abb. 25. Klinische (———) und totale (– – –) Rezidivrate (kumulativ) nach PSV beim UP in Abhängigkeit von der Verlaufsdauer. (Berechnung wie in Abb. 22)

jeder Gruppe (10 bzw. 19 Patienten) nicht signifikant ($2\,P > 0,20$ im Vierfeldertest).

Kein Patient der UP-Gruppe wurde wegen eines Rezidivs reoperiert. Beim UP scheint allerdings eine *Drainageoperation* das Rezidivrisiko zu senken. Ohne Pyloroplastik beträgt die totale Rezidivrate 35% (9 von 35 Operierten), mit Drainage nur 10,5% (2 von 23 Operierten). Allerdings

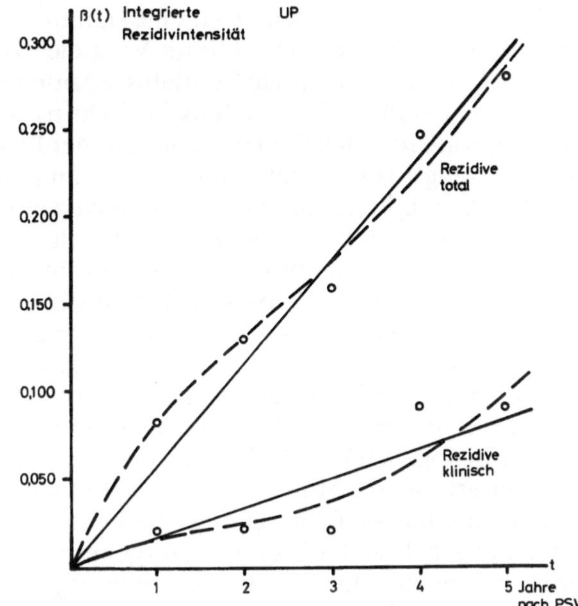

Abb. 26. Integrierte Rezidivintensität $\beta(t)$ für das Ulcus pyloricum. Die beste Interpolation ergibt für die klinischen und totalen Rezidive eine Gerade

kann dieser Unterschied statistisch nicht gesichert werden ($2\,P = 0{,}20$ im Vierfeldertest). Es ist denkbar, daß größere Fallzahlen den Nachweis eines echten Unterschiedes erlauben würden. Diese Vermutung findet eine Bestärkung in den Ergebnissen von Andersen et al. [32], die für die PSV ohne Drainage beim UPP eine Fünfjahresrezidivrate (klinisch) von 33%, für die SGV + P aber nur eine signifikant niedrigere von 15% fanden. Neben der ausgedehnteren Denervierung könnte die Verbesserung der Resultate durchaus auch auf die Drainageoperation in Verbindung mit der SGV zurückgeführt werden.

*Geschlechts*spezifische Unterschiede in der Rückfallrate fanden sich auch beim UP nicht. Ebenso konnte keine prognostische Aussagekraft der präoperativ ermittelten *Säuresekretionsparameter* gefunden werden.

Vergleichen wir die totale Rezidivrate nach PSV wegen UP mit derjenigen in der UD-Gruppe, so erweist sich der Unterschied als signifikant ($\chi^2 = 4{,}061$, $2\,P < 0{,}05$).

Die integrierte Rezidivintensität $\beta(t)$ für das UP zeigt einen Kurvenverlauf, der demjenigen nach PSV wegen UD ähnlich ist (Abb. 26). Allerdings ist die Steigung der Kurven entsprechend der signifikant höheren Rezidivrate deutlich steiler. Trotz des anscheinend nach 4–5 Jahren ansteigenden Rezidivrisikos ist aufgrund der kleinen Fallzahlen und der gleichen Überlegungen wie beim UD (intensivierte Nachuntersuchungen nach 4–5 Jahren) ein linearer Anstieg des Rezidivrisikos am wahrscheinlichsten. Eine Vorhersage über den Kurvenverlauf nach 5 Jahren ist auch beim UP nicht möglich, und eine Aussage muß längerfristigen Nachuntersuchungen vorbehalten bleiben. Beim primären UP mußte kein Patient mit Rezidiv nach PSV reoperiert werden.

Zusammenfassend stellen wir eine signifikant geringere Wirksamkeit der PSV (ohne Drainage) beim UP im Vergleich zum UD fest. Die mit 24,3% (bzw. 35%) sehr hohe totale Fünfjahresrezidivrate stellt die Anwendung der PSV ohne Drainage beim Ulkus im Pylorus in Frage. Unsere Ergebnisse weisen darauf hin, daß das Hinzufügen einer Pyloroplastik das Rezidivrisiko beim UP langfristig senken könnte, doch muß diese Frage durch prospektiv kontrollierte Untersuchungen erst noch geklärt werden. Das schlechte Ansprechen des UP auf alleinige PSV scheint in Einklang zu stehen mit der aufgrund epidemiologischer Beobachtungen (vgl. 5.1) aufgestellten Behauptung, daß das pylorische Geschwür ein vom UD ätiologisch oder pathogenetisch verschiedenes Krankheitsbild darstellt. Da in allen bekannten Untersuchungen bisher das UP immer dem UD gleichgestellt wurde, läßt sich in der Literatur für unsere Interpretation keine Bestätigung finden, es sei denn in den z.T. hohen Versagerquoten anderer Untersuchungen mit PSV beim sog. „UD" [32]. Unter dem therapeutischen Gesichtspunkt verdient unsere Beobachtung aber bei der Indikationsstellung und Verfahrenswahl in Zukunft sicher sorgfältige Beachtung. Auch die Tatsache, daß aufgrund der Analyse der Elektrotestergebnisse die Vollständigkeit der Vagotomie auf das Rezidivrisiko keinen eindeutigen Einfluß ausübt, bestärkt den Eindruck, daß beim UP neben den vagalen auch andere Mechanismen (lokale Faktoren, Motilitätsveränderungen?) pathogenetisch wirksam sind. Umgekehrt erlauben es aber unsere mit kleinen Fallzahlen erzielten Ergebnisse nicht, der Vollständigkeit der vagalen Denervation in der Behandlung des UP ihre Bedeutung abzusprechen.

8.2.3   Rezidivrate nach PSV beim Ulcus praepyloricum

Die *klinische Rezidivrate* beim UPP beträgt nach 5 Jahren 15,9% (Tabelle 27 und Abb. 27) und liegt damit deutlich über der als annehmbar geltenden Grenze von 10%. Noch drastischer zeigt die *totale Rezidivrate* von 28,5%, daß die PSV das Krankheitsbild des präpylorischen Geschwürs nur ungenügend beherrscht. Der Anteil der symptomatischen Rezidive liegt beim UPP mit 56% deutlich, aber nicht signifikant höher als in den anderen Ulkusgruppen. Die totale Rezidivrate des UPP ist signifikant höher als die des UD ($\chi^2 = 5{,}1268$, $2\,P < 0{,}01$).

Ohne *Drainageoperation* (32 Fälle) liegt die totale Rezidivrate gar bei 33%, die klinische bei 18%. Die 4 Fälle, bei denen eine Pyloroplastik durchgeführt wurde, blieben während der Beobachtungszeit ohne Rezidiv. Die kleinen Fallzahlen erlauben keinen statistischen Vergleich, so daß der Nutzen einer Drainage damit nicht abgeschätzt werden kann. Auch beim UPP liegt die Rezidivrate bei vollständig Vagotomierten (aufgrund des *Elektrotests*) mit 22% gegenüber 42% bei elektrotestpositiven Patienten niedriger, jedoch ist der Unterschied nicht signifikant.

Ein Einfluß des *Geschlechts* oder eine prognostische Verwertbarkeit präoperativer *Sekretionsparameter* waren auch in dieser Gruppe nicht zu erkennen.

Tabelle 27. Jährliche und kumulative Rezidivwahrscheinlichkeit (in %) für klinische und totale Rezidive nach PSV wegen UPP; n_i Anzahl zum Zeitpunkt 1–5 Jahre nach PSV dem Rezidivrisiko ausgesetzte Patienten (= Anzahl Operierte n_0 minus Ausgefallene, Verstorbene, Reoperierte, frühere Rezidive)

Ulcus praepyloricum ($n_0 = 36$)		1. Jahr	2. Jahr	3. Jahr	4. Jahr	5. Jahr
Klinische Rezidive (symptomatisch)	n_i	34	32	31	29	25
	Rezidive/Jahr	2	0	0	2	1
	Rezidivrate/Jahr [%]	5,9	0	0	6,9	4,0
	Rezidive kumulativ	2	2	2	4	5
	Kumulative Rezidivrate [%]	5,9	5,9	5,9	12,4	15,9
Totale Rezidive (symptomatisch und asymptomatisch)	n_1	34	31	29	26	22
	Rezidive/Jahr	3	1	1	2	2
	Rezidivrate/Jahr [%]	8,8	3,2	3,4	7,7	9,1
	Rezidive kumulativ	3	4	5	7	9
	Kumulative Rezidivrate [%]	8,8	11,8	14,8	21,4	28,5

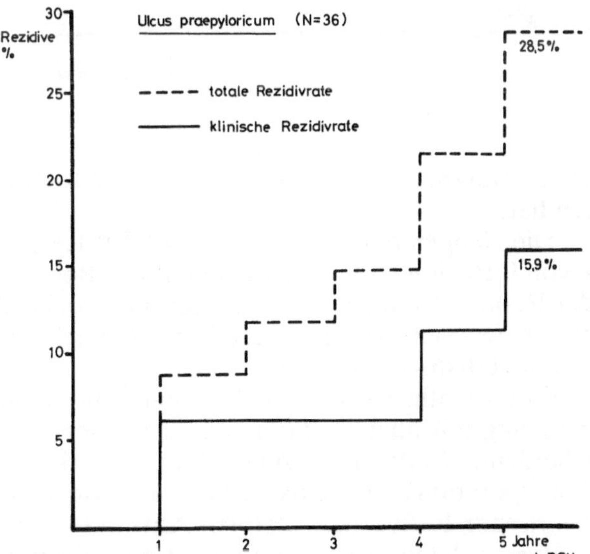

Abb. 27. Klinische (——) und totale (– – –) Rezidivrate (kumulativ) nach PSV beim UPP in Abhängigkeit von der Verlaufsdauer. (Berechnung wie in Abb. 22)

Betrachtet man die *jährliche Zunahme der Rezidivrate* (Tabelle 27) und insbesondere die *integrierte Rezidivintensität* (Abb. 28), dann scheint beim UPP ein hohes Rezidivrisiko im ersten Jahr, mit anschließender Abflachung und deutlicher Zunahme 4–5 Jahre nach der PSV zu bestehen. Obwohl dieser Verlauf gegenüber der UD-Gruppe deutlicher zutage tritt, ergibt aber auch eine lineare Beziehung eine gute Approximation des Verhaltens des Rezidivrisikos während der 5 Jahre. Obwohl erst die weitere Verlaufsbeobachtung diese Frage klären kann, muß man festhalten, daß

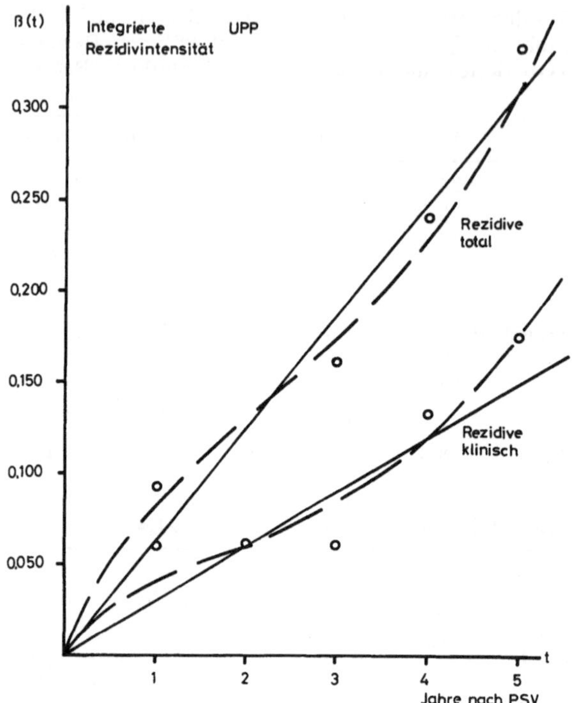

Abb. 28. Integrierte Rezidivintensität $\beta(t)$ für das Ulcus praepyloricum. Die beste Interpolation ergibt für die klinischen und totalen Rezidive eine Gerade

die Rezidivrate bereits nach 5 Jahren ein tolerierbares Ausmaß überschritten hat.

Die *Reoperationsrate* liegt beim UPP-Rezidiv nicht höher als beim UD: 2 von 9 Rezidiven (22%) wurden einer Resektion unterzogen. Der Anteil der Reoperierten an der Gesamtgruppe bei UPP beträgt damit 5,6%, mehr als das Doppelte der Reoperationsrate nach UD, aber ohne daß diese Differenz statistisch signifikant wäre.

Offensichtlich spielt die Veränderung des Magenausgangs im Zusammenhang mit oder als Folge des ulzerösen Prozesses beim UPP eine entscheidende Rolle für die ungenügende Wirksamkeit einer säurereduzierenden Operation allein. Lokale Faktoren wie atrophische Gastritis, duodenogastrischer Reflux und gestörte Antrumfunktion sind offenbar neben der häufig vorhandenen Hypersekretion wesentliche Mechanismen in der Pathogenese des präpylorischen Geschwürs [386]. Die Tatsache, daß sich eines der präpylorischen Rezidive als Karzinom entpuppte, weist darauf hin, daß nicht nur die ungenügende Wirksamkeit der PSV, sondern auch die potentielle Malignität eines präpylorischen Geschwürs Zweifel an der Berechtigung dieses Behandlungsverfahrens wecken muß. Die intraoperative histologische Sicherung der Dignität im präpylorischen Abschnitt ist — im Gegensatz zum höher gelegenen Magengeschwür des Typs I — schwierig, da der vollständigen Ulkusexzision durch die Pylorusnähe und Enge des Canalis egestorius technische und funktionelle Grenzen gesetzt sind.

Zusammenfassend ist die PSV ohne Drainage beim präpylorischen Ulkus aufgrund der hohen Versagerquote, epidemiologischer (vgl. 5.1) Feststellungen und experimenteller Untersuchungen zur Pathogenese abzulehnen. Diese Schlußfolgerung wird unterstützt durch die langfristigen Ergebnisse von Andersen et al. [32]. Daß, wie beim UP, die Vollständigkeit der Denervation das Rezidivrisiko nicht signifikant beeinflußt, ist den kleinen Fallzahlen mit einer hohen Irrtumswahrscheinlichkeit der zweiten Art (β-Fehler) anzulasten. Angesichts der hohen präoperativen Säuresekretion bei einem Großteil der UPP-Patienten muß bis auf weiteres die vollständige Vagotomie nach wie vor als wesentlicher Teil der Behandlung gelten [130]. Allerdings scheint sich nun neu bei diesem Ulkustyp die Notwendigkeit einer Drainageoperation oder Antrumresektion zu erweisen [32]. Aufgrund ihrer Epidemiologie, pathogenetischer Überlegungen und ihres Verlaufs nach PSV scheint es angebracht, die pylorischen und präpylorischen Geschwüre, neben den Ulcera duodeni und den eigentlichen Ulcera ventriculi des Typs I, als eine besondere Einheit im Rahmen der peptischen Krankheit zusammenzufassen.

8.2.4 *Rezidivrate nach PSV beim Ulcus ventriculi (Typ I)*

Die *klinische Rezidivrate* beim UV ($n_0 = 71$ Patienten) 5 Jahre nach PSV und Ulkusexzision beträgt 7,9% (Tabelle 28, Abb. 29). Sie liegt damit nur wenig über derjenigen des UD und beträgt nur die Hälfte der Rezidivrate beim ebenfalls im Magen gelegenen präpylorischen Ulkus. Die *totale Rezidivrate* ist mit 17,5% zwar hoch, aber nicht signifikant höher ($\chi^2 = 1,1678$, $2\,P > 0,20$) als die des UD (13,9%) und beträchtlich niedriger als diejenige des UP und UPP (24,3% bzw. 28,5%). Da bei keinem der 71 Patienten eine *Drainageoperation* durchgeführt wurde, kann die Wirksamkeit der Operation

Tabelle 28. Jährliche und kumulative Rezidivwahrscheinlichkeit (in %) für klinische und totale Rezidive nach PSV wegen UV; n_i Anzahl zum Zeitpunkt 1–5 Jahre nach PSV mit Ulkusexzision dem Rezidivrisiko ausgesetzter Patienten (= Anzahl Operierte n_0 minus Ausgefallene, Verstorbene, Reoperierte, frühere Rezidive)

Ulcus ventriculi	(Typ I ($n_0 = 71$))	1. Jahr	2. Jahr	3. Jahr	4. Jahr	5. Jahr
Klinische Rezidive (symptomatisch)	n_i	65	60	56	55	53
	Rezidive/Jahr	4	0	0	0	1
	Rezidivrate/Jahr [%]	6,1	0	0	0	1,9
	Rezidive kumulativ	4	4	4	4	5
	Kumulative Rezidivrate [%]	6,1	6,1	6,1	6,1	7,9
Totale Rezidive (symptomatisch und asymptomatisch)	n_i	65	57	52	49	47
	Rezidive/Jahr	7	1	2	0	1
	Rezidivrate/Jahr [%]	10,8	1,7	3,7	0	2,1
	Rezidive kumulativ	7	8	10	10	11
	Kumulative Rezidivrate [%]	10,8	12,3	15,7	15,7	17,5

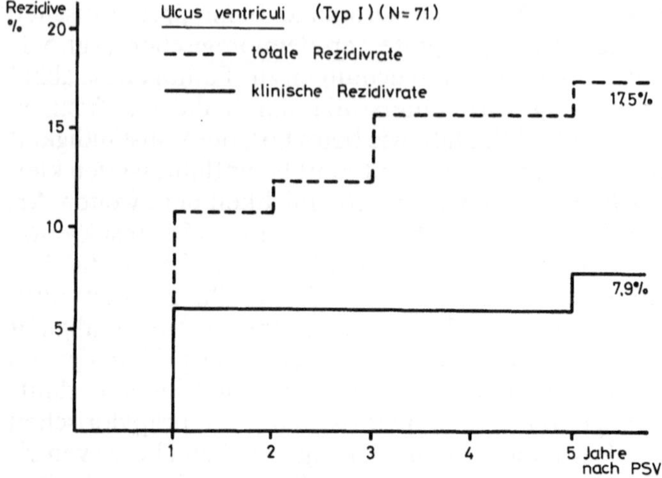

Abb. 29. Klinische (—————) und totale (– – –) Rezidivrate (kumulativ) nach PSV und Exzision beim UV (Typ I) in Abhängigkeit von der Verlaufsdauer. (Berechnung wie in Abb. 2)

nur durch die Kombination von vagaler Denervation und Exzision des Ulkus erklärt werden. Der Anteil der symptomatischen Rezidive ist mit 45% nicht höher als beim Duodenalulkusrezidiv. Reoperiert wurden 4 der 11 Rezidive (36%). Die *Reoperationsrate* bezogen auf die Gesamtgruppe beträgt damit 5,6%, wie beim präpylorischen Ulkus. Der Unterschied zur Reoperationsrate nach UD (2,3%) ist nicht signifikant. Beim UV-Rezidiv wurde die Indikation zur Reoperation wegen der potentiellen Malignität wahrscheinlich eher gestellt als beim duodenalen Rezidiv.

Beim UV konnte kein Einfluß des Resultats des intraoperativen *Elektrotests,* d.h. der Vollständigkeit der Vagotomie, auf die Rezidivwahrscheinlichkeit festgestellt werden. Wie beim UP und UPP scheint das ein Hinweis darauf zu sein, daß die Säurereduktion zwar wichtig sein mag, aber therapeutisch nicht der einzige Angriffspunkt in der Pathogenese des Magengeschwürs darstellt [453]. Auf die besondere Problematik der nicht-resezierenden Ulkuschirurgie beim UV wird in Kap. 9 eingegangen.

Betrachtet man die *jährliche Rezidivrate* des UV (Tabelle 28, Abb. 29), dann fällt die hohe Zahl von Rezidiven im 1. Jahr nach PSV und Exzision auf und die Abflachung der Kurve mit zunehmender Beobachtungszeit. Die *integrierte Rezidivintensität* verdeutlicht, daß die Rezidivwahrscheinlichkeit mit der Zeit abnimmt (Abb. 30). Langfristige Verläufe bis zu 10 Jahren müssen aber diesen Verlauf bestätigen. Der frühe Rezidivschub kann ein Hinweis sein, daß bei einem Teil der Patienten präoperativ ungünstige Voraussetzungen für eine Behandlung des UV mit PSV und Exzision bestanden, welche bei der Indikationsstellung nicht berücksichtigt wurden und deshalb zu einem Frührezidiv führten. Tatsächlich fanden wir in einer separaten Untersuchung an 52 UV-Patienten [451, 453], daß in allen symptomatischen Rezidivfällen eine Veränderung des Magenausgangs im Sinne einer Stenose oder „maladie antrale" [392] vorlag und sich nach PSV nicht zurückbildete.

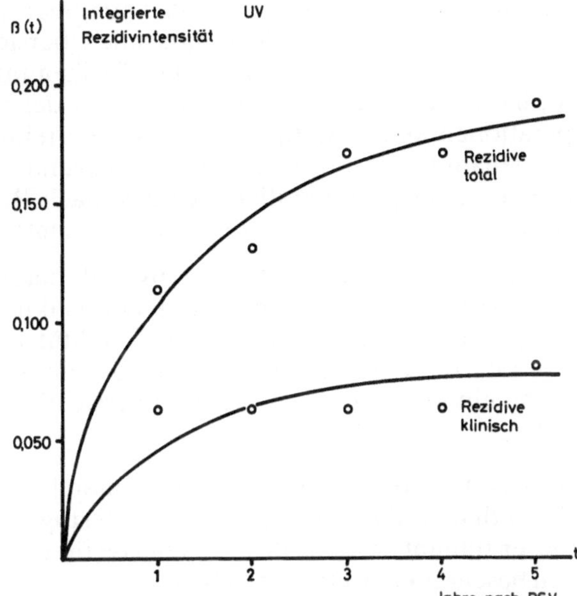

Abb. 30. Integrierte Rezidivintensität $\beta(t)$ für das Ulcus ventriculi (Typ I). Die Interpolation ergibt eine mit der Zeit abnehmende Rezidivwahrscheinlichkeit, d. h. eine hohe Rückfallrate v. a. im 1. Jahr und spätere Abflachung der Kurve

Damit scheint eine indikatorische Fehlbeurteilung zumindest einen Teil der Frührezidive zu erklären [453]. Auf die weiteren Ursachen des UV-Rezidivs wird unter 8.2.6 eingegangen.

Zusammenfassend kann die Indikation zur PSV und Ulkusexzision beim Magengeschwür des Typs I aufgrund der guten klinischen Wirksamkeit bestätigt werden. Trotz des pathophysiologisch schwer verständlichen Angriffspunkts der Vagotomie bestärkt gerade der langfristige Verlauf des Rezidivrisikos diese Schlußfolgerung. Voraussetzungen für die Anwendung der PSV sind aber der Ausschluß einer malignen Veränderung und die Beachtung funktioneller und morphologischer Veränderungen des Magenausgangs bei der Indikationsstellung.

8.2.5 Rezidivrate beim kombinierten Ulkus

Die *klinische Rezidivrate* nach PSV beim kombinierten Ulkus (UD + UV) ($n_0 = 28$) beträgt nach 5 Jahren 8,2% (2 Rezidive). Dazu kommen 3 weitere Rezidive ohne Symptomatik, was eine *totale Rezidivrate* von 20,3% ergibt; 1 Patient (3,6%) wurde wegen des Rückfalls operiert.

Wegen der kleinen Fallzahl und der in sich heterogenen Gruppe haben wir auf jede weitere Analyse dieser Resultate verzichtet.

8.2.6 Analyse und Verlauf der Rezidive

Die Analyse der Rezidive nach chirurgischer Behandlung der peptischen Ulkuskrankheit kann dazu beitragen, indikatorische Fehler zu erkennen, technische Unzulänglichkeiten zu vermeiden [235] und die Therapie des Rezidivs zu verbessern. Die umfassende Übersichtsarbeit von Stabile u. Passaro [566] gibt zwar Aufschluß über Risiken und Folgen der Rezidivtherapie, hat aber wegen der Verschiedenheit der Primärläsionen und Primäroperationen keine Gültigkeit für die Beurteilung des Rezidivs nach PSV. Die genannten Autoren kommen aufgrund von über 150 gesammelten Arbeiten über postoperative Rezidive nach Resektion und verschiedenen Formen der Vagotomie zu folgenden Erkenntnissen:

— Rezidive sind bei Männern häufiger als bei Frauen (6:1).
— Die konservative Therapie des Rezidivulkus ist wirkungslos.
— Die operative Therapie hat eine Letalität von 4%, Zweitrezidive treten in 14% der Fälle auf, und bei nur 65% der Patienten ergibt die Reoperation ein befriedigendes Resultat hinsichtlich der subjektiven Beschwerden.

Da diese Untersuchung an 3476 Patienten kaum Fälle von Rezidiven nach PSV enthält und aus der Zeit vor der Verfügbarkeit wirksamer Sekretionsblocker stammt, können ihre Ergebnisse für die heutige Rezidivtherapie nur noch beschränkt Gültigkeit haben.

Obwohl die Rezidivrate nach PSV in zahlreichen Arbeiten gut dokumentiert ist [448], finden sich kaum Angaben über die Rezidivlokalisation, Ursachen, natürlichen Verlauf und Therapieergebnisse. Außerdem hat die Entdeckung, daß 60% der Rezidive nach PSV symptomlos sind [440, 446], die Frage nach ihrer klinischen Bedeutung und der Notwendigkeit ihrer Behandlung aufgeworfen.

Wir sind deshalb in unserem Studienkrankengut den Fragen der Lokalisation des Rezidivulkus und ihrer Beziehung zu Ursachen und Verlauf nachgegangen [446].

Krankengut und Methode. Aufgrund der Methodik unserer Nachuntersuchungen und gemäß der Definition des Ulkusrezidivs (vgl. 2.3–2.5 und 5.6) standen uns 98 Ulkusrezidive aus dem Gesamtkrankengut von 717 proximal-selektiven Vagotomien zur Verfügung. Die Rezidivlokalisation wurde in Beziehung zum Ort des Primärulkus (Ulkustyp) gesetzt. Die möglichen Rezidivlokalisationen wurden wie im Primärkrankengut definiert (vgl. 2.4), doch wurden die pylorischen und präpylorischen Geschwüre unter dem Begriff „Ulkus des Pyloruskanals" (UPK) in Analogie zum angelsächsischen Begriff „pyloric channel ulcer" zusammengefaßt. Diese aus Gründen der Übersicht notwendige Vereinfachung findet ihre Berechtigung in der großen epidemiologischen und pathogenetischen Ähnlichkeit dieser Ukustypen (vgl. 5.1, 8.2.2 und 8.2.3). Alter, Sekretionsparameter, histologische Befunde, das Zeitintervall bis zum Auftreten des Rezidivs, Komplikationen und Verlauf wurden zur Rezidivlokalisation in Beziehung gesetzt. Neben den routinemäßigen klinischen und Laboruntersuchungen der Studie wurden Schleimhautbiopsien, Gastrinbestimmungen und, wenn indiziert, ein Sekretintest sowie in allen Fällen vermuteter Magenentleerungsstörungen auch eine Bariumpassage durchgeführt.

Die Vollständigkeit der Vagotomie wurde aufgrund des intraoperativen vagomotorischen Elektrotests und des Ergebnisses des postoperativen Insulintests 1 und 5 Jahre nach PSV beurteilt. Nur quantitative Parameter des Insulintests wurden verwendet: der PAO_I (zweimal die Summe der 2 höchsten nebeneinanderliegenden 15-min-Säuremengen während der 2-h-Periode, ausgedrückt in mmol/h) und die Differenz des PAO_I − BAO (insulinstimulierter „peak acid output" über die Basalsekretion hinaus). Eine PSV wurde als vollständig bezeichnet, wenn der PAO_I ≤ 6 mmol/h und die Differenz PAO_I − BAO ≤ 2 mmol/h war. Als statistische Tests wurden der Student-t-Test, der Wilcoxon-Test und der χ^2-Test verwendet.

Ergebnisse. Die *Lokalisation der Rezidivulzera* in Beziehung zum Ort des Primärgeschwürs ist in Tabelle 29 dargestellt. 65% der Ulzera rezidivierten am gleichen Ort und 28% proximal davon. Ein distales Rezidiv war selten (7%), doch selbst nach PSV und Exzision eines Magengeschwürs fand sich bei 3 Patienten die rezidivierende Läsion im Duodenum.

Patienten mit einem Rezidiv im Duodenum (RUD) waren signifikant jünger (Median 44 Jahre, Bereich 21–70 Jahre) als solche mit einem Rezidiv im Magen (RUV) (Median 59 Jahre, Bereich 29–86 Jahre) oder Pyloruskanal (RUPK) (Median 56 Jahre, Bereich 35–81 Jahre) (2 P < 0,01 im Wilcoxon-Test).

Das *Zeitintervall* zwischen Operation und erster Manifestation oder zufälliger endoskopischer Entdeckung des Rückfalls ist in Tabelle 30 darge-

Tabelle 29. Lokalisation der Rezidivulzera in Beziehung zum primären Ulkustyp

Primärulkus	(n)	Rezidivulkus			Gesamt
		RUD	RUPK	RUV	
UD	(524)	42	11	9	62
UPK	(94)	4	10	6	20
UV	(71)	3	0	8	11
UD + UV	(28)	3	1	1	5
Gesamt	(717)	52	22	24	98

Tabelle 30. Lokalisation und Intervall (Monate) nach PSV bis zum Auftreten des Rezidivs

Rezidiv-lokalisation	Intervall nach PSV (Monate) bis zum Rezidiv bei				2 P
	gleicher Primärlokalisation		verschiedener Primärlokalisation		
	Median	Bereich	Median	Bereich	
RUD	34	(6–60)	36	(12–48)	n.s.
RUPK	13	(6–39)	45	(12–52)	<0,01
RUV	18	(12–65)	36	(12–60)	n.s.
	(UD vs. UPK 2 P < 0,01)				

Tabelle 31. Postoperative insulinstimulierte Säuresekretion als Parameter der Vollständigkeit der PSV und Lokalisation des Rezidivs

Sekretionskriterium	Rezidiv im Duodenum (*n*)	Rezidive gesamt (*n*)	χ^2	P
PAO > 6 mmol/h	23	35		
PAO ≤ 6 mmol/h	12	37	7,9753	$< 0,0025$
PAO $-$ BAO > 2 mmol/h	27	48		
PAO $-$ BAO ≤ 2 mmol/h	8	23	2,8669	$< 0,05$

Tabelle 32. Klinische Symptomatik und Rezidivlokalisation

Rezidiv-lokalisation	(*n*)	Rezidiv			
		symptomatisch		asymptomatisch	
		n	[%]	*n*	[%]
RUD	(52)	21	(40)	31	(60)
RUPK	(22)	10	(45)	12	(55)
RUV	(24)	11	(46)	13	(54)
Gesamt	(98)	42	(43)	56	(57)

stellt. Das RUD tritt nach einem Intervall von rund 3 Jahren auf, unabhängig davon, ob das Primärulkus sich im Duodenum oder anderwo befand. Das Rezidiv im Pyloruskanal (RUPK) erfolgt signifikant früher als das RUD (nach rund 1 Jahr), aber nur wenn die primäre Läsion ebenfalls im Pyloruskanal lag. Ein anderswo gelegenes Primärulkus führt signifikant später (2 $P < 0,01$) zum RUPK. Beim Rezidiv im Magen (RUV) findet sich anscheinend das gleiche Verhalten, doch sind die Zeitunterschiede eben nicht signifikant. Alle Rezidive nach einem Primärulkus anderer Lokalisation benötigen 3 und mehr Jahre bis zu ihrem Auftreten.

Die Rezidivlokalisation zeigte keine Beziehung zur präoperativen *Säuresekretion* (weder BAO noch PAO nach Pentagastrinstimulation). Hingegen bestand eine signifikante Korrelation zwischen Ort des Rezidivs und postoperativer insulinstimulierter Sekretion ein oder mehrere Jahre nach Operation (Tabelle 31). War der PAO_I größer als 6,0 mmol/h oder die Differenz $PAO_I - PAO$ größer als 2,0 mmol/h, fand sich das Rezidivulkus signifikant häufiger im Duodenum (2 $P < 0,0025$ bzw. 2 $P < 0,05$).

Von den 98 Rezidiven waren 43% symptomatisch (42 Patienten), während bei 57% (56 Patienten) eine klinische Manifestation völlig fehlte oder in keiner Weise auf ein rezidivierendes peptisches Geschehen hinwies (Tabelle 32). Der Anteil asymptomatischer Rezidive ist nicht von der Rezidivlokalisation abhängig.

Sowohl bei den symptomatischen wie bei den asymptomatischen Rezidiven fand sich kein *Geschlechtsunterschied*. Von den 98 Rezidiven traten

Tabelle 33. Komplikationen der Ulkusrezidive

	Rezidivulkus						
	RUD	(52)	RUPK	(22)	RUV	(24)	Gesamt (98)
Perforation	2		1		—		3 (3%)
Blutung	2		1		1		4 (4%)
Stenose	2		4	(18%)	2		8 (8%)
Karzinom	—		(1)		—		—
Gesamt	6	(11%)[a]	6	(27%)[a]	3	(13%)[a]	15 (15%)

[a] $P < 0,05$

Tabelle 34. Ursachen und Rezidivlokalisation

Rezidiv-lokalisation		Inadäquate Vagotomie	ZE-Syndrom	Kranker Magen-ausgang	Atrophische Gastritis	Exogene Faktoren	Faden-ulzera	Kar-zinom	Unklar
RUD	(52)	36 (3[a])	1	3	2	8	1	—	1
RUPK	(22)	9	—	3	4	3	1	1	1
RUV	(24)	5	—	6	6	7	—	—	—
Gesamt	(98)	50 (3[a])	1	12	12	18	2	1	2

[a] Mögliche vagale Reinnervation?

84 bei Männern und 14 bei Frauen auf (Geschlechtsverhältnis 6:1), bei den klinisch stummen Rezidiven waren 48 Männer bzw. 8 Frauen, bei den klinisch manifesten 36 Männer und 6 Frauen. Das Verhältnis 6:1 berechtigt aber im Gegensatz zu der Behauptung von Stabile u. Passaro [566] nicht zu dem Schluß, daß Männer einem höheren Rezidivrisiko als Frauen ausgesetzt seien, finden wir doch die gleiche Geschlechtsverteilung auch in unserem primären Krankengut (vgl. 5.1.1), sowohl gesamthaft als auch in den einzelnen Ulkusgruppen.

Komplikationen traten bei 15% der Rezidive (15 Patienten) auf (Tabelle 33). Doch nur die Hälfte dieser Komplikationen (7%) waren potentiell lebensbedrohend (Perforation oder Blutung), während die übrigen 8 in Magenausgangsstenosen verschiedenen Schweregrades bestanden. Komplikationen waren beim RUPK signifikant häufiger, doch geht dies nur auf das vermehrte Auftreten von Stenosen in dieser Gruppe zurück.

Die *Rezidivursache* wurde aufgrund der Gesamtheit der Untersuchungsergebnisse bestimmt. Gewisse Ursachen wie exogene Faktoren, Fadenulzera und atrophische Schleimhautentzündung wurden nur diagnostiziert, wenn keine Hinweise auf eine mögliche andere Ursache (z. B. inadäquate Säurereduktion) vorlagen und die entsprechenden anamnestischen oder morphologischen Befunde durch ihren Schweregrad eindeutig waren. Tabelle 34 zeigt die ermittelten Rezidivursachen. Inadäquate Denervierung und damit ungenügende Säurereduktion ist die häufigste

Tabelle 35. Verlauf des Ulkusrezidivs

Verlauf	RUD		RUPK		RUV		Gesamt	
Heilung	24	(52%)	9	(47%)	6	(38%)	39	(48%)
Persistenz	5		2		3		10	
Zwei- oder mehrfaches Rezidiv	8		2		3		10	(29%)
Reoperation	9	(20%)	6	(30%)	4	(25%)	19	(23%)
Gesamt	46		19		16		81	

6 Todesfälle ohne Zusammenhang mit der Ulkuskrankheit
17 Patienten mit Beobachtungszeit < 6 Monate nicht berücksichtigt

Ursache und für zwei Drittel der RUD verantwortlich. Exogene Faktoren – Medikamente, massiver Nikotin- oder Äthylabusus – kommen bei etwa 20% der Patienten als einzige Ursache in Frage. Beide Fadenulzera um nicht resorbierbares, intraluminal gelegenes Nahtmaterial heilten nach endoskopischer Entfernung des Fremdkörpers prompt ab. Chronisch-atrophische Schleimhautentzündung und obstruktive Veränderung des Magenausgangs sind relativ häufige Ursachen für das RUPK oder RUV. Ein Zollinger-Ellison-Syndrom wurde nur in einem Fall nachgewiesen. Bei einer 41jährigen Patientin mit PSV ohne Ulkusexzision bei einem präpylorischen Ulkus trat nach 6 Monaten ein Frührezidiv auf, das sich wiederum endoskopisch als benigne erwies. Erst am Resektionspräparat wurde histologisch ein kleines, submukös infiltrierendes Karzinom der Antralschleimhaut entdeckt.

Für die Beurteilung des *Verlaufs* wurden nur 81 Fälle mit einer Beobachtungszeit von 6 Monaten oder mehr nach Rezidivdiagnose ausgewertet (Tabelle 35). Die mediane Verlaufsdauer nach Feststellung des Rezidivs betrug 27 Monate (Bereich 6–65 Monate). Nahezu die Hälfte der Rezidive (bei 39 Patienten) heilte ab, obwohl nur bei 24 der betroffenen Patienten eine konservative Therapie mit Antazida oder Sekretionshemmern (Pirenzepin oder Cimetidin) erhalten hatten. 15 Geschwüre verschwanden spontan ohne jede aktive Behandlung. Die Heilungsquote war beim RUV etwas, aber nicht signifikant geringer. Bei 29% der Patienten persistierte das Rezidiv oder kam es zu einem zyklischen Verlauf mit wiederholten Rezidivschüben. Nur 23% aller Rezidive wurden während der Beobachtungszeit reoperiert. 6 Patienten verstarben, keiner an Folgen der Ulkuskrankheit oder ihrer Behandlung.

Tabelle 36 faßt den Erfolg der primären *therapeutischen Maßnahmen* zusammen. Die Reoperation weist die höchste Erfolgsquote auf. Der Zweiteingriff bestand in Revagotomie und Drainage bei 2 Patienten und in einer Magenteilresektion in den 17 anderen Fällen (10mal nach Billroth II und 7mal nach Billroth I). Die höchste Reoperationsrate findet sich beim RUPK, was durch die häufigen mechanischen Probleme bedingt war. Aufs ganze gesehen war die Behandlung der Rückfälle bei 69% der Patienten erfolgreich. Der Erfolg war bei abwartender Haltung (Spontanheilung) gleich groß wie bei aktiver medikamentöser Therapie.

Tabelle 36. Gesamtergebnisse der primären Rezidivbehandlung

Behandlung	Erfolg	Versager	Gesamt
Exspektativ (keine)	15	8	23
Medikamentös	24	15	39
Reoperation	17	2	19
Gesamt	56 (69%)	25 (31%)	81

(Patienten mit Beobachtungszeit <6 Monate nicht berücksichtigt)

Tabelle 37. Proximale Lokalisation des Rezidivs nach Vagotomie bei Ulcus duodeni

Autoren	Art der Vagotomie	n	Inzidenz im Gesamtkrankengut [%]	Anteil an den Rezidiven [%]
RUV:[a] Oberhelman u. Dragstedt (1955 [478])	TV	158	3,2	
De Miguel (1974 [138])	SGV+D	131	3,1	34
Kronborg (1975 [371])	TV+D	435	1,1	11
De Miguel (1977 [140])	TV+D, SGV+D	415	3,4	
Johnson (1977 [308])	TV+D, SGV+D, PSV	231	2,2	28
Goligher et al. (1978 [212])	PSV	316	0,9	25
Liåvag u. Roland (1979 [391])	PSV	210	3,3	36
Amdrup et al. (1979 [27])	TV+D, SGV+D, PSV			30
Eigene Ergebnisse 1982	PSV	524	2,0	15
RUPK:[b] Liåvag u. Roland (1979 [391])	PSV	210	3,8	42
Eigene Ergebnisse 1982	PSV	524	2,5	18

[a] Rezidiv im Magen
[b] Rezidiv im Pyloruskanal

Diskussion. Die Gegenüberstellung des primären Ulkussitzes und der Rezidivlokalisation zeigt eine enge Beziehung zwischen den beiden Lokalisationen bei über zwei Drittel der Patienten. Amdrup et al. [27] konnten keine solche Beziehung feststellen, allerdings nach verschiedenen Vagotomieformen in einer nur kleinen Patientengruppe ($n = 25$). Sowohl nach UD wie auch nach UPK rezidivierte die Ulkuskrankheit in knapp 30% der Fälle proximal davon. Bei wenigen Patienten kommt es zum distalen Rezidiv nach UPK und UV, ein überraschender Befund. Unerklärt bleibt dieses Verhalten besonders in den Fällen (3 Patienten), bei denen die individuelle postoperative Säuresekretion niedrig und damit die Vagotomie offenbar vollständig war.

In der Literatur wird der Rezidivlokalisation nur wenig Beachtung geschenkt, klare Aussagen sind selten. In gewissen Arbeiten wird wenigstens auf das Rezidiv im Magen nach primärem UD eingegangen (Tabelle 37). Die Häufigkeit des RUV liegt zwischen 0,9 und 3,4% des Gesamtkrankengutes mit einem Anteil von 11–36% an den Rezidiven. Unsere Ergebnisse in der UD-Gruppe liegen im unteren Bereich, besonders was den Rezidivanteil angeht. Dabei ist zu beachten, daß es sich bei unseren Angaben um die totale Rezidivrate handelt, bei allen anderen aber um klinisch manifeste Rückfälle. Über RUPK nach PSV wegen UD finden sich nur bei Liåvag u. Roland [391] Angaben. Ihre Ergebnisse liegen deutlich höher als unsere, was sich dadurch erklärt, daß in ihrem „Ulcus-duodeni"-Krankengut die pylorischen Geschwüre wie allgemein üblich eingeschlossen sind.

Die Altersunterschiede zwischen dem RUD und den beiden anderen Rezidivgruppen sind denen in unserem Gesamtkrankengut sehr ähnlich [440] (vgl. 5.1). Diese ursprüngliche Altersdifferenz findet sich damit in der Rezidivpopulation wieder und zeigt, daß einerseits das Rückfallrisiko alle Altersgruppen in gleicher Weise trifft und andererseits ältere Patienten mehr zu einem proximalen Rezidiv im Pyloruskanal oder Magen neigen. Dabei besteht aber ein Trend der Patienten mit Rezidiv zu höherem Alter, besonders falls die Zweitläsion proximal liegt. Diese Beobachtung widerspricht den Feststellungen von Cowley et al. [122], in deren Untersuchung eine Rezidivgruppe jünger als eine vergleichbare Gruppe von Rezidivfreien war. Dieser Widerspruch kann durch die Auswahl der von Cowley et al. untersuchten Kollektive erklärt werden: sie betrachteten nur duodenale Rezidive, und in ihrem Bericht fehlen Angaben über das primäre Ulkuskrankengut, aus dem die Rückfälle stammen.

Mit Ausnahme des RUD benötigen Rezidive an einem anderen als dem primären Sitz mehr Zeit bis zu ihrem Auftreten (Tabelle 30). Dafür sind wahrscheinlich sekundäre pathophysiologische Mechanismen wie Vernarbung, Obstruktion, Gallereflux und atrophische Schleimhautveränderungen verantwortlich, die mehr Zeit beanspruchen. Warum auch das duodenale Rezidiv (RUD) nach primärem UD im Mittel erst relativ spät, nach fast 3 Jahren auftritt, können wir anhand unserer Befunde nicht erklären. Da die meisten RUD Folge einer primär ungenügenden Denervierung sind (Elektrotest und postoperativer Insulintest), kann das späte Auftreten des Rezidivs nicht durch eine (umstrittene) langsame Reinnervation erklärt werden.

Nicht überraschend, aber bisher nur vereinzelt nachgewiesen, ist die Feststellung, daß die postoperative insulinstimulierte Säuresekretion die Lokalisation des Rezidivulkus beeinflußt (Tabelle 31). Die von uns untersuchten Parameter (PAO_I und $PAO_I - BAO$) werden allgemein als quantitative Maße für die Vollständigkeit der Vagotomie benutzt. Auf die Auswertung der Hollander-Kriterien [263] haben wir wegen ihrer geringen Aussagekraft nach PSV bei Bestimmung nach mehr als 2–3 Monaten postoperativ bewußt verzichtet [323]. Wir können den Schluß ziehen, daß eine unvollständige Vagotomie häufiger mit einem Rezidiv im Duodenum einhergeht. Nach vollständiger Vagotomie liegt das Rezidiv bevorzugt proximal, besonders im Magen, doch kann es auch im Duodenum auftreten. Diese Beobachtung wurde bisher nur von Amdrup et al. [27] bestätigt.

Durch die routinemäßige endoskopische Nachuntersuchung konnte erstmals an einem großen Krankengut das Auftreten *asymptomatischer*

Rezidive beschrieben werden [448]. Überraschenderweise ist der Anteil mit 57% sehr hoch und nicht von der Rezidivlokalisation abhängig (Tabelle 32). Klinische Studien, wo nur Patienten mit persistierenden oder wiederkehrenden Ulkussymptomen weiter abgeklärt werden, können also nur etwa 40% der tatsächlichen Rezidive erfassen. Es erhebt sich aber die Frage, ob der klinisch geheilte, subjektiv beschwerdefreie Patient wirklich als Therapieversager gelten muß. Man könnte diese Frage nur bejahen, falls jeder asymptomatische Rückfall zwangsläufig mit der Zeit symptomatisch würde und ein hohes Risiko lebensbedrohender Uluskomplikationen nach sich ziehen würde. Tatsächlich bleiben aber fast alle bei der Diagnose symptomlosen Rezidive ohne klinische Progredienz und beunruhigen den Endoskopiker mehr als den Patienten. Wichtig bleibt aber die Frage, ob ein stummes Rezidiv plötzlich zu lebensbedrohenden Komplikationen führen kann. Da in unserer Studie die 7 akuten Komplikationen (Blutung und Perforation, vgl. Tabelle 33) als Ulkussymptome betrachtet wurden, kennen wir ihre Häufigkeit in der asymptomatischen Gruppe nicht. Nehmen wir aber an, daß im ungünstigsten Fall alle 7 Komplikationen bei Patienten ohne vorangehende spezifische Beschwerden aufgetreten sind, dann wäre die Häufigkeit 11% (7 von 63 Patienten), als maximale Schätzung des Komplikationsrisikos. Leider finden wir keine vergleichbaren Angaben in der Literatur [50,90], da die Häufigkeit der Rezidivkomplikationen auf die Zahl der Reoperationen bezogen wird und nicht Ergebnis der prospektiven Verlaufsbeobachtung eines Rezidivkollektivs ist. Obwohl es äußerst schwierig ist, zuverlässige Zahlen über das Komplikationsrisiko der primären Ulkuskrankheit während ihres natürlichen Verlaufs zu finden [69,275], scheint das Risiko akuter Komplikationen eines primären Geschwürs in einem Zeitraum bis 10 Jahre zwischen 10 und 20% zu liegen. Damit ist die Komplikationsgefahr beim Rezidivulkus nicht höher als beim Primärulkus und kein Argument für eine aggressive therapeutische Haltung gegenüber dem asymptomatischen Ulkusrezidiv.

Die *Rezidivursache* konnte bei 96 Patienten mit genügender Sicherheit bestimmt werden (Tabelle 34). Eine inadäquate Vagotomie muß für die Hälfte aller Rückfälle und zwei Drittel der RUD verantwortlich gemacht werden. Hier bietet sich ein praktischer Ansatzpunkt zur Senkung der Rezidivrate an. Bei 3 dieser Fälle lag aber ein eindeutig negativer intraoperativer Elektrotest und eine tiefe insulinstimulierte Säuresekretion nach einem Jahr vor. Erst die Wiederholung des Insulintests nach 5 Jahren zeigte einen stark erhöhten PAO_I. Bei diesen Patienten muß die Möglichkeit einer vagalen Reinnervation eines Teils der Parietalzellmasse diskutiert werden. Johnston et al. [323] beobachteten einen signifikanten, wenn auch geringen Anstieg des PAO_I zwischen einer Woche und 1–2 Jahren nach PSV. Sie schlossen daraus, daß eine Reinnervation die Ursache des Säureanstiegs sein könnte, daß aber ihr Ausmaß kaum von klinischer Relevanz sein dürfte. Unsere Ergebnisse zeigen, daß nicht ausgeschlossen werden kann, daß bei einem geringen Prozentsatz der Vagotomierten eine vagale Reinnervation zu einer klinisch signifikanten Erholung der Säuresekretionskapazität führt. Die Reinnervation durch Aussprossen von Nervenfasern unter Überbrückung von Nervendefekten wurde von Loup et al. [402] im Hundeexperiment und auch kasuistisch beim Menschen nachgewiesen. Bei keinem unserer 3 Verdachtsfälle wurde der morphologische Beweis der Reinnervation erbracht. Ungeachtet ihres theoretisch-biologischen Interesses hat die umstrittene Reinnervation wahrscheinlich nur geringe klinische Bedeutung.

Exogene Faktoren wie Medikamente (Salicylate), schwerer Nikotinabusus und Äthylmißbrauch [177] wurden nur als Rezidivursache in Betracht gezogen, wenn andere Ursachen ausgeschlossen werden konnten. Trotz dieser Einschränkung mußten exogene Faktoren in knapp 20% der Fälle verantwortlich angesehen werden. Die Verteilung auf die Rezidivgruppen war dabei ähnlich (Tabelle 34).

Schwere entzündliche und atrophische Veränderungen der Schleimhaut sind als Ursache von 25% der Rezidive im präpylorischen Antrum, Magenkorpus und -fundus anzusehen. Leider erlauben es unsere Befunde nicht, die Häufigkeit und den Schweregrad des duodenogastralen Refluxes bei diesen Patienten zu erfassen und mit den histologischen Befunden zu korrelieren.

Der „kranke Magenausgang" als Sammelbegriff für organische und funktionelle Veränderungen des antropylorischen Segments [392] kam nur als Rezidivursache in Frage, wenn die Störung mindestens 6 Monate vor Auftreten des Rezidivs objektiv nachgewiesen worden war. De Miguel [140], Amdrup et al. [27] und andere haben darauf hingewiesen, daß obstruktive Veränderungen des Magenausgangs in der Pathogenese des RUV eine erhebliche Rolle spielen können. Tatsächlich sind in diesem Studienkrankengut 25% der Rezidive im Magen auf eine Störung des Magenausgangs zurückzuführen. Auch in einer früheren Untersuchung an 52 UV-Patienten nach PSV [453] waren 4 von 6 und damit alle symptomatischen Rezidive mit einer antropylorischen Funktionsstörung verbunden, in 2 Fällen mit erheblichem Gallereflux einhergehend. Allerdings stimmen die bei unseren Patienten normalen Serumgastrinspiegel und die sekretorischen Ergebnisse nicht mit Dragstedts Hypothese des hypergastrinämiebedingten gastrischen Staseulkus überein [162]. Als Folge der Störung der pyloroantralen Funktion scheinen vielmehr 2 andere Mechanismen wesentlich: erstens der Reflux von Duodenalsaft als Folge der gestörten Motilität und zweitens die verzögerte Clearance sowohl des refluxierten Duodenalinhalts als auch des sauren Magensaftes und ihre dadurch verlängerte Einwirkung auf die Magenschleimhaut.

Endokrine Ursachen eines Ulkusrezidivs wie ein primärer Hyperparathyreoidismus oder ein Zollinger-Ellison-Syndrom sind selten. In einem unserer Fälle konnte ein EZ-Syndrom nachgewiesen werden. Eine antrale G-Zellhyperplasie [554] fanden wir nicht – möglicherweise war unser Nachuntersuchungsprotokoll für die Entdeckung dieser andernorts häufigeren Störung [35] nicht geeignet. Trotz des von Stabile u. Passaro [566] vorausgeahnten Anstiegs endokriner Rezidivursachen dürften diese auch in Zukunft in praktischer Hinsicht in einem unselektionierten Krankengut von geringer klinischer Bedeutung bleiben.

Tabelle 38. Reoperationshäufigkeit wegen Rezidivs nach chirurgischer Behandlung des Ulcus duodeni

Autoren	Primär-operation	Reoperation des Gesamtkrankengutes [%]	Reoperation der Rezidivulzera [%]
Gyr et al. (1972 [232])	Resektion	2,9	67
Postlethwait (1973 [500])	B II	4,4	100
De Miguel (1974 [138])	SGV+P	5,7	62
Kronborg (1975 [371])	TV+D	10,0	91
Dorricott et al. (1978 [154])	TV+A	1,3	100
Dorricott et al. (1978 [154])	PSV	4,9	80
Junginger u. Pichlmaier (1979 [334])	PSV	4,0	36
Liåvag u. Roland (1979 [391])	PSV	4,4	40
Madsen u. Kronborg (1980 [409])	SGV+P	12	88
Madsen u. Kronborg (1980 [409])	PSV	22	85
Blackett u. Johnston (1981 [62])	PSV	3,9	26
Mühe et al. (1982 [449])	PSV	2,3	19
Hollinshead et al. (1982 [273a])	PSV	3,4	27
Knight et al. (1983 [355a])	PSV	2,0	30

Therapie des Ulkusrezidivs. Das Versagen der primären Operation äußert sich letztlich auch in der *Reoperationsrate.* Mehrere Autoren [308, 343, 375, 566] sehen − oder sahen − ein Ulkusrezidiv automatisch als absolute Indikation zur Reoperation an. Die unterschiedliche Haltung verschiedener Chirurgen äußert sich in der stark divergierenden Rate an Zweiteingriffen (Tabelle 38). Unsere Verlaufsbeobachtungen (Tabelle 35) und therapeutischen Resultate (Tabelle 36) sprechen auch unter Berücksichtigung der relativ kurzen Beobachtungszeit von 27 Monaten gegen eine „aggressive" chirurgische Haltung. Fast die Hälfte aller Rezidive heilen mit oder ohne konservative Therapie ab, und etwa 30% persistieren oder rezidivieren erneut. Gerade letztere zeigen einen zyklischen Verlauf, ähnlich dem des primären Geschwürs, doch sind die Schübe oft leichter (mit geringen oder keinen Beschwerden verbunden) und die Intervalle länger. Das Komplikationsrisiko ist mit 11% gering. Dieses geschilderte klinische Erscheinungsbild wird vom Patienten häufig als deutliche Besserung gegenüber dem präoperativen Zustand gewertet und rechtfertigt eine abwartende Einstellung, wie sie von De Miguel [140] und Liåvag u. Roland [391] vertreten wird. Die guten Ergebnisse mit Cimetidin beim Anastomosenulkus nach Magenteilresektion berechtigen zumindest zu einem ersten konservativen Therapieversuch auch beim Postvagotomieulkus [1, 65, 590], während die Notwendigkeit einer Langzeitbehandlung umstritten ist. Andere wirksame Medikamente, wie kolloidales Wismut, Ranitidin, Pirenzepin und Prostaglandinanaloge werden möglicherweise noch weitere therapeutische Wege eröffnen, doch fehlen bislang einschlägige kontrollierte Studien an Rezidivulkuspatienten.

Indikationen zur Reoperation sind therapieresistente schwere Beschwerden, mechanische und morphologische Veränderungen (kranker Magenausgang, Entleerungsstörung), akute Ulkuskomplikationen, Malignitätsverdacht (bei präpylorischem und gastrischem Rezidiv) und die nachgewiesene antrale G-Zellhyperplasie. Begleitende Folgeerkrankungen (gastroösophagealer Reflux, Dumping, Diarrhö, alkalische Refluxgastritis), massive persistierende Hypersekretion bei jungen Patienten, das Zollinger-Ellison-Syndrom und die Abhängigkeit von ulzerogenen Medikamenten sind weitere, aber sehr relative Indikationen, die nur individuell gestellt werden können. Die Reoperationsrate von 23% ist in unserem Krankengut immer noch unnötig hoch. Wachsende Erfahrung mit der Gutartigkeit des Rezidivs nach PSV und die Erkenntnis der asymptomatischen Rezidivform haben uns immer zurückhaltender werden lassen. Die bekannte erhebliche Letalität der Reoperation (4%) und ihre Versagerquote von etwa 15% drängen zur Zurückhaltung [566]. Außerdem weisen vorläufige Resultate von Muscroft et al. [458] darauf hin, daß die Reoperation zwar oft die ulzeröse Läsion beseitigt, die Beschwerden des Patienten aber nur wenig bessert, ganz im Gegensatz zum guten symptomatischen Erfolg nach Cimetidinbehandlung [585,590].

Ist die Indikation zur Reoperation gegeben, dann ist bei niedriger Säuresekretion oder lokalen Faktoren (chronisch-atrophische Gastritis, Obstruktion, „maladie antrale" etc.) die Antrektomie ausreichend. Damit vermeidet man die technisch schwierige und gefährliche erneute Dissektion des intraabdominalen Ösophagus. Bei hoher Säuresekretion infolge antraler G-Zellhyperplasie empfiehlt sich das gleiche Vorgehen. Ist die hohe postoperative Sekretion aber Folge einer unvollständigen Vagotomie, dann sollte möglichst die selektiv-gastrische oder trunkuläre Revagotomie mit der Antrektomie kombiniert werden, sofern die erneute Vagotomie mit einem vertretbaren Risiko durchgeführt werden kann [343]. Die alleinige Revagotomie ist ungenügend wirksam; in 16–26% der Fälle folgt ein Zweitrezidiv [183,349,566]. Die Wirksamkeit der thorakalen Revagotomie beim Postvagotomierezidiv bleibt umstritten, wenngleich auch gute Resultate − v. a. beim Anastomosenulkus nach Resektion − berichtet werden [244,350]. Der transthorakale Weg macht aber gleichzeitige intraabdominale Eingriffe unmöglich und muß deshalb streng ausgewählten Fällen vorbehalten bleiben. Die alleinige Antrektomie führt in 2,9–14% zum Zweitrezidiv [298,349], ihre Letalität beträgt 0–4,6% [298,349,566]. Die kombinierte Operation wurde von Kennedy u. Green [343] an 85 Patienten ohne Letalität durchgeführt, und es trat nur ein weiteres Rezidiv auf (1,2%). Seine vergleichende, aber nicht randomisierte Untersuchung zeigt zwar deutlich, daß als Zweiteingriff die Revagotomie und Antrektomie angestrebt werden soll, doch ist es sinnvoll, die Indikation zur Revagotomie von den Ergebnissen der postoperativen Säureuntersuchungen abhängig zu machen. So logisch diese therapeutische Empfehlung auch erscheint, muß doch einschränkend festgehalten werden, daß in der Literatur bisher prospektive kontrollierte Studien zur chirurgischen Behandlung des Ulkusrezidivs nach PSV fehlen. Die Aufwendigkeit der Rezidivaufklärung und die Notwendigkeit großer

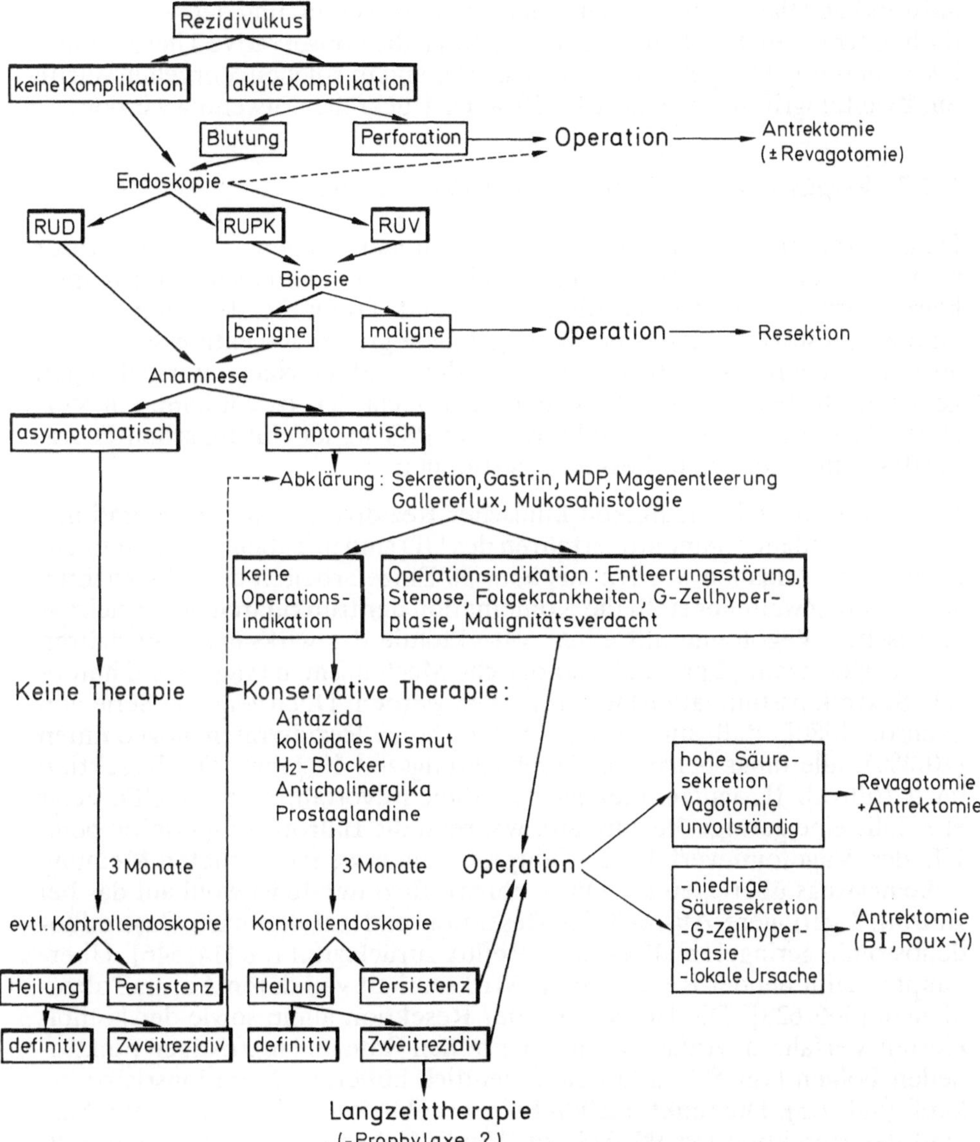

Abb. 31. Vorschlag für das Vorgehen beim Rezidivulkus nach PSV. Wesentliche Merkmale sind eine abwartende Haltung beim symptomlosen Rezidiv, grundsätzlicher konservativer Therapieversuch sowie Zurückhaltung bei der Abklärung und Indikationsstellung zur Reoperation

therapeutischer und operativ-technischer Erfahrung geben Veranlassung, den chirurgisch zu behandelnden Rezidivpatienten wenigen spezialisierten Zentren zuzuweisen.

Um unsere Überlegungen zusammenzufassen, haben wir das Vorgehen beim Rezidivulkus als Flußdiagramm dargestellt (Abb. 31). Wesentliches Anliegen muß sein, den asymptomatischen Rezidivpatienten nicht durch aufwendige Diagnostik und Therapie zu neurotisieren und dem symptomatischen Kranken die Chance zu geben, durch die konservative Therapie subjektiv und objektiv geheilt zu werden. Bei einem solchen Vorgehen dürfte ein Zweiteingriff höchstens in 10–20% der Rückfälle notwendig werden.

8.2.7 Vergleich mit den Ergebnissen in der Literatur

Dem Vergleich unserer Ergebnisse mit Untersuchungen aus der Literatur sind durch die Merkmale unserer Studie, wie routinemäßige Endoskopie, klare Definitionen des Rezidivbegriffs und Trennung der Ulkustypen, Grenzen gesetzt. Zudem sind die Ergebnisse großer Resektionsserien fast ausschließlich retrospektiv ermittelt worden, und die Nachuntersuchungen genügen oft den heutigen Anforderungen nicht. Trotzdem kann ein Vergleich dazu beitragen, den Stellenwert der PSV in der chirurgischen Therapie des peptischen Ulkus besser zu bestimmen.

Ulcus duodeni. Die Häufigkeit klinischer Rezidive und die Reoperationsrate verschiedener Standardverfahren des UD sind in Tabelle 39 zusammengefaßt. Die Angaben wurden aus über 30 Einzelarbeiten und Übersichten gewonnen. Zweifellos stellt die Kombination der trunkulären oder selektivgastrischen Vagotomie mit einer Antrektomie das wirksamste Verfahren dar, da gleichzeitig 2 pathophysiologische Mechanismen (vagale und humorale Sekretionsstimulation) unterbrochen werden. Doch zeigt die Serie von Svenson [580], daß auch nach TV + A hohe Rezidivraten vorkommen (10,2%), allerdings betrug die Beobachtungszeit 10 Jahre. Die Resektion nach Billroth II, jahrzehntelang das Standardverfahren beim UD, zeigt ebenfalls eine geringe Rezidivrate, während die Billroth-I-Operation beim UD den Vagotomieverfahren − entgegen einer weitverbreiteten Meinung − keineswegs überlegen ist. Diese höhere Rezidivrate ist wohl auf das bei Billroth I geringere Ausmaß der Resektion und auf den nach Gastroduodenostomie geringeren alkalischen Reflux zurückzuführen [14,546]. Überhaupt scheint bei der Resektion die Wirksamkeit von deren Ausmaß abzuhängen [566,628]. Die Effektivität der Resektion allein sowie der kombinierten Verfahren wird aber mit einer hohen Rate an langfristigen funktionellen Folgen (vgl. 8.1) und einem deutlich höheren Operationsrisiko erkauft (vgl. 7.3). Die funktionellen Folgekrankheiten nehmen mit dem Ausmaß der Resektion [55,90,628] zu. Vereinfachend kann man sagen, daß eine sparsame Resektion wenig Folgekrankheiten (etwa 10%), aber auch mehr Rezidive (bis 10% und mehr) bringt, während die ausgedehnte Resektion wohl nur 2–4% Rückfälle, aber auch eine hohe Rate (20–50%) an Funktionsstörungen wie Dumping, Durchfälle und Gallereflux nach sich zieht. Die Wirksamkeit (Rezidivrate) erweist sich damit nur als einseitiges Maß für den Erfolg einer Behandlungsmethode, was sich in dem nach Resektionsverfahren enttäuschenden klinischen Gesamtergebnis (vgl. 8.1) trotz niedriger Rückfallrate ausdrückt.

Deutlich höher liegen die Rezidivraten nach Vagotomien. Dabei finden sich im Durchschnitt die höchsten Rezidivzahlen nach TV + D, während

Tabelle 39. Übersicht über Rezidivhäufigkeit und Reoperationsrate nach verschiedenen Standardverfahren der elektiven Chirurgie des Ulcus duodeni. Angaben − in % − nach [62,277, 443,580]

	Klinische Rezidivrate		Reoperationsrate (wegen Rezidiv)	
	Bereich	Richtwert[a]	des Gesamtkrankengutes	der Rezidivulzera
B II	2,0–15,0	3	2,9– 4,4	67–100
B I	2,5–19,0	10		
TV+A	0 –10,2	1,5	1,3– 8,7	85–100
SGV+A	0 – 3,5	1,5		
TV+D	2,5–27	9		
SGV+D	2,6–14	6	5,7–12	61– 91
PSV+D	0,9–19,2	6		
PSV	1,0–26	10	2,1–22	19– 88

[a] Wert, um den sich die Mehrzahl der Angaben gruppieren

nach SGV + D die besten Langzeitergebnisse berichtet werden. Dieser Unterschied kommt am ehesten daher, daß die TV oft als einfache Durchtrennung zweier großer Vagusstämme durchgeführt wird, während die SGV und besonders die PSV zu einer sorgfältigen Technik der Denervierung zwingen (vgl. Kap. 3). Wegen der variablen Anatomie der Vagusstämme um den intraabdominalen Ösophagus wird eine differenzierte Form der Vagotomie eher vollständig sein. Durch eine ausgedehnte Skelettierung der ganzen Zirkumferenz der Speiseröhre werden auch die Ergebnisse der TV verbessert [476], aber der Zeitaufwand wird dadurch erheblich vergrößert. Während die PSV mit Pyloroplastik im Krankengut von Holle [267] mit nur 0,9% Rezidiven nach 1–9 Jahren ausgezeichnete Resultate liefert, bestätigt sich die Überlegenheit dieser Kombination über die PSV ohne Drainage in anderen Untersuchungen nicht. Gegenüber der TV + D und der SGV + D müssen aber bezüglich der langfristigen funktionellen Folgen (vgl. 8.1) die gleichen Vorbehalte gemacht werden wie gegenüber den Resektionen. Besonders die TV, aber auch die SGV, führen wegen der Folgekrankheiten zu einem weniger guten Gesamtergebnis als die PSV.

Insgesamt stellen wir fest, daß die PSV beim UD in unserer Studie mit 5,6% klinischen Rezidiven nach 5 Jahren eine sogar den Resektionsverfahren vergleichbare Wirksamkeit erreicht, aber gleichzeitig dem rezidivfreien Patienten kaum verfahrensbedingte Störungen verursacht. Im klinischen Gesamtresultat ist sie selbst den wirksamsten kombinierten Operationen (TV + A, SGV + A) überlegen.

Die Reoperationsrate ist nach allen Verfahren ähnlich, wenn sie auf das Gesamtkrankengut bezogen wird (Tabellen 37 und 39). Trotz der zeitlichen Unterschiede zwischen den Resektions- und PSV-Studien scheint das Anastomosenulkus nach Resektion durch seine Symptomatik und Komplikationshäufigkeit weit häufiger zum Zweiteingriff zu zwingen. So müssen

Tabelle 40. Wirksamkeit (klinische Rezidivrate) der PSV beim Ulcus duodeni (Literaturübersicht)

Autoren	n	Beobachtungs-zeitraum (Jahre)	Klinische Rezidivrate (inkl. Verdachtsfälle) [%]
		Mittel unter 5 Jahren	
Grassi et al. (1975 [222])	787	1–6	1,1
Kennedy et al. (1975 [348])	50	1–4	2,0
Hallenbeck et al. (1976 [235])	39	1–4½	25,6
Jordan (1976 [327])	45	½–2	2,2
Holst-Christensen et al. (1977 [274])	211	1–4	12,0
Dorricott et al. (1978 [154])	222	1	4,3
Junginger u. Pichlmaier (1979 [331])	526	1–5	10,9
Koffmann et al. (1979 [359])	77	1–4	12,0
Adami et al. (1980 [5])	229	1–6	12,7
Hollinshead et al. (1982 [273a])	70	1–6	5,7
Knight et al. (1983 [355a])	266	½–8	6,8
Koo et al. (1983 [361a])	50	½–6	18
Durchschnittswert (gewichtet)	(2572)	~ 3	7,1
		Mittel 5 Jahre und mehr	
Jensen u. Amdrup (1978 [295])	100	5–8	9,0
Goligher et al. (1978 [212])	117	5–8	15,4
Liåvag u. Roland (1979 [391])	210	5–7	8,0
Nilsell (1979 [467])	52	5–9	19,2
Holle u. Holle (PSV + P) (1980 [268])	636	2–7	3,3
Imperati et al. (1980 [285])	100	7–8	8,0
Madsen u. Kronborg (1980 [409])	50	5½–8	26,0
Blackett u. Johnston (1981 [62])	233	5–12	10,7
Andersen (1982 [32])	235	> 5	15,0
De Miguel (1982 [141])	158	5–9	9,8
Eigene Ergebnisse 1982	524	≥ 5	5,6
Durchschnittswert (gewichtet)	(2415)	~ 6	8,3

nach Resektion 67–100% der Rezidive reoperiert werden (Tabelle 39). Während die Reoperationsraten in gewissen PSV-Serien [154, 409] 80–88% erreichen, reoperierten andere Autoren nur 19–50% der Rückfälle [62, 331, 391, 440]. Während erstere grundsätzlich jedes Rezidiv als Operationsindikation ansahen, trugen letztere dem natürlichen Verlauf des Rezidivs nach PSV und verbesserten medizinischen Behandlungsmöglichkeiten Rechnung. Damit wird offenbar, daß nur etwa 20% der Therapieversager nach PSV aufgrund objektiver Indikation (vgl. 8.2.6) eines Zweiteingriffes bedürfen.

Vergleichen wir unsere Ergebnisse mit anderen Berichten über die PSV, dann liegt unsere klinische Rezidivrate im unteren Bereich von 2,0–26%, besonders wenn wir nur Serien mit einer mittleren Beobachtungszeit von mindestens 5 Jahren betrachten (Tabelle 40). Die Übersicht vermittelt 2 interessante Aspekte. Erstens liegt die gewichtete durchschnittliche Rezidivrate in den langfristigen Untersuchungen nicht wesentlich höher als in kurzfristigen Studien. Da in beiden Gruppen fast nur spezialisierte Zentren vertreten sind, dürfte dies bedeuten, daß die Mehrheit der UD-Rezidive innerhalb einer Beobachtungszeit von 5 Jahren auftreten. Zweitens gibt es in beiden Gruppen sehr schlechte Ergebnisse in kleinen Serien [235, 409, 467]. Die Ursache dieser auffallend hohen Rezidivraten ist eindeutig die von den Autoren angewandte Technik der PSV, die sich mit einer ungenügenden Präparation im Bereich des intraabdominalen Ösophagus begnügte. Eine Änderung der Technik brachte denn auch in den Untersuchungen von Hallenbeck et al. [235] und Holst-Christensen et al. [274] eine deutliche Verbesserung der Ergebnisse.

Trotz hoher Nachkontrollquote, jährlichen Nachuntersuchungen und Errechnung aufgrund der allgemeinen aktuarischen Methode und der Beteiligung einer Vielzahl von oft in der Ausbildung begriffenen Operateuren liegt unsere Rezidivrate vergleichsweise niedrig (Tabelle 37); 3 Faktoren kommen dafür in Frage:

1. Unser Krankengut enthält nur echte Ulcera duodeni, während mehrere andere Autoren in klassischer Weise die pylorischen Geschwüre mit einbeziehen.
2. Die Anwendung einer streng standardisierten operativen Technik.
3. Die konsequente intraoperative Kontrolle durch den vagomotorischen Elektrotest gab in nahezu der Hälfte der Eingriffe zu einer erweiterten Denervierung Anlaß.

Die durchschnittliche gewichtete Rezidivrate von etwa 8% nach über 5 Jahren macht deutlich, daß die PSV beim UD eine gute Wirksamkeit hat. Angesichts der unterschiedlichen Qualität der Untersuchungen nach Resektion ist es fragwürdig, ob die partielle Gastrektomie nach Billroth II tatsächlich wesentlich erfolgreicher ist, ganz abgesehen von den funktionellen Folgekrankheiten.

Betrachten wir alle verfügbaren prospektiven randomisierten Studien, worin die PSV ohne Drainage mit anderen Verfahren verglichen wird, so machen wir überraschende Feststellungen (Tabelle 41). So gibt es keine kontrollierte Studie über die Resektion (B I oder B II) im Vergleich zur PSV. Nur in einer Untersuchung [361a] ist (mit Ausnahme des Grenzwertes bei Koffmann et al. [360]) die Rezidivrate der PSV signifikant von der des Konkurrenzverfahrens verschieden. In 7 Studien finden sich etwas mehr Rezidive nach PSV ohne Drainage, in 5 gleich viel und in 2 gar weniger. Allerdings muß man einschränken, daß die Beobachtungszeiten in mehreren Untersuchungen noch unter 5 Jahren lagen und wegen der geringen Patientenzahlen ein Unterschied zwar nicht nachgewiesen, aber auch keinesfalls ausgeschlossen werden kann.

Deshalb bleibt der Eindruck bestehen, daß zumindest die kombinierten Verfahren (TV + A, SGV + A) der PSV an Wirksamkeit überlegen sind.

Tabelle 41. Rezidivraten der prospektiven randomisierten Studien über die PSV beim Ulcus duodeni im Vergleich mit anderen Standardverfahren der Ulkuschirurgie. (*PSV* proximal-selektive Vagotomie ohne Drainage, *TV + A* trunkuläre Vagotomie und Antrektomie, *SGV + A* selektiv-gastrische Vagotomie und Antrektomie, *TV + P* trunkuläre Vagotomie und Pyloroplastik, *SGV + D* selektiv-gastrische Vagotomie und Drainage, *PSV + P* proximal-selektive Vagotomie und Pyloroplastik)

Verglichene Verfahren	Autoren	*n*	Beobachtungs-zeit (Jahre)	Klinische Rezidivrate Vergleichs-verfahren [%]	PSV [%]	Signifikanz
TV+A/PSV	Sawyers et al. (1977 [537])	50/49	½–4	0	4	n.s.
	Dorricott et al. (1978 [154])	78/82	1	1,3	7,3	n.s.
	Koo et al. (1983 [361a])	51/50	½–6	0	16,0	$P < 0,005$
SGV+A/PSV	Jordan (1976 [327])	47/45	½–2	0	2,2	n.s.
TV+P/PSV	Hopton et al. (1976 [276])	21/25	1	4,8	8,0	n.s.
	Stoddard et al. (1978 [576])	55/56	½–5½	5,4	5,4	n.s.
	Koffmann et al. (1982 [360])	67/69	2½–5½	7,5	20,3	$P = 0,056$
	Koo et al. (1983 [361a])	51/50	½–6	14,0	16,0	n.s.
SGV+D/PSV	Kennedy et al. (1975 [348])	49/50	1–4	2,0	2,0	n.s.
	Sawyers et al. (1977 [537])	37/37	½–4	2,7	2,7	n.s.
	Faxén (1978 [186])	23/24	1–3	13,0	8,3	n.s.
	Kronborg (1982 [374])	48/49	6–9	10,8	28,6	n.s.
	Andersen (1982 [32])	281/235	5	9,0	15,0	n.s.
PSV+P/PSV	Largiadèr (1976 [381])	25/25	1–3	0	0	n.s.
	Wastell (1977 [608])	48/52	3–7	14,0	6,0	n.s.
	Aeberhard u. Walter (1978 [7])	32/32	1–5	0	0	n.s.

Fragwürdig ist aber, ob die TV oder SGV mit Drainage bessere Ergebnisse als die PSV erzielen. Besonders die große Studie von Andersen et al. [32] läßt einen Unterschied der Wirksamkeit mit großer Wahrscheinlichkeit ausschließen.

Trotz aller methodischen Einwände zeigen die 3 Studien über die PSV mit und ohne Pyloroplastik klar, daß das Hinzufügen einer Drainageoperation beim UD das Rezidivrisiko nach PSV nicht senken kann. Diese Übersicht über die Wirksamkeit (die Rezidivraten) muß aber in Zusammenhang mit den funktionellen Folgezuständen und dem klinischen Gesamtresultat betrachtet werden, wo sich die PSV ohne Drainage dank ihrer geringen Morbidität aus allen anderen Vagotomieformen und kombinierten Verfahren klar hervorhebt. Eine zusätzliche Drainage zur PSV erhöht die Rate an Folgekrankheiten (v. a. Dumping) und ist deshalb beim unkomplizierten UD abzulehnen.

Ulcus pyloricum und praepyloricum. Es war üblich, die präpylorischen und pylorischen Geschwüre pathogenetisch und therapeutisch den Ulcera duodeni zuzuordnen. Obwohl Johnson [306] eine Prädominanz der Blutgruppe 0 beim Magenulkus des Typs III (= präpylorisches Ulkus) wie beim UD fand, sprechen die epidemiologischen Untersuchungen von Bonnevie [67,68] eher dafür, daß das UPP den Magengeschwüren zuzurechnen ist. In bezug auf basale und stimulierte Säuresekretion nehmen die pylorischen und präpylorischen Ulzera eine Mittelstellung zwischen UD und UV (Typ I) ein [33,483a]. Weder in Nüchternserumgastrinspiegeln noch in der G-Zelldichte im Antrum unterscheiden sich UP und UPP von duodenalen Ulzera. Damit sprechen sowohl epidemiologische wie auch morphologische und funktionellen Befunde dafür, daß die präpylorischen und pylorischen Ulzera eine eigene Gruppe sind. Aufgrund der erwähnten traditionellen Einteilung der Ulkustypen finden sich leider fast keine Angaben in der Literatur, die auf die Gruppe der pylorusnahen oder im Pylorus gelegenen Ulzera gesondert eingehen, insbesondere nicht über die therapeutische Effektivität der Vagotomie. Berichte über die Behandlung des UP mit Resektion oder kombinierten Verfahren zeigen eine hohe Wirksamkeit dieser Operationsmethoden mit etwa 3% Rezidiven [457,512a]. Holst-Christensen fand nach PSV ohne Drainage beim UPP 12% Rezidive nach 1–4 Jahren, gleich viele wie in der UD-Gruppe, doch handelte es sich um eine retrospektive Studie [274]. Hollinshead [273a] beobachtete unter 16 Patienten mit UPP 7 Rezidive (44%) nach im Mittel 45 Monaten nach PSV ohne Drainage, während die Rezidivrate in der Gruppe von 70 Patienten mit UD nur 5,7% betrug.

Nur eine einzige prospektive randomisierte Untersuchung [26,31,32,33] hat die Wirksamkeit der PSV mit und ohne Drainage sowie der SGV + P bei den pylorischen und präpylorischen Geschwüren untersucht. Die Definition des UP/UPP in dieser Arbeit entspricht der von uns verwendeten. Die errechnete kumulative (klinische) Fünfjahresrezidivrate betrug 33% nach PSV und 14% nach SGV + D ($P < 0,01$). Das entspricht unseren Ergebnissen mit 35% beim UP und 33% beim UPP, sofern nur unsere Fälle ohne Drainageoperation betrachtet werden. Andersen et al. [33] fanden außerdem, daß die Rezidivrate des UP und UPP nach PSV mit Drainage nur 9% betrug, der Vergleichswert in unserer Studie ist 10,5%.

Damit ist ein Hinweis gegeben, daß das Hinzufügen einer Drainageoperation bei dieser Ulkusgruppe die Resultate verbessern könnte.

Ungeachtet epidemiologischer Überlegungen scheint sich zumindest in therapeutischer Hinsicht die UP/UPP-Gruppe als Sonderfall abzugrenzen. Andersen et al. [33] sehen aufgrund der 6-h-Bariumretention im Magen eine motorische Störung des Magenausgangs als wahrscheinliche Ursache für das therapieresistente Verhalten der UP/UPP an. Diese motorische Störung wird durch die PSV ohne Drainage nicht behoben. Es ist allerdings fragwürdig, ob eine Pyloroplastik (zusätzlich zur PSV) die funktionelle Störung genügend beherrschen kann. Während dies beim UP auch aufgrund unserer Ergebnisse durchaus möglich ist, könnten beim präpylorischen Geschwür noch weitergehende, morphologische Veränderungen vorliegen. Dafür sprechen sowohl die Befunde im Sinne der „maladie antrale" [392] als auch die Arbeiten Lawsons [385]. In neueren Untersuchungen zur Pathogenese des UPP [386] vertritt Lawson die Hypothese, daß bei diesem Ulkustyp die chronisch-atrophische Gastritis ein entscheidendes pathogenetisches Moment darstellt und daß die beim UPP eher

hohe Säuresekretion die ulzeröse Läsion im entzündlich veränderten präpylorischen Antrum lokalisiert. Diese Befunde sprechen dafür, daß beim
UPP der Resektion des Antrums und Pylorus als Ergänzung der Säureverminderung durch die Vagotomie entscheidende Bedeutung zukommen
könnte. Die Ergebnisse von Davis et al. [130] machen aber deutlich, daß
die Vagotomie ein wesentlicher Bestandteil der Behandlung sein muß: in
einer Gruppe von 82 „pyloric channel ulcers" lag die Rezidivrate der
Resektion allein bei 8,5%, mit Vagotomie aber nur bei 3,8%. Diese Tatsache wurde kürzlich durch die Ergebnisse der prospektiven Studie von
Rehnberg [512a] eindeutig bestätigt.

Aufgrund der wenigen, aber gut belegten Untersuchungen der Literatur
bestätigt sich unsere Schlußfolgerung, daß die PSV ohne Drainage keine
geeignete Behandlungsmethode für die pylorischen und präpylorischen
Geschwüre ist. Prospektive, kontrollierte Untersuchungen werden zeigen
müssen, ob die PSV mit Pyloroplastik beim UP oder die SGV mit Antrektomie beim UPP notwendig und wirksam sind.

Ulcus ventriculi (Typ I). Sollen die Resultate chirurgischer Therapie des UV
beurteilt werden, dann muß dies vor dem Hintergrund des natürlichen Verlaufs und der Ergebnisse der konservativen Behandlung geschehen. Bonnevie [70] fand eine ulkusspezifische Sterblichkeit von 0,4–4,8% (95% Ver-
trauensgrenzen) für Patienten mit einem Magenulkus im Laufe von 9 Jahren
nach der Diagnose, ohne Unterschied der Geschlechter. In der Erhebung
Lindskovs et al. [399] war die ulkusbedingte Mortalität 7,5% in 5 Jahren bei
konservativ behandelten Patienten, 75mal mehr als die in der Durchschnittsbevölkerung erwartete Rate von 0,1%. Dabei war das Todesfall-
risiko durch maligne Magentumoren nicht erhöht. Diese Zahlen belegen die
Notwendigkeit einer wirksamen Behandlung des UV wegen seines ungün-
stigen natürlichen Verlaufs.

Die klassische konservative Behandlung mit Antazida und anderen
Medikamenten wie Carbenoxolon usw., aber unter Ausschluß moderner
Sekretionshemmer, ist jedoch nur in 37–60% der Fälle erfolgreich, wenn die
Beobachtung über 2–10 Jahre erfolgt [100,238,382]. Obwohl Cimetidin ein
Magengeschwür in 78–100% in 2 Monaten zum Abheilen bringt, treten bei
39% im Laufe von 2 Jahren Rezidive auf [199,433]. Ähnliche Ergebnisse
erzielt auch die Behandlung mit Pirenzepin und Ranitidin. Ob die modernen
Sekretionshemmer jedoch über lange Zeitspannen den natürlichen Verlauf
und die erhöhte Sterblichkeit der Magenulkuskranken beeinflussen
können, ist völlig offen.

Im Vergleich dazu ist die langfristige Wirksamkeit der operativen
Behandlung deutlich besser (Tabelle 42). Dabei werden folgende Verfahrensunterschiede offenbar: Die Vagotomieverfahren zeigen generell eine
höhere Rezidivrate als die Resektionsverfahren. Allerdings werden die
Ergebnisse der Vagotomie durch die grundsätzliche Exzision des Ulkus verbessert und nähern sich der Wirksamkeit der Resektionsmethode. Die
Resektion nach Billroth II ist aber beim Magengeschwür durch ein hohes,
langfristiges Risiko von Stumpfkarzinomen belastet (vgl. Kap. 14), während

Tabelle 42. Übersicht über die Rezidivrate nach verschiedenen Verfahren der elektiven Chirurgie des Ulcus ventriculi. (In Klammern: Richtwert für das einzelne Verfahren; Angaben nach [442, 445])

Operationsverfahren	Rezidivrate [%]		Rezidivrate mit Ulkusexzision[a] [%]		Stumpfkarzinom [%]
B II	1,0–20	(5)	—		13,3–16,2
B I	1,3–15	(5)	—		6,6– 8,3
TV + D	3 –13	(10)	3		?
SGV + D	7 –20	(15)	13		?
PSV + D			2,4		?
PSV	6 –17	(15)	0–15	(8)	?

[a] Untersuchungen von Fällen, bei denen grundsätzlich die Exzision des UV zusätzlich zur Vagotomie durchgeführt wurde

die Billroth-I-Operation mit 6,6% gegenüber Kontrollen (5,4%) keine erhöhte Karzinomhäufigkeit nach sich zieht [225,254]. Nach Vagotomie (mit Ulkusexzision) bei UV wurde bisher nur in einer Untersuchung über 4 Karzinome (2,6% von 152 Patienten) 5–7 Jahre nach der Operation berichtet [241]. Die Möglichkeit einer erhöhten Karzinominzidenz im vagotomierten Ulkusmagen bedarf aber noch weiterer Untersuchungen durch langfristige Beobachtung und verdient in Zukunft größte Aufmerksamkeit. Die epidemiologische Untersuchung von Lindskov et al. [399] zeigt zumindest, daß nichtvagotomierte, konservativ behandelte Magenulkuspatienten kein höheres Krebsrisiko haben als die Durchschnittsbevölkerung. Neben den Rezidivraten müssen aber auch die Operationsletalität und die postoperative Morbidität in die Gesamtbetrachtung einbezogen werden. Obwohl die Billroth-I- in bezug auf die funktionellen Spätfolgen der Billroth-II-Resektion auch beim UV deutlich überlegen ist, hat Johnston [314] gezeigt, daß die PSV ohne Drainage bessere klinische Ergebnisse erzielt. Duthie u. Bransom [165] fand zwar ebenfalls, daß sämtliche postoperativen Symptome nach PSV seltener waren als nach B I, doch waren die Unterschiede nicht signifikant. Unbestritten bleibt die geringere Letalität der PSV.

Nur wenige Arbeiten dokumentieren die Wirksamkeit der PSV beim UV Typ I. Eine Übersicht (Tabelle 43) zeigt aber, daß gerade die größeren Serien mit langen Beobachtungszeiten erstaunlich niedrige Rezidivraten (zwischen 2,2 und 7,9%) aufweisen, wobei alle diese Autoren die totale Ulkusexzision grundsätzlich anwenden. Wirklich langfristige Untersuchungen über 8–10 Jahre fehlen aber z. Z. noch.

Es gibt nur 5 prospektive randomisierte Studien, die die Resektion (nach B I) mit der Vagotomie beim UV Typ I vergleichen (Tabelle 44). Dabei fand sich in keiner Untersuchung eine signifikante Differenz in der Rezidivrate. Allerdings sind die Zahlen klein, und ein möglicherweise vorhandener Unterschied könnte deshalb unentdeckt geblieben sein.

Tabelle 43. Rezidivraten nach PSV beim Ulcus ventriculi Typ I. [*PSV* PSV allein (ohne Drainage und Exzision), *P* Pyloroplastik, *E* Exzision des Ulkus (alle Patienten), *(P)*, *(E)* P und E bei einigen Patienten]

Autoren	Operations-verfahren	*n*	Beobachtungs-zeit (Jahre)	Klinische Rezidivrate [%]
Hedenstedt u. Moberg (1974 [247])	PSV (+ P) (+ E)	32	2	0
Holle (1974 [ ]	PSV + P + E	124	3–9	2,4
Johnston (1977 [314])	PSV + E	45	1–6 (2,5)	2,2
Mühe u. Rösch (1977 [439])	PSV + E	41	1–3 (2)	5
Duthie u. Bransom (1979 [165])	PSV + E	26	4	15
Liedberg u. Oscarson (1979 [397])	PSV	23	1–5	17
Muller et al. (1979 [453])	PSV + E	25	3½	4
Eigenes Krankengut (1982)	PSV + E	71	5	7,9

Tabelle 44. Rezidivraten der prospektiven randomisierten Studien über die Vagotomie versus Magenresektion beim Ulcus ventriculi (Typ I)

Verglichene Verfahren	Autoren	*n*	Beobachtungs-zeit (Jahre)	Klinische Rezidivrate B I [%]	Vagotomie [%]	Signifikanz
B I/TV + P	Duthie u. Kwong (1973 [166])	50/50	5 /4,5	4	10	n.s.
	Madsen et al. (1976 [419])	22/23	3,7/3,3	0	13	n.s.
B I/PSV	Liedberg u. Oscarsson (1979 [397])	17/23	1–5	0	17	n.s.
B I/PSV + E	Duthie u. Bransom (1979 [165])	30/26	4/4	7	15	n.s.
	Becker et al. (1982 [55a])	20/21	2/2	0	14	n.s.

Mehr als die einfachen Rezidivzahlen klärt aber die Analyse der Rezidive die Frage der Berechtigung der PSV beim UV. In unserer Studie fanden wir bei etwa 50% der UV-Rezidive eine irreversible Veränderung des Magenausgangs als Ursache des Rezidivs. In einer prospektiven Untersuchung an 52 UV-Patienten aus unserer Klinik [453] traten insgesamt 6 Rezidive (12,5% totale Rezidivrate bei 48 nachuntersuchten Patienten) auf, 4 davon wiesen Symptome auf (8,3% klinische Rezidivrate). Alle klinischen Rezidive zeigten ausgeprägte morphologische Veränderungen des antropylorischen Segments − „maladie antrale" [392] oder antropylorische Stenose − mit funktioneller Störung der Magenentleerung. Diese „Erkrankung des Magenausgangs" war bereits beim Ersteingriff erkennbar und erwies sich auch beim Fehlen offensichtlich narbiger Veränderungen als (nach PSV) nicht reversibel. Damit bietet das Erkennen einer „maladie antrale" einen indikatorischen Ansatz, um solche Patienten mit schlechter Prognose von einer PSV auszuschließen und einer Resektion nach Billroth

I zuzuführen. Wird die Indikation zur PSV beim UV in dieser Weise eingeschränkt, darf eine Wirksamkeit der PSV mit Ulkusexzision beim UV erwartet werden, die derjenigen beim UD gleichkommt.

Auf weitere spezifische Fragen der Vagotomie beim Magengeschwür wird im Kap. 9 eingegangen.

Kombiniertes Ulkus. Die kombinierten Ulzera (UD + UV) werden in der Literatur allgemein zu den Magengeschwüren (Typ II nach Johnson [306]) gerechnet. Als gesonderte Gruppe finden sie in der Literatur kaum Beachtung, so daß ein Resultatvergleich nicht möglich ist. Außerdem ist die Gruppe der kombinierten Geschwüre in sich heterogen, indem sie einerseits duodenale Narbenzustände, kombiniert mit floriden Läsionen im Magen, aber auch aktive duodenale Ulzera mit narbigen Veränderungen im Magen umfaßt. Deshalb ist wahrscheinlich auch eine klare pathogenetische und therapeutische Zuordnung dieser Gruppe von Geschwüren kaum möglich. Während die Rückfallrate in unserem Krankengut die kombinierten Ulzera etwa den UV gleichstellt, scheinen die sekretorischen Merkmale (vgl. Kap. 10) eher auf eine Zugehörigkeit zu den Duodenalulzera hinzuweisen. Diese offensichtliche Zwitterstellung der kombinierten Geschwüre macht u. E. eine grundsätzliche therapeutische Haltung unmöglich; die Behandlung sollte sich vielmehr im Einzelfall nach der dominierenden oder floriden Läsion und pathophysiologischen Kriterien wie Magenentleerung, Sekretion, Schleimhauthistologie usw. richten.

8.3 Diarrhö

S. MARTINOLI

8.3.1 Einführung

Schon Dragstedt [160] hatte erkannt, daß nach trunkulärer Vagotomie in mehr als 50% der Fälle wesentliche Änderungen im Entleerungsmodus des Darms stattfanden. Wenn auch die schweren persistierenden, unkontrollierbaren, wäßrigen Durchfälle nach TV selten sind, führen sie doch zu einer schweren Beeinträchtigung der Lebensqualität und zur sozialen sowie beruflichen Behinderung und sind äußerst therapieresistent. Das bunte Spektrum konservativer Therapie mit Cholestyramin, Aluminiumhydroxid, Antibiotika oder probatorischen diätetischen Maßnahmen und die vorgeschlagenen chirurgischen Interventionen (Cholezystektomie, Umkehr einer Darmschlinge, Stomaplastiken usw.) belegen die ungenügende Kenntnis der Pathogenese der Postvagotomiediarrhö.

Die Einführung der selektiven Vagotomie führte zu einer erheblichen Verminderung der schweren Diarrhöen [89, 346]. Aber erst die proximalselektive Vagotomie führte zu einem definitiven Verschwinden der invalidisierenden schweren Diarrhöen [348] (vgl. 8.1).

Kontrolle	Diarrhö		Tabelle 45. Angaben zur Diar-
	leicht	schwer	rhö nach PSV bei Nach- kontrollen
Nach 2 Jahren ($n = 493$)	15 (3%)	0	
Nach 5 Jahren ($n = 415$)	5 (1,2%)	0	

8.3.2 Resultate aus der multizentrischen Studie

Wie aus den Zahlen in Tabelle 45 ersichtlich, ist die Diarrhö nach PSV kein spezifisches Problem der Postvagotomiemorbidität mehr. Kein Patient mußte wegen Diarrhö der Visick-Klassifikation Grad 3 oder 4 zugeordnet werden. Von den 15 Patienten, welche nach 2 Jahren gelegentlich mehr als 2 Stuhlgänge/Tag aufwiesen, meldete keiner dieses Symptom spontan. Kein einziger der mehr als 400 Patienten beklagte sich über wäßrige, explosive, mit Inkontinenz verbundene Entleerungen, wie sie in der Nachsorge der trunkulär oder selektiv Vagotomierten noch zu finden waren [341].

8.3.3 Diskussion

Es gibt verschiedene pathogenetische Erklärungsversuche:

Hypothesen zur
Pathogenese der Postvagotomiediarrhö

1. Veränderung der *Magenentleerung*
   a) durch fehlende rezeptive Relaxation
   b) durch Drainageoperation (Pyloroplastik, GE)
2. Störung der *intestinalen Motilität:*
   Beschleunigung der Transitzeit
3. *Bakterielle* (Magen- und) Darmkontamination
4. Alterierte *Pankreas*sekretion
   (Malabsorption der Fette)
5. *Galleinduzierte* Diarrhö durch
a) unkontrollierte Gallenblasenentleerung
   (Dilatation und Desynchronisation)
b) Veränderung der Gallenzusammensetzung
c) Gallensäurenverlust

McKelvey [421] betrachtet den Verlust des Pylorus als Hauptursache der Diarrhö. Allan et al. [17] erachten sowohl die beschleunigte Magenentleerung als auch die schnellere intestinale Passage als verantwortlich für eine verminderte Resorption der Galle im Darm: aus der Reizwirkung der Galle auf die Kolonmotilität resultiert dann die als choleretisch zu bezeichnende Diarrhö.

Daß die Magenentleerung eine wesentliche Rolle spielen muß, geht aus der Erfahrung von Aeberhard u. Walter [7] hervor, welche Diarrhöen hauptsächlich nach breiten Pyloroplastiken fanden.

Gegen eine wesentliche Rolle der Denervierung der Leber und der Gallenblase in der Pathogenese der Diarrhö spricht indirekt die Arbeit von Csendes et al. [125], die nach selektiven hepatischen Denervierungen bei Hill-Operationen eine Häufung von Gallensteinen, aber keine Vermehrung der Diarrhöen fanden. Trotzdem erscheint die Bindung der Galle mit Aluminiumhydroxid oder mit Cholestyramin als ein möglicher therapeutischer Ansatzpunkt, der der wesentlichen Beteiligung der chologenen Komponente in der Ätiologie der Postvagotomiediarrhö Rechnung trägt [118].

Es ist pathogenetisch unwahrscheinlich, daß nach PSV Diarrhöen die Morbidität belasten. Bei Erhaltung des Pylorus ist die Magenentleerung im wesentlichen ungestört: eine Ausnahme bildet lediglich die Entleerung von Flüssigkeit, welche anfänglich etwas verfrüht und beschleunigt einsetzt. Nach PSV behält zudem die nichtdenervierte Gallenblase ihre Form und ihren Tonus.

Tabelle 46. Diarrhö nach verschiedenen Magenoperationen

Magenoperation	Diarrhö [%] leicht	(gesamt)	schwer	Autoren
Trunkuläre Vagotomie + Pyloroplastik	9	13	4	Koffmann et al. (1982 [360])
	34	40	6	De Miguel (1982 [142])
	21	26	5	Goligher (1970 [208])
		23		Jordan (1982 [328])
Trunkuläre Vagotomie + Antrektomie		25		Jordan (1982 [328])
	17	20	3	Goligher (1970 [208])
Selektive Vagotomie + Pyloroplastik	20	31	10	Madsen u. Kronborg (1980 [409])
	alle	19,4	keine	De Miguel (1982 [142])
Proximal selektive Vagotomie		0,5		Wastell (1982 [609])
	alle	10,2	keine	De Miguel (1982 [141])
		1		Liåvag (1979 [391])
	alle	1,4	keine	Koffmann (1982 [360])
	alle	14	keine	Madsen u. Kronborg (1980 [409])
Gastrektomie	5	6	1	Goligher (1970 [208])

In Tabelle 46 sind noch repräsentative Zahlen der Diarrhöhäufigkeit für jede Ulkusoperation zusammengestellt. Aus ihrer breiten Streuung ist ersichtlich, daß Diarrhö ein schwer zu definierendes Krankheitsbild ist. Obwohl einige Autoren ihre Definition so weit treiben, daß gelegentliches Auftreten von 2 Stuhlgängen als Diarrhö bezeichnet wird, ist es die allgemeine Erfahrung [28, 98], daß nach PSV ohne Drainage die schwere Diarrhö aus dem Beschwerdebild definitiv verschwunden ist. Dieser Aspekt der Morbidität, welcher nach Kennedy [341] noch als zweitschwerste Komplikation nach dem Rezidiv beim trunkulär Vagotomierten anzusehen war, ist durch die Limitierung der Vagotomie auf die säuresezernierenden Magenabschnitte und durch die Erhaltung der ungestörten antralen Motorik und der Pylorusintegrität eliminiert worden.

Somit ist Johnstons Versprechen von 1972 [320], eine „Vagotomie ohne Diarrhö" zu bieten, durch die breite Einführung der PSV beim unkomplizierten Duodenalulkus weitgehend erfüllt worden.

8.4 Dumping

S. Martinoli

8.4.1 Einführung

Es gibt keine präzise Definition dieses Symptomkomplexes, obwohl es 60 Jahre her ist, seit Mix 1922 [430] dieses Phänomen zum ersten Mal nach Gastrojejunostomie beschrieb. Somit sind die Voraussetzungen für eine standardisierte Erfassung dieses Phänomens nach Magenoperationen nicht vorhanden. Für eine ausgiebige Übersicht über das Krankheitsbild und seine möglichen Ursachen sei auf die ausgezeichnete Monographie von Bushkin u. Woodward [90] hingewiesen.

Unter Frühdumping wird heute ein postprandial auftretender Symptomkomplex verstanden, welcher folgende nicht obligatorischen Zeichen aufweist: Der Patient fühlt sich plötzlich schwach, schwitzt, wird tachykard, blaß, muß sich hinlegen; abdominale Krämpfe, nicht selten begleitet von Stuhlentleerungen, können auftreten; Nausea, Völlegefühl, gelegentliches Erbrechen können hinzukommen; der Blutdruck kann eine höhere Amplitude aufweisen; radiologisch wird eine beschleunigte Magenentleerung mit einem „sich windenden" proximalen Darm beobachtet. Nach trunkulärer Vagotomie und Drainageoperation folgen auf diese Symptome gelegentlich die beschriebenen imperativen wäßrigen Durchfälle. Dieser Komplex von vasomotorischen und gastrointestinalen Symptomen tritt meist bald (5–30 min) nach dem Essen auf und ist vom spätpostprandialen Auftreten einer Hypoglykämie, auch Spätdumping genannt, zu unterscheiden, welches eine viel seltenere Erscheinung ist.

Es gibt (u. a.) folgende pathogenetische Erklärungen:

Hypothesen zur
Pathogenese des Dumpingsyndroms

1. *Rasche jejunale Dehnung*
2. Plötzliche *hyperosmolare Belastung* des Darms
3. Verminderung des Plasmavolumens:
   Hypovolämie
4. Serotonin-, Plasmakininausschüttung durch *argentaffine Zellen* des Darms
5. Fehlsteuerung in der Ausscheidung von
   Enterohormonen („glucagon-like immunoreactivity", VIP, GIP etc.)

Obwohl pathogenetisch das Wesentliche noch im Dunkel liegt, lehrt die Klinik, daß Dumping

— durch breite Gastroenterostomien gefördert wird,
— mit schneller Entleerung des Magens oder des Magenrestes korreliert,
— durch Maßnahmen gehemmt werden kann, welche die Magenentleerung bremsen, wie Liegen nach den Mahlzeiten, Einnehmen von trockenen Mahlzeiten, kohlenhydratarmes Essen, Gebrauch von Anticholinergika, Einnehmen von begleitenden gelierenden Mitteln (Pektin).

Schon Pribram hatte 1923 [502] die Gastroenterostomie eine Krankheit genannt, und Dumping ist im wesentlichen das Hauptmerkmal dieser Krankheit. Leichte Formen von Dumping sind bei eingehendem Befragen auch beim noch nicht operierten Ulkusträger, sogar bei Magengesunden, zu finden [207, 455], wobei hier die Abgrenzung gegenüber anderen Zuständen, wie Lactoseintoleranz, Lambliasis usw., schwer ist.

8.4.2   Resultate aus der multizentrischen Studie

Nach 2 Jahren konnten bei 493 kontrollierten Patienten keine schweren Dumpingfälle gefunden werden. Die Resultate der Studie sind in Tabelle 47 zusammengefaßt. Nach 5 Jahren war eine Regredienz der leichten Dumpingfälle zu registrieren. Kein einziger Patient war wegen Dumping dem Visick-Grad 4 zuzuordnen. In der Studie hatten 58 Patienten (8%) eine Drainageoperation mit der PSV, meistens eine Erweiterungspyloroplastik. Die Dumpingfälle verteilten sich auf die Patienten mit oder ohne Drainageoperation ohne signifikante Häufung.

Tabelle 47. Angaben zum Dumping nach PSV bei Nachkontrollen

Kontrolle	Frühdumping		Spätdumping	
	leicht	schwer	leicht	schwer
Nach 2 Jahren (n = 493)	15 (3%)	0	1 (0,2%)	0
Nach 5 Jahren (n = 415)	5 (1,2%)	0	0	0

8.4.3 Diskussion

Dumping ist die häufigste Klage nach partieller Gastrektomie [10]: ca. 30%
der Resezierten, darunter gehäuft die extensiv nach Billroth II Resezierten,
beklagen sich darüber [628]. Schweres Dumping nach Gastrektomie plagt
1–5% der Patienten. Frühpostprandiales Dumping scheint weniger häufig
nach Vagotomie und Pyloroplastik als nach Resektion aufzutreten [208]. Im
„Leeds/York trial" [211] fand Goligher für die Vagotomie und Gastroenterostomie in 17,9% der Fälle Dumping, für die Vagotomie und Antrektomie in 8,6%, für die subtotale Gastrektomie in 21,5%. Zwischen Pyloroplastik und Gastrojejunostomie konnten Kennedy et al. [347] keine Unterschiede in der Dumpinginzidenz finden: 25% nach TV + P, 22% nach
TV + GE; 3 schwere Dumpingfälle ließen sich nach GE und nur einer nach
Pyloroplastik finden.

Wie wichtig es für die Prophylaxe des Dumping ist, eine Drainageoperation zu vermeiden, geht aus den Arbeiten von Clarke u. Alexander-Williams
[104], Amdrup et al. [26] sowie Nilsell [467] hervor. Die Dumpinginzidenz
in Studien über die PSV ist entweder gleich Null [22], verschwindend klein
[5], oder es handelt sich restlos um leichte Fälle [348]. Holle u. Holle [268]
geben in ihrer retrospektiven Studie von PSV mit Pyloroplastik eine Dumpinginzidenz von 1% auf 1246 Operationen an, doch ist die exakte Nachkontrollrate unbekannt. Kontrollierte prospektive Studien über PSV mit und
ohne Pyloroplastik ergeben eine Dumpinginzidenz von 0–4% für die Operation ohne Drainage (nur leichte Fälle) gegenüber einer solchen von 16–
27.5% für die Operation mit Pyloroplastik (darunter auch einige schwere
Fälle (Tabelle 23, S. 73). Bekanntlich ist die Technik, die Holle für die
Pyloroplastik braucht, eine sehr schonende: er begnügt sich mit einer
Exerese des Pylorusmuskels ohne wesentliche plastische Erweiterung des
Pyloruskanals (vgl. 8.5.2, Abschn. „Technik und Wahl des Drainageverfahrens). Diese sparsame Technik erlaubt es ihm möglicherweise, in bezug
auf Dumping ähnlich gute Resultate zu erreichen, wie sie mit PSV ohne
Drainage in anderen Serien erzielt wurden.

Das Dumpingsyndrom in seiner schweren Form ist nach Einführung der
PSV verschwunden. Die Erhaltung des Pylorus — mehr als die Beibehaltung
der antralen Motorik — scheint der wesentliche Durchbruch gewesen zu
sein. Die Resultate von Holle u. Holle widersprechen grundsätzlich nicht
der durch unsere Resultate bestätigten Auffassung, daß die Pyloroplastik
die Dumpinginzidenz erhöht und deshalb einer gezielten Indikation bedarf.

8.5 Späte Entleerungsstörung

C. MULLER

Bei der Entleerungsstörung nach PSV müssen wir zwischen der frühpostoperativen Form und der späten Obstruktion unterscheiden. Die frühe Ent-

Tabelle 48. Indikationen zur Drainageoperation beim Ulcus duodeni

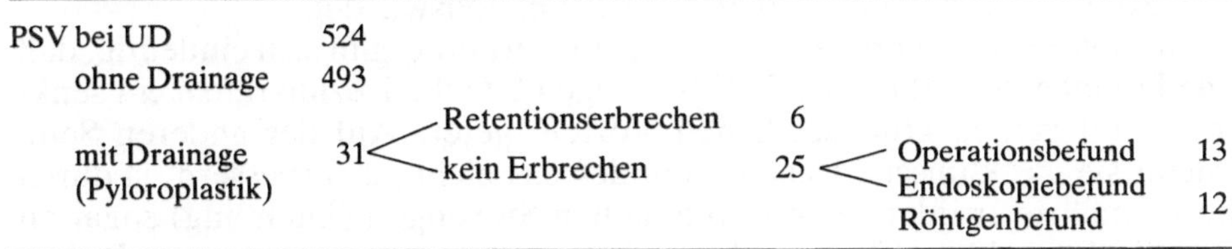

leerungsstörung wurde bereits unter 7.2 eingehend besprochen. Wir können uns damit in diesem Abschnitt auf die späte Stenose nach PSV beschränken, deren Häufigkeit letztlich die Berechtigung der PSV ohne Drainage bestätigen oder in Frage stellen könnte.

8.5.1 Ergebnisse

Insgesamt wurden im Rahmen der Studie 58 Drainageoperationen zusätzlich zur PSV durchgeführt. Es handelte sich dabei in 54 Fällen um eine Pyloroplastik, 43mal um eine Erweiterungspyloroplastik nach Heineke-Mikulicz, 6mal um eine Anastomosierungspyloroplastik nach Finney und 5mal um andere Techniken. Bei 5 Patienten wurde eine Antroduodenostomie nach Jaboulay angewandt. 31 Drainagen erfolgten beim UD, 23 beim UP und 4 beim UPP, während kein einziger Fall von UV eine Pyloroplastik erhielt (vgl. Tabelle 4, S. 35).

Aufschlußreich ist die Analyse der Indikationen beim UD (Tabelle 48). Nur bei rund 20% der 31 Fälle erfolgte die Indikation aufgrund des im Protokoll definierten postprandialen Retentionserbrechens, d. h. der klinisch manifesten Entleerungsstörung. Bei den übrigen war je zur Hälfte der intraoperative Befund einer pyloroduodenalen Stenose oder der präoperative endoskopische (keine Passierbarkeit für das Endoskop) oder radiologische Befund der Anlaß zu einer Magenausgangserweiterung.

Bei den 493 Patienten ohne Drainage fanden sich nach 5 Jahren insgesamt nur 9 Entleerungsstörungen; 3 davon wurden als Visick-Grad 2 eingestuft und verursachten nur minimale Symptome. Die 6 Patienten mit klinisch relevanten Stenosen (Visick-Grad 3 oder 4) wurden reoperiert (Reoperationsrate beim UD wegen spät manifester Entleerungsstörung also 1,2%).

8.5.2 Diskussion

Indikation zur Drainageoperation. Aufgrund unserer klinischen (vgl. 8.1 und 8.2) und sekretorischen Ergebnisse (vgl. Kap. 10) erachten wir eine Drainage beim UP grundsätzlich für indiziert, da sie das Rezidivrisiko zu senken scheint [31]. Beim UPP ist die Antrektomie (vgl. 8.2 und Kap. 10) und beim UV mit Magenausgangsveränderung („kranker Magenausgang", vgl. Kap. 9) die Resektion nach Billroth I gerechtfertigt. Damit bleibt die Indikation zur Drainage nur beim UD diskussionswürdig.

Aus unseren Ergebnissen und aus der Literatur ergibt sich eindeutig, daß eine Drainageoperation bei der PSV wegen UD die Rezidivrate nicht senkt und somit keinen grundsätzlichen Vorteil bietet. Auf der anderen Seite scheint sie das klinische Resultat mindestens nicht zu verbessern, ja durch die vermehrte Inzidenz von funktionellen Störungen (Dumping) sogar zu verschlechtern [26, 467, 608]. Außerdem wird der duodenogastrale Reflux mit seiner potentiellen Pathogenität durch eine Pyloroplastik nachweisbar verstärkt [548]. Damit besteht genügend Anlaß, die Indikation zur Drainageoperation beim UD auf die „echte pyloroduodenale Stenose" einzuschränken.

Damit stellt sich die Kernfrage nach der *Definition des Begriffs „Stenose".* Der Begriff Pylorusstenose ist ohnehin unzutreffend, da die Mehrheit der Stenosen sich distal des Pylorus befindet, der selbst meist eine normale Weite aufweist [354]. Die Prävalenz der pyloroduodenalen Stenose reicht in der Literatur von 3% bis über 20% [594] (in Abhängigkeit vom Krankengut und von der verwendeten Begriffsbestimmung). Aufgrund der umfassenden Analyse von 209 Patienten mit UD kommen Troidl et al. [594, 596] zu folgender Definition der pyloroduodenalen Stenose:

— postprandiales Erbrechen (spät auftretend),
— Symptomwandel (von typischen Ulkusschmerzen zu unbestimmtem Druckgefühl),
— Gewichtsverlust,
— lange Anamnesedauer (Median 32 Jahre),
— intraoperativ keine Passage für Hegar-Stift $\varnothing \geq 14$ mm.

Als weitere intraoperative Kriterien sind ein großer Magen, die Wandverdickung, die sichtbare Narbenstenose und die negative Daumenfingerprobe verwertbar. Es fällt auf, daß anamnestische Merkmale den Hauptteil (4 von 5) der Kriterien ausmachen. Andere in der Literatur angegebene Kriterien, wie Nüchternsekret, Röntgenbefunde, endoskopischer Aspekt, Sekretionsparameter oder Laborbefunde, erwiesen sich als unbrauchbar [594].

Die Prävalenz der so definierten Stenosen betrug nur 5% [596]. Bei 12 von den 14 diese Kriterien erfüllenden Patienten wurde nur eine digitale Dilatation der Stenose durchgeführt. Einmal gelangte eine Duodenalplastik zur Anwendung und einmal eine Resektion nach Billroth II (wegen intraoperativer Ruptur eines penetrierenden großen Geschwürs). Bei keinem der Patienten kam es 1–4 Jahre nach PSV zu einer Entleerungsstörung [596]. Die Tatsache, daß selbst bei einer so strengen Definition des Stenosebegriffs eine Behandlung mit PSV und Dilatation, aber ohne Pyloroplastik, erfolgreich ist, läßt überhaupt an der Berechtigung der Drainageoperation beim UD zweifeln. Tatsächlich bestätigen auch die Ergebnisse von Delaney [135] mit PSV und Dilatation bei 11 Patienten mit ähnlich definierten Stenosen die gute Wirksamkeit dieser Methode. Auf der anderen Seite fanden McMahon et al. [422] bei 23 Patienten mit PSV und Dilatation eine erneute Stenose innerhalb von 2 Jahren bei 9% (2 Fälle). Die

Autoren werfen die Frage auf, ob eine Duodenoplastik, wie sie von Kennedy [343] vorgeschlagen wurde, nicht von dauerhafterer Wirkung wäre. Die Duodenoplastik als Erweiterung im duodenalen Strikturbereich erlaubt es, den Pylorus zu schonen. Objektiv ließ sich 3 Monate nach PSV kein Unterschied der Magenentleerung zwischen 12 Patienten mit Stenose und Dilatation oder Duodenoplastik und 18 Patienten mit unkompliziertem UD und PSV allein nachweisen [618].

Zusammenfassend ergibt sich, daß etwa 95% aller Patienten mit UD die Kriterien, die für die Diagnose einer pyloroduodenalen Stenose gefordert werden müssen, nicht erfüllen und keiner zusätzlichen Maßnahme zur PSV bedürfen. Bei strenger Definition aufgrund anamnestischer Angaben, deren wichtigste das postprandiale Retentionserbrechen ist, weisen weniger als 5% der UD-Träger eine echte Stenose auf. Da die Mehrzahl dieser Stenosen im Duodenum liegen, ist die Duodenoplastik unter Schonung des Pylorus die adäquate operative Maßnahme. Ob ihr die Dilatation ebenbürtig ist, müssen Langzeituntersuchungen erst noch beweisen. Nur in etwa 1–2% der Fälle ist aus technischen Gründen (Stenose im Pylorus oder unmittelbar in Pylorusnähe) eine eigentliche Pyloroplastik notwendig. Es ist nicht gerechtfertigt, wegen des minimalen Risikos einer spät auftretenden Stenosierung (1,2% Reoperationen in unserem Krankengut) 99% der Patienten unnötigerweise den möglichen Folgen einer Zerstörung des Pylorus auszusetzen. Selbst bei den Ulkuskomplikationen in Pylorusnähe, wie Blutung oder Perforation, ist die Erhaltung oder Naht des Pylorus nach Durchtrennung zur Blutstillung ohne Nachteil möglich [447, 454] (vgl. Kap. 12 und 13) und deshalb ist größte Zurückhaltung geboten.

Technik und Wahl des Drainageverfahrens. Muß die Indikation zu einer Drainageoperation aufgrund der genannten anamnestischen und intraoperativen Kriterien [596] gestellt werden, ist es nicht gleichgültig, welche Form der Magenausgangserweiterung oder -umgehung gewählt wird. Nimmt man die Auswirkungen der Methode auf Gallensäuren- und Lysolecithingehalt im Magensaft, bakterielle Besiedelung und gastritische Veränderungen zusammen, dann ist die Antroduodenostomie nach Jaboulay das ungünstigste Verfahren [547]. Doch führt auch die Erweiterungspyloroplastik nach Heineke-Mikulicz im Vergleich zur PSV allein noch zu deutlich mehr unerwünschten Folgen [548]. Über die Stellung der Anastomosierungspyloroplastik gibt es keine gesicherten Daten, doch dürfte sie sich durch die weite Verbindung von Antrum und Duodenum kaum von den beiden anderen Verfahren unterscheiden.

Da die Stenosierung beim UD meistens im duodenalen Abschnitt liegt und den Pylorus selbst nicht betrifft [354], ist die Zerstörung der Pylorusintegrität keineswegs notwendig. Die Duodenoplastik (Abb. 32), d. h. die Längsspaltung des fibrotisch verengten Abschnitts unter Schonung des Pylorus mit anschließender querer Vernähung ist in diesen Fällen das Vorgehen der Wahl.

Muß aber eine eigentliche Pyloroplastik durchgeführt werden (Stenose im Pylorus oder pylorisches Ulkus), können die guten klinischen Ergebnisse

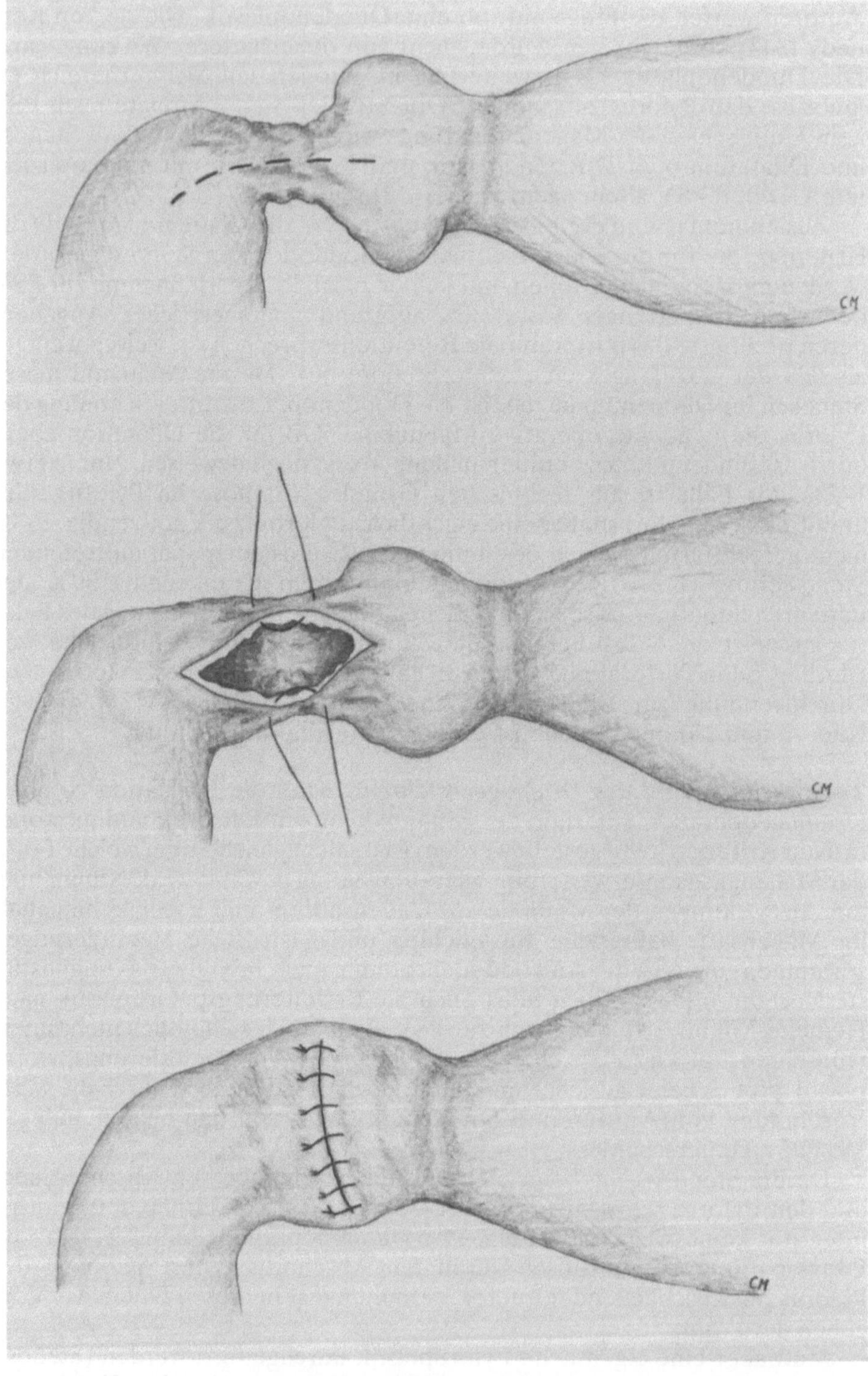

Abb. 32. Technik der Duodenoplastik mit Erweiterung des stenotischen duodenalen Abschnitts unter Schonung des Pylorus

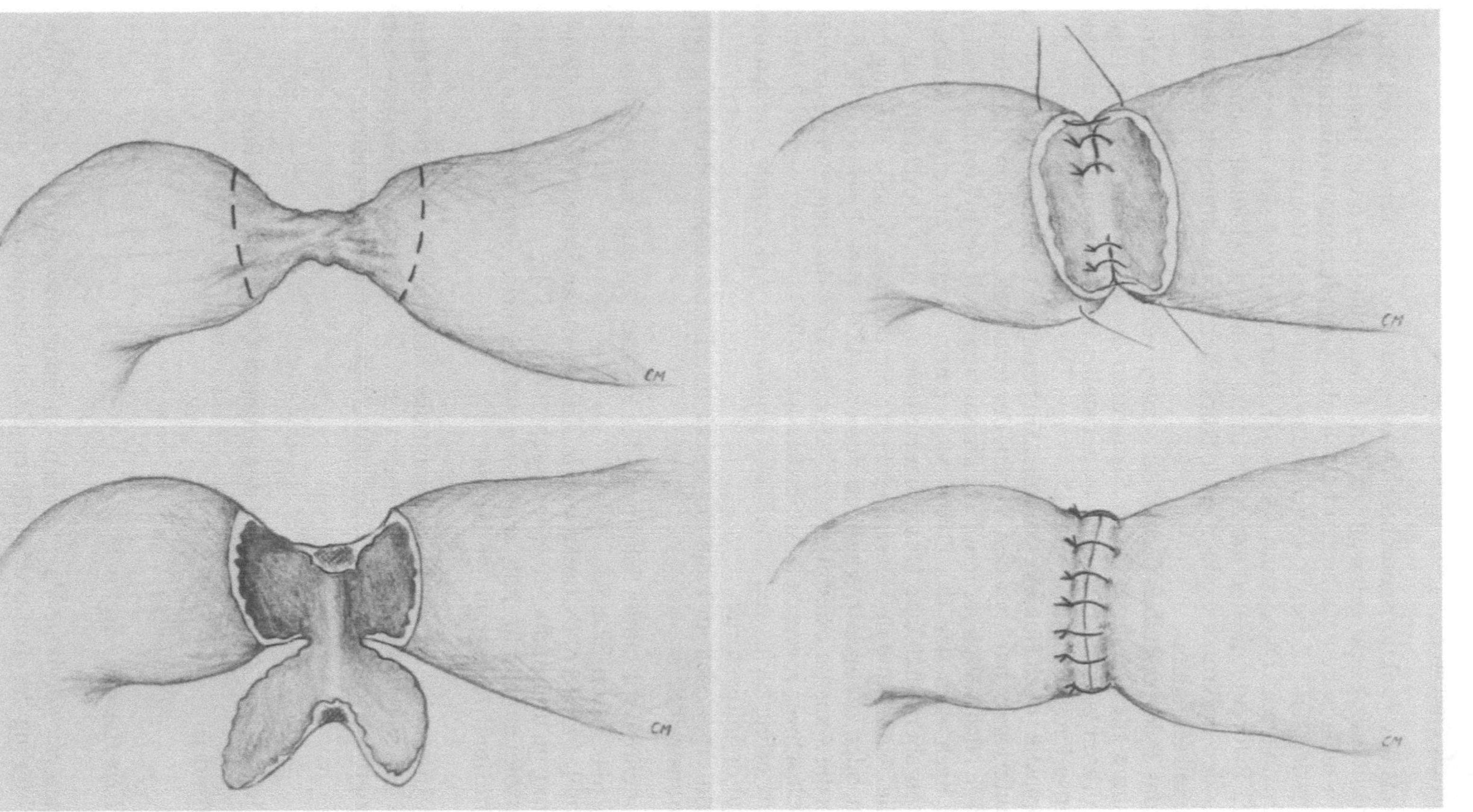

Abb. 33. Technik der partiellen vorderen Pylorektomie (form- und funktionsgerechte Pyloroplastik nach Holle) bei pylorischer Stenose

der form- und funktionsgerechten Pyloroplastik in der Technik von Holle [266] nicht außer acht gelassen werden. Ungeachtet der 5 von Holle angegebenen technischen Varianten besteht das Grundprinzip in einer queren Exzision des stenotischen Pylorus und in einer queren Reanastomosierung von Antrum und Duodenum (Abb. 33). Daraus ergibt sich eine vordere oder 2/3-Pylorektomie und durch die quere Naht ein pylorusähnlicher Verschluß, der aufgrund eigener endoskopischer Beobachtungen durchaus funktionell sein kann.

Ist das Pylorus-Bulbus-Gebiet so schwer vernarbt, daß jede operative Maßnahme zur Gefährdung der Strukturen des hepatoduodenalen Ligaments führen könnte, bietet die isoperistaltische Gastrojejunostomie eine gefahrlose Umgehung und gute Drainage. Die Gastrojejunostomie ist der Pyloroplastik (nach Heineke-Mikulicz) in bezug auf funktionelle Spätfolgen nicht unterlegen, hat aber den Vorteil der technisch einfachen Aufhebbarkeit [347]. Nicht selten stellt sich die Durchgängigkeit des pyloroduodenalen Kanals nach Abheilen des Ulkus wieder her. Treten bei einem solchen Patienten aber erhebliche Dumpingerscheinungen oder Durchfälle auf, so kann die Aufhebung der Gastrojejunostomie die funktionelle Störung beseitigen oder zumindest erheblich bessern [423]. Eine Pyloroplastik, besonders die Anastomosierungsform, oder die Antroduodenostomie ist aber technisch schwer reversibel. Außerdem ist die Rekonstruktion des Pylorus oft nicht erfolgreich, weil erhebliche duodenale und antrale Narben die Motilität definitiv stören.

Damit ergibt sich im Falle der indizierten Drainageoperation folgende Verfahrenswahl:

1. Duodenoplastik unter Schonung des Pylorus bei duodenaler Stenosierung [342] (Abb. 32);
2. partielle (vordere) Pylorektomie in Anlehnung an Holle [266] bei Stenosierung im unmittelbaren Pylorusgebiet (Abb. 33);
3. Gastrojejunostomie, falls schwerste entzündliche Stenosen eine Maßnahme im Pylorusgebiet verbieten.

Als Alternative zu 1) und 2) kommt die Dilatation der Stenose mit dem Finger [135, 594] oder mit Hegar-Stiften (max. $\varnothing$ 16–20 mm) in Frage, wobei sich dazu pylorische besser als duodenale Narbenstenosen eignen.

8.6 Wirkung der Vagotomie auf den unteren Ösophagussphinkter

S. MARTINOLI

8.6.1 Experimentelle Befunde

Eine bilaterale zervikale Vagotomie beim Opossum verursacht eine temporäre Erhöhung des Tonus des unteren Ösophagussphinkters (UÖS) [507].

Normalerweise kann beim Opossum ein Reiz, wie z. B. leichtes Berühren des Krikoids, eine primäre peristaltische Welle mit der dazugehörigen Erschlaffung des UÖS auslösen. Durch zervikale Vagotomie kann diese Relaxation unterdrückt werden [367]. Die gleichen Erscheinungen (Fehlen der Relaxation und temporäre Tonuszunahme) begleiten eine hohe thorakale Vagotomie [413, 417].

Wenn die Durchtrennung der Vagi distaler erfolgt, z. B. hinter dem linken Ventrikel, steigt zwar der Tonus des UÖS, aber die der primären Peristaltik folgende Relaxation bleibt erhalten und unverändert.

Vagotomie (im Tierexperiment) auf Höhe des Hiatus oder im Abdomen kann weder Tonus noch Relaxationsfähigkeit des UÖS verändern. Es scheint somit, daß der intakte kraniale Vagus durch seine efferenten Fasern eine hemmende Funktion auf den UÖS vermittelt. Dies wird durch die Beobachtung bestätigt, daß ein Reiz der efferenten Stümpfe nach zervikaler Vagusdurchtrennung eine stetige Senkung des UÖS verursacht [507].

Der normale Sphinktertonus resultiert wahrscheinlich aus einem feinen Spiel zwischen hemmender efferenter vagaler Aktivität und stimulierender α-Aktivität. Es wurde die Hypothese aufgestellt, daß die adrenerge Komponente des UÖS-Tonus durch afferente Vagusfasern vermittelt werde. In der Tat verursacht der Reiz der afferenten Stümpfe nach zervikaler Vagotomie eine Zunahme des UÖS-Drucks, welche durch Phentolamin gehemmt werden kann [507]. Die Unterbrechung dieser Afferenzen wurde übrigens für den einzigen Effekt auf den UÖS verantwortlich gemacht, welcher nach Vagotomie am Patienten festgestellt wurde: die adaptive Antwort des UÖS auf abdominale Druckzunahme soll verlorengehen [34, 123, 380]. Andere Untersucher interpretierten diese Antwort des UÖS als eine rein mechanische Wirkung, ohne irgendeine Beziehung zu einem vagusgesteuerten Reflex.

Es ist wahrscheinlich vernünftig anzunehmen, daß die Funktion des distalen Ösophagus und des UÖS durch ein Netz von intramuralen Bahnen gesteuert wird und daß die extrinsische Vagusinnervation nur oberhalb der Mitte des Thorax eine Rolle spielt. In Analogie zu den angetroffenen Schwierigkeiten beim Versuch, die sekretorischen Vagusfasern des Fundus an der Kardia bei der PSV zu eliminieren, ist es interessant zu entdecken, wie unabhängig von der Durchtrennung des lokalen Vagus die Funktion des UÖS weiterbesteht.

8.6.2 Klinische Beobachtungen

Die meisten klinischen Untersuchungen der Funktion des UÖS nach verschiedenen Vagotomieformen stimmen überein, daß die distale Denervierung der Speiseröhre nur minimale Auswirkungen hat.

Clarke et al. [107] konnten wohl bei einem hohen Prozentsatz von Patienten nach TV wegen Duodenalulkus gastroösophagealen Reflux finden. Alexander-Williams u. Woodward [15] fanden retrospektiv aber nur 2 von 150 Patienten mit schwerer Säureregurgitation oder mit Sodbrennen nach TV.

Thomas u. Earlam [589] konnten nach TV und Drainage keinerlei Veränderungen des UÖS-Drucks feststellen. Wienbeck et al. [620] fanden bei 10 Patienten nach selektiver Vagotomie keine Veränderungen des UÖS-Tonus, auch keine Änderung seiner Relaxation oder Reaktion auf abdominale Kompression. Die Propulsivität des distalen Ösophagus wird ebenfalls durch die selektive Vagotomie nicht alteriert. Braasch et al. [74], Oomen et al. [483], Siewert et al. [555], Schattenmann et al. [540] und Csendes et al. [126] fanden keine relevanten Folgen der PSV in prospektiven manometrischen und klinischen Untersuchungen von Patienten mit duodenalen Ulzera.

Buchmann et al. [84] und Casella et al. [97] fanden im Hundeexperiment Störungen der distalen Propulsivität und einen verminderten UÖS-Tonus, wenn der distale Ösophagus ausgedehnt denerviert wurde.

Witte et al. [626] konnte eine leichte Tonusabnahme und eine verminderte Gastrinempfindlichkeit des UÖS 6 Monate nach PSV an Ulkuspatienten feststellen, obwohl diese Veränderungen ohne klinisches Korrelat waren. Es schien uns interessant, diese Daten durch eigene Untersuchungen zu überprüfen.

8.6.3 Eigene Untersuchungen

Prospektive manometrische Untersuchung vor und nach PSV. 15 Patienten mit Duodenalulkus und ohne typische Refluxsymptome wurden vor der PSV sowie 14 Tage und 3 Monate nach PSV klinisch und durch 3-Punkt-Manometrie der distalen Speiseröhre untersucht. Die klinische Untersuchung bestand aus einem auf Dysphagie und Reflux gezielten Fragenkatalog. Die intraluminale Druckmessung erfolgte mittels dreier miteinander verbundener, konstant perfundierter Polyvinylkatheter mit je einer Seitenöffnung in 5 cm Abstand. Die Einzelheiten der Methodik wurden andernorts beschrieben [415].

Die Auswertung der Manometriekurven umfaßte:

1. Bestimmung des Abstands des aboralen Randes der distalen Hochdruckzone von der Zahnreihe,
2. Länge der distalen Hochdruckzone (sog. Sphinkterlänge),
3. Bestimmung des maximalen Ruhedrucks der distalen Hochdruckzone,
4. semiquantitative Beurteilung der schluckreflektorischen Erschlaffung der Hochdruckzone (vollständig? Restbarriere?),
5. qualitative Beurteilung der distalen Ösophagusperistaltik mit besonderer Beachtung pathologischer Fälle.

Resultate. Postoperativ ließen sich klinisch bei keinem der 15 Patienten refluxverdächtige Symptome finden. 10 Patienten, die präoperativ während der Ulkusschübe an Sodbrennen litten, waren postoperativ beschwerdefrei.

Die Analyse der Druckkurven ergab keine signifikante Änderung der Lage der distalen Hochdruckzone. Der mittlere Abstand des aboralen

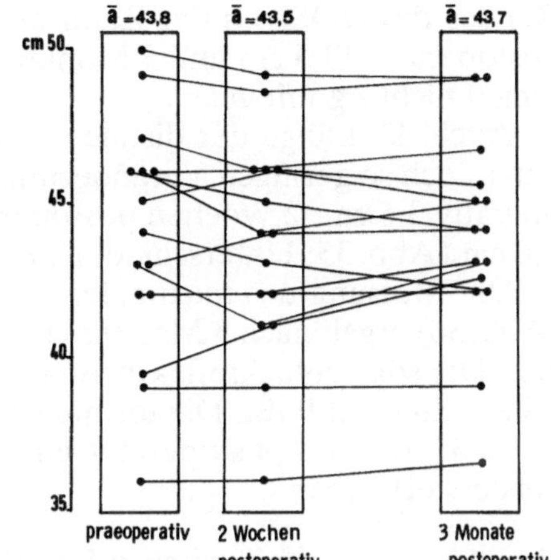

Abb.34. Abstand des aboralen Randes *(a)* des UÖS von der Zahnreihe vor und nach PSV

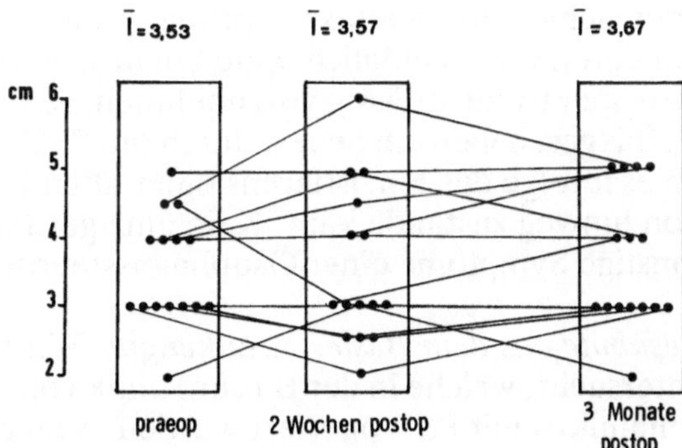

Abb.35. Länge *(l)* des UÖS vor und nach PSV

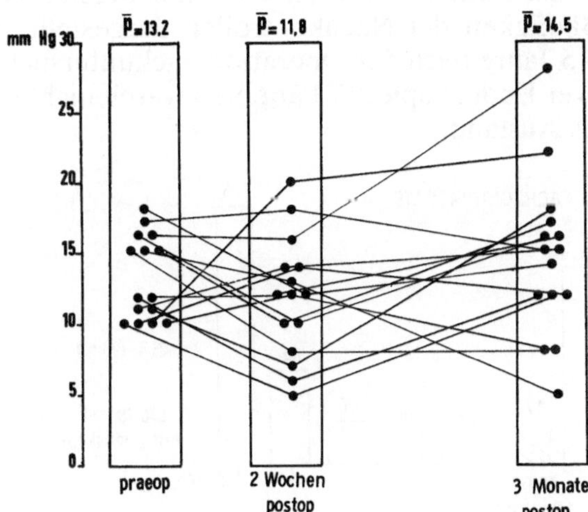

Abb.36. Maximaler Ruhedruck *(p)* des UÖS vor und nach PSV

Randes des UÖS von der Zahnreihe war präoperativ 43,8 cm, 2 Wochen postoperativ 43,5 cm und 3 Monate postoperativ 43,7 cm (Abb. 34; Unterschied nicht signifikant).

Auch die Länge der distalen Hochdruckzone zeigte keine Tendenz zu einer noch so geringen Veränderung. Die mittlere Länge des UÖS war präoperativ 3,5 cm, 2 Wochen postoperativ 3,5 cm und 3 Monate postoperativ 3,6 cm (Abb. 35; Unterschied nicht signifikant).

Die Messung des maximalen Ruhedrucks der distalen Hochdruckzone (Abb. 36) ergab nach 3 Monaten ebenfalls keine signifikanten Veränderungen. Die sog. schluckreflektorische Erschlaffung des UÖS wurde durch die PSV nicht beeinflußt. Die formale Analyse der distalen Ösophagusperistaltik ließ prä- und postoperativ eine auffallende Konstanz des Peristaltikmusters erkennen.

Resultate der multizentrischen Vagotomiestudie. Von 524 in der multizentrischen Studie operierten Patienten mit UD konnten 5 Jahre nach der Operation 415 klinisch kontrolliert werden. Von diesen hatten 21 (5%) subjektiv leichte Refluxbeschwerden (Visick-Grad 2). 6 Patienten (1,4%) klagten über schwerere Refluxsymptome (Visick-Grad 3). Bei wenigen dieser Patienten war es möglich, eine Quantifizierung des präoperativen Refluxes retrospektiv zuverlässig vorzunehmen, so daß nicht zu eruieren war, ob das Refluxgeschehen ein neues, durch die PSV verursachtes Symptom war oder ob es infolge des Persistierens einer alten Refluxkrankheit über die Operation hinweg zustande kam. Kein einziger Patient wies eine Dysphagie oder sonstige Symptome einer Ösophagusstenose auf.

Resultate aus dem Basler Krankengut. Wir haben prospektiv 262 Patienten untersucht, welche in der Basler Klinik von 1973 bis 1976 wegen Gastroduodenalulkus mit PSV operiert wurden. Von diesen hatten 27 gleichzeitig mit der PSV eine Fundoplicatio wegen konkomitierender, autonomer, ulkusunabhängiger Refluxkrankheit.

235 Patienten wurden einer alleinigen PSV unterzogen. In Abb. 37 ist die Häufigkeit der Nachkontrollen dargestellt. 218 Patienten (93%) konnten 1–5 Jahre nach der Operation nachuntersucht werden, 80% mit postoperativer Endoskopie; 17 Patienten waren nicht mehr erreichbar wegen Abreise ins Ausland.

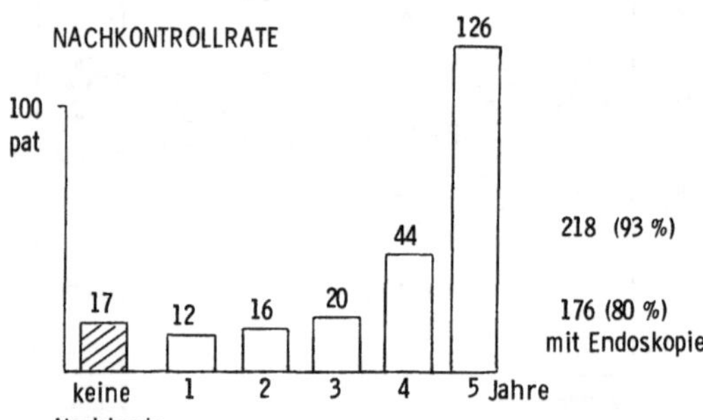

Abb. 37. Nachkontrolle der Refluxstudie der Basler Fälle (17 von 235 Patienten nicht mehr erfaßt)

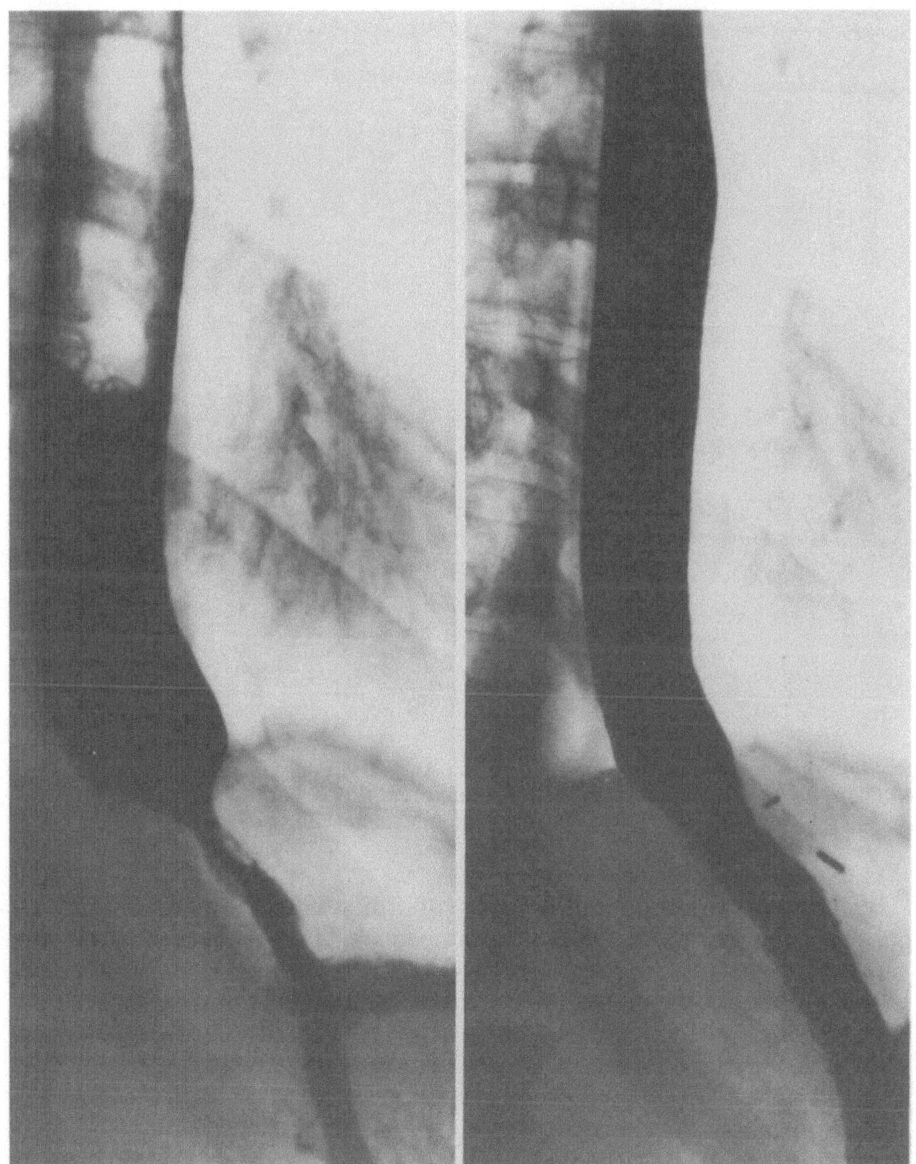

Abb. 38. *Links:* Ösophagogramm eines 40jährigen Patienten mit Dysphagie nach PSV. *Rechts:* Ösophagogramm nach operativem Lösen einer Bride um die Kardia

Mit der Absicht, die Patienten zu identifizieren, welche erhebliche Refluxsymptome nach PSV aufwiesen, wurden folgende Kriterien aufgestellt:

1. Bestehen von Sodbrennen, saurer Regurgitation, retrosternalem Schmerz mit oder ohne Positionsabhängigkeit.

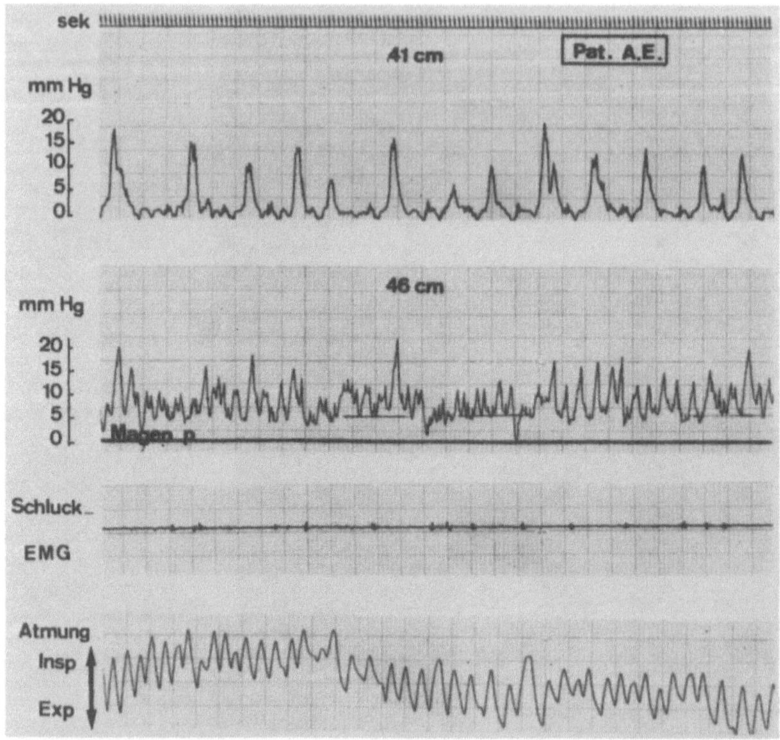

Abb. 39. Ösophagomanometrie des Patienten von Abb. 38 vor der Bridenlösung. Die 2. Kurve von oben zeigt den Druck des UÖS 46 cm ab Zahnreihe. Typisch für eine „normotone Achalasie" ist das Fehlen der Erschlaffung auf die ankommenden Schluckwellen

2. Die Symptome mußten mit dem Wohlbefinden des Patienten interferieren und eine temporäre oder kontinuierliche Therapiebedürftigkeit verursachen.
3. Endoskopischer Befund von schwerem Reflux oder Ösophagitis.

Von den 218 kontrollierten Patienten erfüllten nur 10 (4,6%) diese Kriterien; diagnostiziert wurden bei ihnen gleichzeitig:

Alkoholismus	(2)
Hepatitis	(1)
Rezidivulzera	(3)
Pylorusstenose	(1)
?	(3)

Zwei Patienten waren schwere Äthyliker. Bei einem Patienten waren die Refluxsymptome in Zusammenhang mit einer schweren Hepatitis mit assoziierter atrophischer Gastritis aufgetreten. Nach Abheilung der Leberkrankheit war der Patient dann ohne Therapie beschwerdefrei.

Bei 3 Patienten war die Ösophagitis mit einem Ulkusrezidiv assoziiert. Ein Patient hatte eine Magenentleerungsstörung wegen einer Pylorusstenose. Bei 3 Patienten konnten wir keine andere Ursache der Ösophagitis finden; 2 von diesen hatten bereits präoperativ Refluxsymptome (Sodbrennen), aber eine manometrische Analyse des UÖS war nicht vorhanden.

Von den 218 Patienten hatte nur ein einziger (nicht in der multizentrischen Studie eingeschlossener) eine dauernde Dysphagie. Es handelte sich um einen 40jährigen starken Raucher, welcher wegen chronischem Duodenalulkus einer PSV unterzogen wurde. Früh nach der PSV hatte er eine therapierefraktäre Dysphagie. Eine Bariumösophagographie (Abb. 38) zeigte eine achalasieartige Stenose des distalen Ösophagus, und die Manometrie offenbarte eine nicht erschlaffende normotone Druckbarriere des UÖS (Abb. 39).

4 Versuche, die Stenose mit Puestow-Bougies zu dilatieren, zeigten keinen Erfolg. Die Reoperation 5 Monate nach PSV zeigte eine krawattenähnliche Adhäsion einer Fundusfalte rund um die Kardia. Nach Spaltung dieser Verwachsung trat sofortige und dauernde Beschwerdefreiheit ein (Abb. 38).

8.6.4 Diskussion

Nicht wenige Chirurgen sorgen sich um mögliche Folgen der extensiven Denervierung der Kardia während der PSV. Immerhin konnten einige Autoren [272] auch in prospektiven Serien Patienten erfassen, welche bei der Nachkontrolle lästigen Reflux aufwiesen. Temple u. McFarland [588] meldeten 5 schwere Fälle von Reflux bei der Nachkontrolle von 20 PSV-Patienten. Die Frage stellt sich, ob diese Patienten wegen der PSV refluxkrank wurden oder ob sie bereits präoperativ eine unabhängige, durch die Ulkussymptomatik maskierte und wegen des Ulkus nicht näher abgeklärte Sphinkterpathologie aufwiesen. Die Untersuchungen über Reflux nach PSV, die sich als prospektiv bezeichnen, weisen alle eine Schwäche auf: es sind klinische Studien, deren Problemstellung auf die Erfassung des Erfolgs und der Morbidität der PSV hinzielt, d. h. daß die bei der Nachkontrolle erfaßten Refluxkranken vor der Operation meist nicht genügend untersucht wurden, um die näheren Ursachen der Refluxsymptome zu klären.

Schließlich haben 40–50% der Ulkuspatienten während der Ulkusschübe eine an Reflux erinnernde Symptomatik, wie Sodbrennen und saures Aufstoßen [555, 605]. Wichtig erscheint es bei dieser Gruppe, vor der PSV diejenigen zu erfassen, welche eine ulkusunabhängige autonome UÖS-Schwäche haben. Zu diesem Zweck scheinen eine genaue Erhebung der Symptome in den beschwerdearmen Intervallen der Ulkuskrankheit und manometrische Studien des Sphinktertonus, evtl. der Sphinktertonusreserve nach Stimulation, wesentlich.

Reflux bei einem sonst beschwerdefreien Patienten anläßlich der Nachkontrolle muß die Aufmerksamkeit des Untersuchers auf die Möglichkeit eines Ulkusrezidivs nach PSV lenken. Von 28 Patienten mit symptomatischem Rezidiv nach PSV bei einer Jahreskontrolle der Studie waren bei 14 Reflux und Sodbrennen als Symptome vorhanden. Die Endoskopie

zeigte einen entsprechenden, wenn auch nicht gravierenden Ösophagitis-
befund.

Dysphagie wurde nach Vagotomie von verschiedenen Autoren gefunden
[269,505,561,565]. Die meisten Autoren lehnen die Hypothese einer neuro-
genen Ursache solcher temporären Achalasien ab. Banale Operationsfolgen, wie paraösophageale oder intramurale Hämatome, lokale Verwachsungen, Muskelschäden, Volvulus, können meistens für die Schluckbeschwerden verantwortlich gemacht werden. In fast allen Fällen verschwinden die Symptome nach einigen Monaten, und eine operative Therapie, wie
in unserem Falle, ist selten angezeigt.

8.6.5 Schlußfolgerungen

1. Die PSV führt zu keiner topographischen Verschiebung der UÖS.
2. Sie führt zu keiner Funktionsstörung des Sphinkters noch der Propulsivität der distalen Speiseröhre.
3. Eine prinzipielle Antirefluxoperation während der PSV ist nicht notwendig.
4. Vor der PSV müssen Ulkuspatienten mit Sodbrennen und saurem Aufstoßen auf die Möglichkeit einer koexistierenden autonomen Refluxkrankheit geprüft werden. Anamnese, ggf. die manometrische Untersuchung oder Langzeit-pH-Metrie, werden diejenigen Patienten ausfin-
   dig machen, welche zusätzlich zur PSV eine Antirefluxplastik (Fundoplicatio) benötigen.
5. Refluxsymptome bei der Nachkontrolle nach PSV sind auf Ulkusrezidiv
   verdächtig.

8.7 Reoperationen

C. MULLER

8.7.1 Frühe Reoperationen

Wie aus Tabelle 11 (S. 51) hervorgeht, mußten 3 Patienten im Gesamtkrankengut von 717 Patienten (0,4%) noch während des gleichen Krankenhausaufenthalts reoperiert werden: eine intraabdominale Nachblutung
(Splenektomie), eine Kleinkurvaturnekrose (Übernähung) und eine massive Blutung aus einem Ulcus duodeni (Billroth II). Der letztgenannte
Patient verstarb 4 Tage nach dem Zweiteingriff an einer Lungenembolie.

8.7.2 Späte Reoperationen

Reoperation wegen Rezidiv. Die Reoperationsrate wegen Rezidiv beträgt
im Gesamtkrankengut 2,6% (19 von 717 Patienten) bzw. 19% der Rück-

Tabelle 49. Häufigkeit und Art der Reoperationen wegen Rezidiv während der Beobachtungszeit von 5 Jahren, aufgeschlüsselt nach dem Ulkustyp

Primär-ulkus	Operierte n	Rezidive (kumu-lativ)	Reopera-tionen	Anteil an Gesamt-gruppe [%]	Anteil an Rezi-diven [%]	Operationsverfahren			
						Revago-tomie	Revago-tomie + Pyloro-plastik	B I	B II
UD	524	62	12	(2,3)	(19)	1	1	3	7
UP	58	11	0	—	—	—	—	—	—
UPP	36	9	2	(5,6)	(22)	—	—	1	1
UV	71	11	4	(5,6)	(36)	—	—	2	2
UD+UV	28	5	1	(3,6)	(20)	—	—	1	—
Gesamt	717	98	19	(2,6)	(19)	1	1	7	10

Tabelle 50. Häufigkeit und Art der späten Reoperationen (mit Ausnahme der reoperierten Rezidive) während der Beobachtungszeit von 5 Jahren, aufgeschlüsselt nach Ulkustypen

Ulkustyp	Operierte n	Reopera-tionen	Anteil an Gesamt-gruppe [%]	Operationsverfahren				
				Pyloro-plastik	Gastro-jejunostomie	Fundo-plicato	B I	B II
UD	524	7	(1,3)	3	1	1	–	2
UP	58	1	(1,7)	1	–	–	–	–
UPP	36	1	(2,8)	1	–	–	–	–
UV	71	1	(1,4)	–	–	–	–	1
UD+UV	28	1	(3,6)	–	–	–	1	–
Gesamt	717	11	(1,5)	5	1	1	1	3

fälle (19 von 98 Patienten) (Tabelle 49). Die Aufschlüsselung nach Ulkustypen (vgl. auch 8.2.1–8.2.5) zeigt einen höheren Anteil bei den UV, doch ist der Unterschied nicht signifikant. Unsicherheit über die Dignität des rezidivierenden Magengeschwürs mag zur aggressiveren Indikationsstellung beigetragen haben. Tabelle 52 zeigt außerdem, welcher Art die Zweiteingriffe waren, in der Mehrheit nämlich Resektionen nach Billroth I oder Billroth II.

Reoperationen aus anderen Gründen. Tabelle 50 zeigt, nach Ulkustypen aufgeschlüsselt, die Häufigkeit und Art der Reoperationen bei rezidivfreien Patienten. Die Indikationen und der Typ des Zweiteingriffs sind in Tabelle 51 dargestellt. Überwiegend machten Stenosen eine Drainage (6 Patienten) und gelegentlich eine Resektion (3 Patienten) notwendig. Gastroösophageale Refluxkrankheit war nur zweimal Anlaß zur Reoperation, bei einem dieser Fälle lag eine Kombination mit einer relativen Magenausgangsstenose vor. Bei einem Patienten führte der rezidivverdächtige

Tabelle 51. Indikation und Verfahren zur Reoperation der 11 Reoperierten ohne Rezidiv: *P* Pyloroplastik, *GJ* Gastrojejunostomie, *Fp* Fundoplicatio, *B I* Billroth I, *B II* Billroth II, *göR* gastroösophagealer Reflux

Ulkustyp	(*n*)	Reopera-tionen	Stenose	Stenose + göR	göR	Magen-lymphom
UD	(524)	7 (1,3%)	5 (1%) (3 P, 1 GJ, 1 B II)	1 (0,2%) (B II)	1 (0,2%) (Fp)	—
UP	(58)	1 (1,7%)	1 (1,7%) (P)	—	—	—
UPP	(36)	1 (2,8%)	1 (1,8%) (P)	—	—	—
UV	(71)	1 (1,4%)	—	—	—	1 (B II)
UD + UV	(28)	1 (3,6%)	1 (3,6%) (B I)	—	—	—
Gesamt	(717)	11 (1,5%)	8 (1,1%) (5P, 1GJ, 1BI, 1BII)	1 (0,14%) (B II)	1 (0,14%) (Fp)	1 (B II)

Befund nach 2 Jahren zur Resektion, wobei der histologische Befund im Resektat ein Magenlymphom ergab; 4 Eingriffe erfolgten im ersten postoperativen Jahr (alles Stenosen), 2 nach 2 Jahren (1 Stenose und 1 Reoperation bei Lymphom), einer nach 3 Jahren (Refluxkrankheit, Fundoplicatio) und der letzte nach 4 Jahren (Stenose). Insgesamt wurden nur 1,5% aller Patienten aus nicht rezidivbedingter Indikation reoperiert.

8.7.3 Diskussion

Die gesamte Reoperationsrate aus irgendwelchen Gründen (frühe Komplikationen, Rezidiv, andere späte Störungen) beträgt in unserem Krankengut demnach 4,6% (Tabelle 52). Die Rate ist am geringsten beim UP, am höchsten beim UPP, doch sind alle Unterschiede nicht signifikant (2 *P* > 0,10). Ist diese Gesamtreoperationsrate nun hoch oder niedrig? Die Antwort könnte durch einen Vergleich mit anderen Untersuchungen nach PSV oder verschiedenen Verfahren der Ulkuschirurgie gegeben werden. Leider gibt es aber für alle Verfahren nur sehr wenige Untersuchungen, die über die verschiedenen Arten der Reoperationen differenziert berichten. Eine Ausnahme macht Jordan [327]. Nach SGV + A wurden im Laufe von 2 Jahren insgesamt 10% (5 von 47) der Patienten reoperiert, 3 früh (wegen Anastomosenobstruktion) und 2 spät wegen Ileus. Nach PSV kam es im gleichen Zeitraum zu 2 Reoperationen (4%) wegen Ileus, eine nach 10 Tagen, die zweite nach 6 Monaten. Nur Adami et al. [4] berichteten nach PSV über eine extrem hohe gesamte Reoperationsrate von 13%, die aber zu zwei Dritteln durch eine hohe Rate an Rezidivoperationen verursacht ist.

Tabelle 52. Zusammenfassung der Reoperationshäufigkeit aus allen Gründen, aufgeschlüsselt nach Ulkustypen

Ulkustyp	Operierte n	Frühe Reoperation n [%]	Reoperation wegen Rezidiv n [%]	Reoperation aus anderen Gründen n [%]	Gesamtzahl Reoperierte n [%]
UD	524	3 (0,6)	12 (2,3)	7 (1,3)	22 (4,2)
UP	58	0 —	0 —	1 (1,7)	1 (1,7)
UPP	36	0 —	2 (5,6)	1 (2,8)	3 (8,3)
UV	71	0 —	4 (5,6)	1 (1,4)	5 (7,0)
UD + UV	28	0 —	1 (3,6)	1 (3,6)	2 (7,1)
Gesamt	717	3 (0,4)	19 (2,6)	11 (1,5)	33 (4,6)

Die Durchsicht der Literatur zeigt, daß im übrigen immer Angaben zu einer der 3 Reoperationsarten fehlen, sich also zuverlässige Vergleichszahlen der *Gesamtoperationsrate* nicht ermitteln lassen. Durch Extrapolation und Kombination von verschiedenen Berichten kann man für alle Verfahren eine gesamte Häufigkeit von Zweiteingriffen zwischen 1,2 und 22% annehmen, wobei die Mehrzahl der Schätzungen um 6–7% liegen dürfte [4, 138, 142, 142a, 210, 295, 327, 345, 348, 391, 537, 580].

Bei den *frühen Reoperationen* liegt die Häufigkeit zwischen 0 und 7%, ungeachtet des angewandten Verfahrens, wobei die Nullraten nur in kleinen Serien vorkommen. Während Nachblutung und Platzbauch unspezifische Indikationen darstellen, sind es bei den Resektionen u. a. die Anastomosen- bzw. Duodenalstumpfinsuffizienz, aber auch die Obstruktion im Anastomosenbereich [327], die als spezifische Ursachen auftreten. Nach Vagotomie und Drainage ist ebenfalls die Nahtinsuffizienz an der Pyloroplastik oder Gastrojejunostomie das spezifische Problem, nach PSV die (seltene) Kleinkurvaturnekrose (vgl. 7.2).

Die *Reoperation bei Rezidiv* wurde bereits unter 8.2 diskutiert. Sie ist im Endergebnis bei allen Verfahren etwa gleich häufig notwendig, da die Rückfälle nach den Operationen mit niedrigen Rezidivraten (Resektion, kombinierte Verfahren) offenbar häufiger eine Indikation für einen Zweiteingriff darstellen als diejenigen nach PSV (vgl. Tabelle 38, S. 97).

Die *späte Reoperation aus nicht rezidivbedingter Indikation* ist in der Literatur je nach Verfahren in 2,0–5,7% der Fälle notwendig [4, 138, 142, 142a, 210, 295, 327, 345, 348, 391, 537]. Unsere Rate von 1,5% liegt damit eher tief. Interessant ist, daß nach Resektion nach B II und kombinierten Verfahren (SGV bzw. TV + A) der gastroduodenale Reflux mit galligem Erbrechen deutlich die häufigste Indikation zur Reoperation darstellt [210, 537]. Aber auch nach TV oder SGV mit Drainage ist das „bile vomiting" häufig Anlaß zum Zweiteingriff [210, 345, 346]. Nach PSV kommt diese Reoperationsindikation nicht vor. Andere funktionelle Spätfolgen wie Dumping oder Diarrhö führen nur sehr selten zur Reoperation, nicht zuletzt da die Erfolgsaussichten einer operativen Korrektur dieser Störung kaum über 50% liegen [55]. Stenosen sind zwar die relativ bedeutendste Indikation nach PSV, doch ist die stenosebedingte Reoperationshäufigkeit immer unter 2% nach PSV ohne Drainage [4, 142, 142a, 295] und liegt in unserem Krankengut um 1% (Tabelle 51). Auffallend ist, daß auch nach Verfahren mit Resektion (B I, B II, Vagotomie und Antrektomie) späte Stenosen in 2–4% der Fälle reoperiert werden müssen [142a, 537].

Zusammenfassend bestätigt sich in der Literaturübersicht der Eindruck, daß die Reoperationsrate nach PSV sowohl wegen postoperativen Frühkomplikationen, Rezidiven und späten Störungen insgesamt mit den Ergebnissen anderer Verfahren vergleichbar ist. Die Resultate in unserem Krankengut liegen durchweg im untersten Bereich. Trotzdem bleibt die Tatsache bestehen, daß ungeachtet des angewandten Verfahrens nahezu einer von 20 Ulkuspatienten im Verlaufe von 5 Jahren aus unterschiedlichen Gründen eines Zweiteingriffes bedarf. Entscheidend ist aber, daß keiner unserer 30 Spätoperierten nach PSV als Folge der Reoperation verstarb.

8.8 Metabolische Spätfolgen

S. MARTINOLI

8.8.1 Einführung

Obwohl in letzter Zeit erneut angezweifelt [144], scheint es bewiesen, daß ein Kollektiv von Magenresezierten 10 Jahre nach der Resektion in 50% der Fälle eine *Anämie* meist vom Eisenmangeltyp aufweist [593], wenn für Männer eine Hämoglobinkonzentration von 14 g% und für Frauen eine solche von 12 g% als untere Normgrenze angenommen wird.

Ein Trend zur Anämie ist hingegen in Langzeitkontrollen nach trunkulärer Vagotomie und Pyloroplastik nicht festzustellen [617]. Auch randomisierte Serien [500] von Vagotomie gegen resezierende Verfahren zeugen von einer wesentlichen Verminderung der Anämierate nach Vagotomie.

Gewichtskurven nach Magenoperationen müssen kritisch gewertet werden: insbesondere sind prozentuale Angaben der Gewichtsänderung bis zur Nachkontrolle nicht immer ein zuverlässiges Maß des metabolischen Wohlergehens des Patienten, wenn sie nur am präoperativen Gewicht gemessen werden. Oft gehen Leidensdruck und Abmagerung gerade präoperativ Hand in Hand, so daß für den Patienten die punktuelle präoperative Gewichtserfassung an einem Tiefstpunkt seines Lebens erfolgt. So konnten auch Serien von Magenresezierten wegen Ulzera erfreuliche prozentuale Gewichtszunahmen in der Nachkontrolle aufweisen, was aber z. B. im Vergleich zum Idealgewicht nicht unbedingt bedeutet, daß nach Resektion postoperativ der normale Ernährungszustand erreicht wird.

Vitamin B$_{12}$ im Serum ist in 14% der partiell Gastrektomierten erniedrigt [102]. Klinisch sind aber echte Perniziosabilder selten zu beobachten.

Bakterielle Darmkontamination und Mangel an Intrinsic factor durch die chronische Stumpfgastritis sind ursächlich in ähnlichem Ausmaß beteiligt.

Fälle von *Osteomalazie* nach Gastrektomie sind nicht selten zu finden, falls selektiv danach gesucht wird [102]. In einem Kollektiv von 28 Patienten mit Osteomalazie fand Alexander-Williams eine relativ größere Zahl von Magenresezierten [13]. Wichtig ist, daß man sich bei der Nachkontrolle von Magenoperierten systematisch nach Knochenschmerzen erkundigt und, falls sie angegeben werden, sich nicht mit banalen Bequemlichkeitsdiagnosen zufrieden gibt. *Kalzium* und *alkalische Phosphatase* im Serum können wertvolle Hinweise auf eine Osteomalazie geben, ersetzen aber die Untersuchung und Befragung des Patienten nicht.

8.8.2 *Resultate aus der multizentrischen Studie*

Um Verfälschungen durch Labormethoden sowie verschiedene Einheiten und Normwerte zu vermeiden, werden die langfristigen metabolischen Erhebungen am einheitlichen Basler Studienkrankengut durchgeführt.

Als Vergleichsparameter für die *Gewichtsstudien* wurde das Idealgewicht, wie es in den Tabellen der Metropolitan Life Insurance Company [572] angegeben wird, benutzt.

Aus Abb. 40 ist der Verlauf der Gewichtsdifferenzen zum Idealgewicht bei 72 Patienten 5 Jahre nach PSV zu sehen. Ausgeschlossen wurden 2 Fälle mit Tumorprogredienz (extragastrisch) und 2 chronische Pankreatitiden mit progressiver Kachexie.

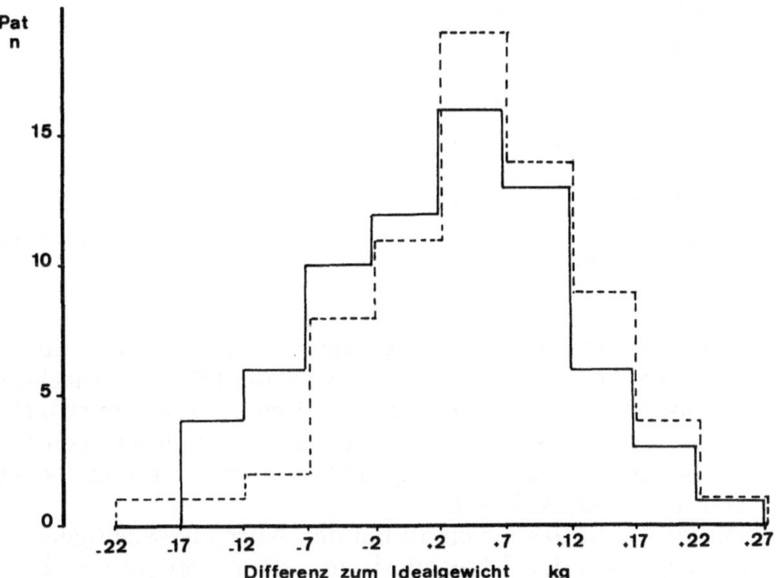

Abb. 40. Verteilung der Gewichtsdifferenz zum Idealgewicht präoperativ (————) und 5 Jahre nach der PSV (– – –) bei 72 Patienten

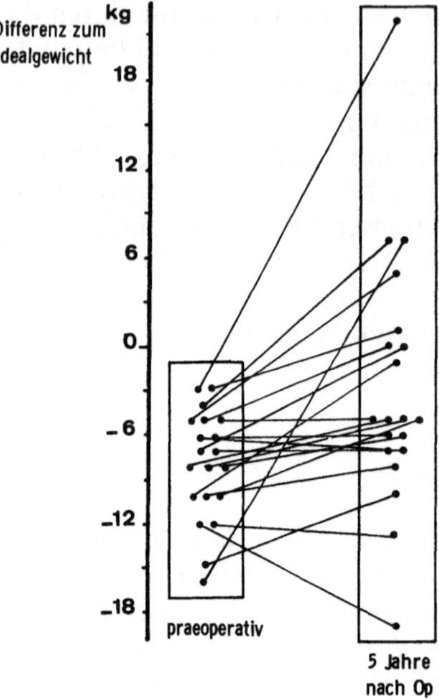

Abb. 41. Verhalten der Untergewichtigen (3 kg und mehr unter dem Idealgewicht) vor und nach PSV

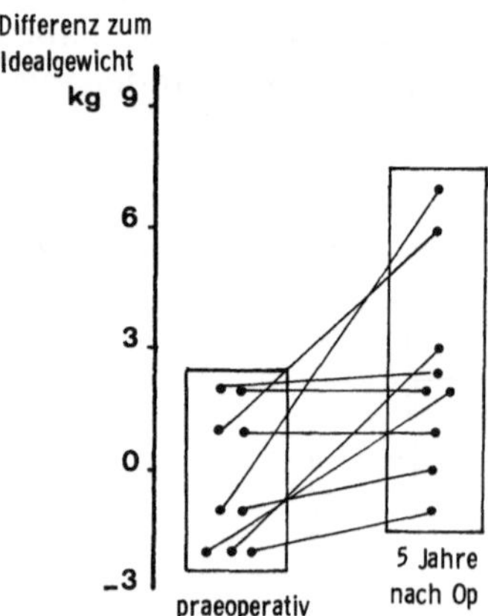

Abb. 42. Verhalten der Normalgewichtigen (Idealgewicht ± 2 kg) vor und nach PSV

Von einem präoperativen Medianwert von + 2 kg gegenüber dem Idealgewicht verschob sich das Mediangewicht der Fünfjahresnachkontrollen auf + 5 kg über dem Idealgewicht ($P < 0{,}01$ im Vorzeichentest). Der Trend zur Gewichtszunahme ist besonders bei den untergewichtigen Operierten zu sehen, welche präoperativ 3 kg und mehr unter ihrem Idealgewicht aufwiesen ($P < 0{,}05$; Abb. 41).

Dieser Trend flacht sich ab bei den Normalgewichtigen (Abb. 42) und verschwindet bei den Ulkusoperierten, die präoperativ mehr als 2 kg über ihrem Idealgewicht wogen ($P > 0{,}05$; Abb. 43), ohne allerdings eine echte Gewichtsabnahme aufzuweisen, wie es von Wheldon vermutet wurde [617].

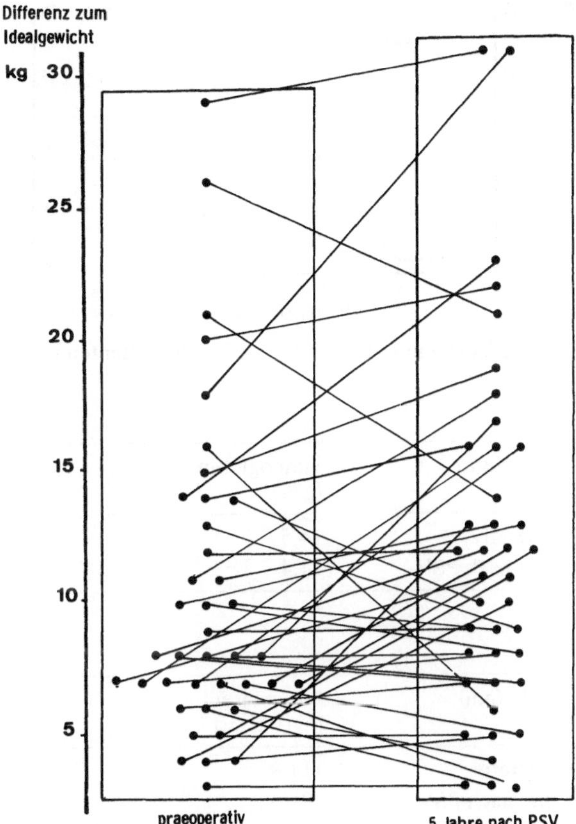

Abb. 43. Verhalten der Über-
gewichtigen (3 kg und mehr über
dem Idealgewicht) vor und nach
PSV)

Was die *Hämoglobinkonzentration* betrifft, wurden 50 Patienten untersucht. Aus Tabelle 53 und Abb. 44 ist ersichtlich, daß keine signifikanten
Veränderungen des Hb-Wertes während der ersten 5 Jahre nach PSV ein-
trat. Die Perforationen und die Blutungen wurden aus der Statistik herausgenommen. Die angedeutete Doppelgipfligkeit der präoperativen Kurve
ist wahrscheinlich zufällig und nicht aufgrund der Geschlechtsverteilung zu
erklären.

Das *Serumeisen* zeigt eigenartigerweise (Tabelle 54) einen abfallenden
Trend des Mittelwertes ($P = 0{,}05$, Vorzeichentest), obwohl der Mittelwert
nach 5 Jahren eindeutig noch in der Normgrenze des Labors (80–120 µg/100
ml) zu liegen kommt.

Durch Analyse der Histogramme (Abb. 45) sieht man, daß präoperativ
mehrere Patienten mit zu hohen Werten zur Operation kamen, wahrscheinlich infolge der nur allzu verbreiteten Anbehandlung des chronischen Ulkus
mit eisenhaltigen Polyvitaminpräparaten. Diese Interpretation bedarf aber
einer Bestätigung durch größere Patientenzahlen.

Der Gehalt an *Vitamin B$_{12}$* im Serum präoperativ und 5 Jahre nach Operation zeigte keine signifikante Veränderung (Tabelle 55 und Abb. 46).

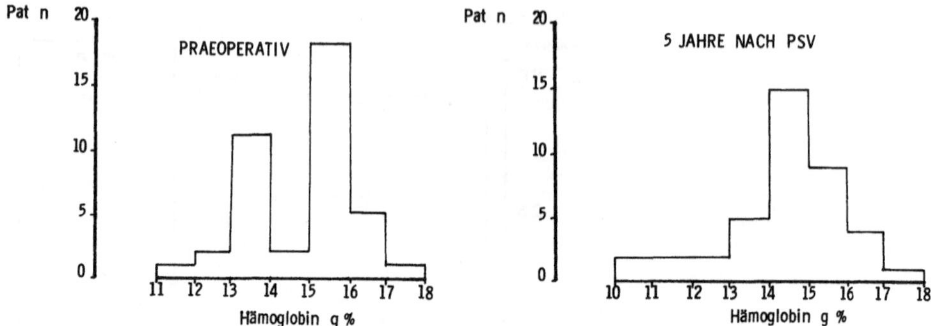

Abb. 44. Verteilung der Hb-Werte bei 40 Patienten vor und nach PSV

Laborbefund	Hämoglobin [g%]
Präoperativ	14,5
5 Jahre nach PSV	14,4

Tabelle 53. Hämoglobinwerte bei 40 Patienten

Laborbefund	Serumeisen [µg/100 ml]
Präoperativ	114,8
5 Jahre nach PSV	94,0

$P = 0,05$ (Vorzeichentest)

Tabelle 54. Serumeisenwerte bei 31 Patienten (Norm 80–120 µg/ 100 ml)

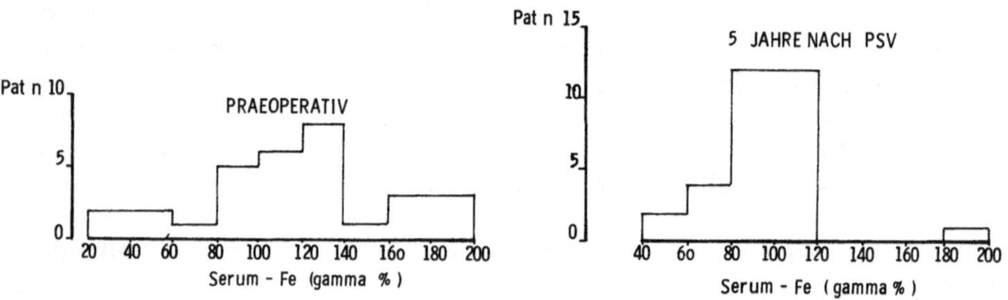

Abb. 45. Verteilung der Serumeisenwerte bei 31 Patienten vor und nach PSV

Die Mittelwerte beider Kollektive liegen im Normbereich zwischen 300 und 800 ng/l und sind annähernd identisch. Ein einziger Wert mit 280 ng/l war unter dem Normbereich bei der Fünfjahresnachkontrolle und blieb ungeklärt. Der entsprechende Patient wies einen Hb-Wert von 14,5 g% mit normaler Zellmorphologie und ein Gewicht von 9 kg über seinem Idealgewicht auf; klinisch war er dem Visick-Grad 2 zuzuteilen.

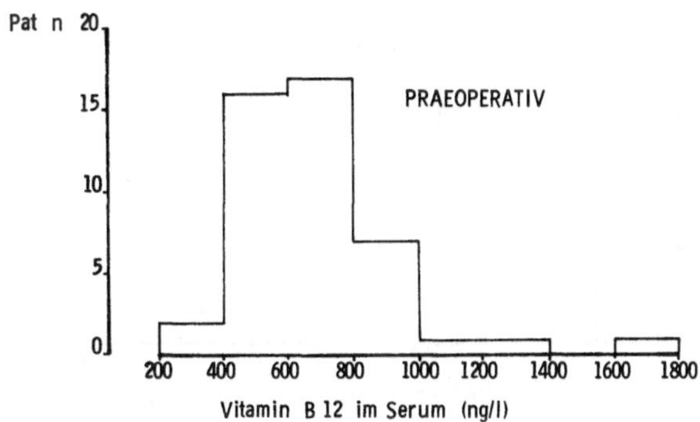

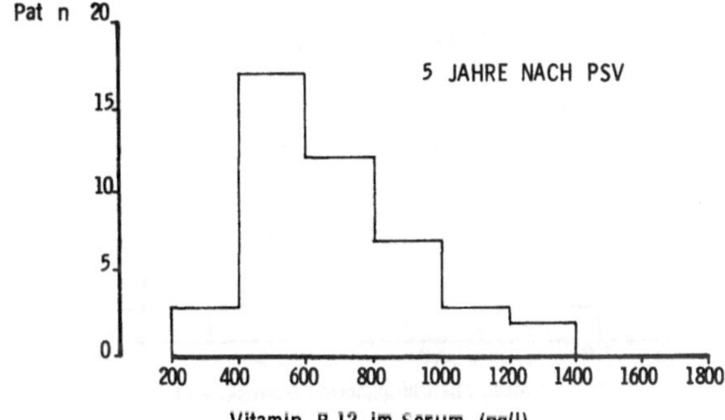

Abb.46. Verteilung von Vitamin B_{12} im Serum bei 45 Patienten vor und nach PSV

Tabelle 55. Vitamin B_{12} im Serum bei 45 Patienten (Norm 300–800 ng/l)

Laborbefund	Vitamin B_{12} im Serum [ng/l]
Präoperativ	666
5 Jahre nach PSV	665

Die Messung der *alkalischen Phosphatase* bei 50 Patienten präoperativ und 5 Jahre nach der Operation ergab keine Abweichung der Werte vom Normbereich (Tabelle 56 und Abb.47). Allerdings fand sich innerhalb des Normbereichs (0,6–4 B.E.) eine signifikante Verschiebung der Medianwerte in Richtung zu höheren Werten postoperativ ($P < 0,001$ im Vorzeichentest). Das steht in Übereinstimmung mit den Befunden von Venables et al. [601] nach TV + P; diese Autoren fanden ebenfalls einen Trend zur Erhöhung der Phosphatase im Langzeitverlauf.

Ob das ein Alterseffekt ist, woher die alkalische Phosphatase (Leber, Darm, Knochen?) stammt und ob die Erhöhung mit einer möglichen bakteriellen Besiedelung des Dünndarms in Zusammenhang steht, bleibt abzuklären.

Die *Kalziumwerte* (Tabelle 57 und Abb.48), obwohl weit im Normbereich (8,9–10,9 mg%), zeigen ebenfalls einen leichten Trend zu höheren Werten. Auch für dieses Phänomen fehlt uns eine Erklärung. Die Kal-

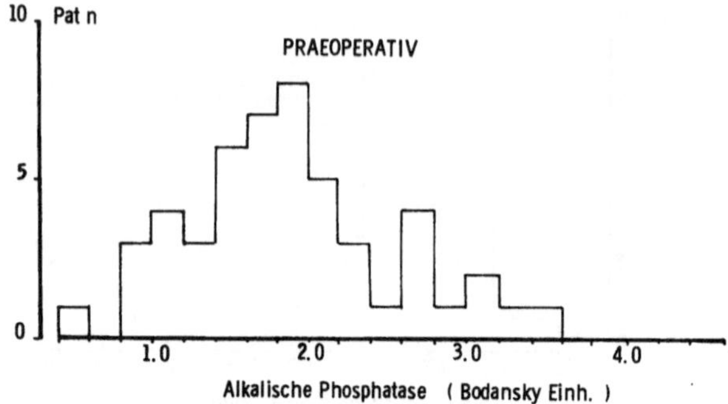

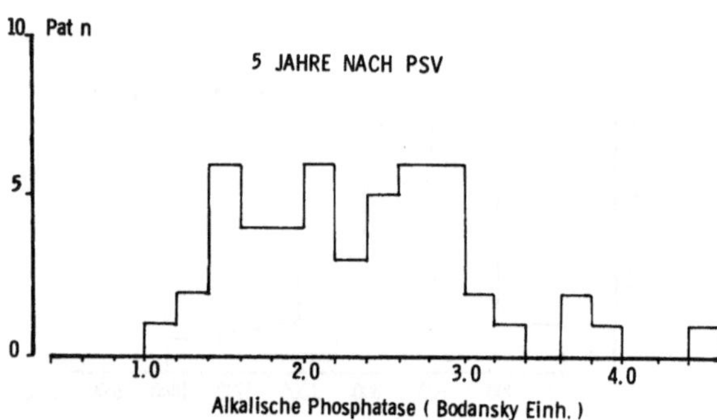

Abb. 47. Verteilung der Werte der alkalischen Phosphatase im Serum bei 50 Patienten vor und nach PSV (*B.E.* Bodansky-Einheit; 1 B.E. = 16,7 mE/ml)

Tabelle 56. Alkalische Phosphatase im Serum bei 50 Patienten (Norm 0,8–4 B.E. bzw. 13,4–66,8 mE/ml)

Laborbefund	Alkalische Phosphatase	
	[B.E.]	[mE/ml]
Präoperativ	1,8	30,1
5 Jahre nach PSV	2,3	38,4

$P < 0,001$ (Vorzeichentest)

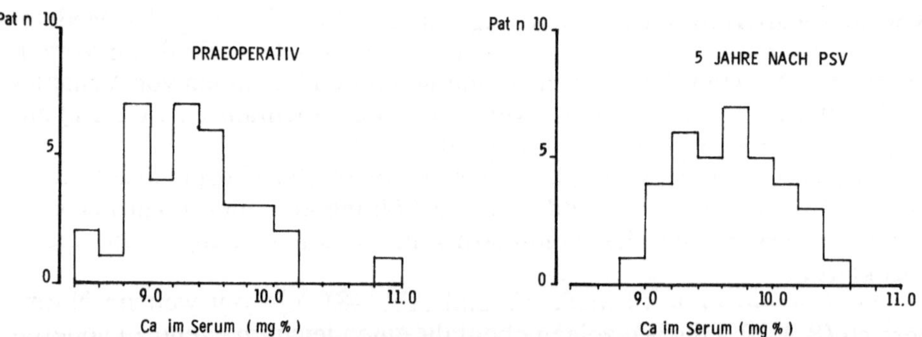

Abb. 48. Verteilung der Werte des Serumkalziums bei 36 Patienten

Tabelle 57. Serumkalzium bei 36 Patienten (Norm 8,9–10,9 mg% bzw. 2,22–2,72 mmol/l)

Laborbefund	Serumkalzium	
	[mg%]	[mmol/l]
Präoperativ	9,3	2,32
5 Jahre nach PSV	9,5	2,37

$P = 0,05$ (Vorzeichentest)

ziumwerte der Patienten mit präoperativer Blutung wurden aus der gepaarten Untersuchung ausgeschlossen, da sie im Durchschnitt weit unter der Norm lagen.

8.8.3 Diskussion

Aus den Resultaten dieser prospektiven Studie geht hervor, daß die PSV beruhigend wenig metabolische Langzeitprobleme zu bieten scheint. Das Gewicht nach 5 Jahren zeigt eine ansteigende Tendenz für die Untergewichtigen und ein stationäres Verhalten für die Adipösen. In der Gesamtgruppe liegt das Mediangewicht postoperativ 5 kg über dem Idealgewicht, und 70% der Untergewichtigen weisen eine Zunahme des Gewichts auf, wobei wiederum mehr als die Hälfte das Idealgewicht erreichen oder überschreiten.

Hämoglobin, Serumeisen und Vitamin-B_{12}-Werte zeugen von Stabilität und bewegen sich fast ausschließlich im Normbereich, ohne Trends zu zeigen.

Obwohl keine klinischen Zeichen für eine Knochenkrankheit bei den Nachkontrollierten zu finden waren, ist in dieser Hinsicht für eine Langzeitprognose Vorsicht geboten. Kalzium und alkalische Phosphatase liegen zwar 5 Jahre nach der Operation eindeutig im Normbereich, zeigen aber einen Trend zu höheren Werten, welcher noch weiterer Nachforschung bedarf. Da die bakterielle Besiedlung des Magens nach Schlag [542] nur ein Fünftel der Patienten nach PSV befallen soll, ist kaum anzunehmen, daß die intestinale Besiedlung häufiger sein sollte. Somit ist eine extraintestinale, „osteogene" Ursache u. U. für die Erhöhung der alkalischen Phosphatase verantwortlich. Eine differenzierte Analyse dieses Befundes setzt voraus, daß man Alterskorrekturfaktoren einschaltet und wahrscheinlich Beobachtungszeiten über 10–15 Jahre abwartet.

Zusammenfassend steht fest, daß Stoffwechsel und Ernährungszustand 5 Jahre nach PSV meist normal sind; weder klinische noch labormäßige Zeichen sprechen für eine zunehmende chronisch-atrophische Gastritis, was außerdem durch die Stabilität der Säurewerte (vgl. 10.6.3) von 1 bis 5 Jahren postoperativ indirekt bestätigt wird.

In bezug auf die metabolischen Spätfolgen und die Nutrition ist die PSV gegenüber der Resektion und gegenüber der Vagotomie mit Drainage klar im Vorteil.

9 Spezifische Probleme beim Ulcus ventriculi

C. MULLER

Obwohl unter „Ulcus ventriculi" das Geschwür im Magen klar bezeichnet
scheint, ist es seit der Analyse von Johnson [306] nicht mehr zulässig, unter
diesem Begriff eine einheitliche Form der Ulkuskrankheit vorauszusetzen.
Johnson [306] definierte 3 Typen des Magengeschwürs:

Typ I: das eigentliche, isolierte Magenulkus;
Typ II: das kombinierte Ulkus, bei dem die aktive Läsion im Magen oder
          Duodenum mit einer narbigen oder aktiven peptischen Zweitlä-
          sion einhergeht;
Typ III: das präpylorische Ulkus, wobei bei jeder Kombination mit einer
          anderswo gelegenen Läsion die präpylorische für die Einteilung
          ausschlaggebend ist.

Unsere Definitionen der Ulkustypen basieren auf dieser Einteilung,
wobei wir der Studie eine möglichst exakte lokalisatorische Bestimmung
zugrunde gelegt haben (vgl. 2.4). Aber weder in pathogenetischer Hinsicht
noch in den therapeutischen Grundsätzen können wir uns aufgrund unserer Ergebnisse (vgl. 8.2 und Kap. 10) den Schlußfolgerungen von Johnson
[306] ganz anschließen.

Ungeachtet der therapeutischen Ergebnisse bestehen beim Ulcus ventriculi aller Typen einige grundsätzliche und spezifische Probleme bei der
Anwendung der Vagotomie, auf die im folgenden eingegangen wird. Als
zusätzliche Daten stellen wir unsere eigenen, an der Basler Klinik gemach-
ten Erfahrungen mit der PSV beim Magengeschwür voran.

9.1 Eigene Ergebnisse im Basler Krankengut

Wir haben 52 von 1973 bis Anfang 1976 mit PSV behandelte Patienten mit
einem Magenulkus prospektiv untersucht. Nachdem wir 1977 [451] über
einen Verlauf von 18 Monaten und 1979 [453] von 41 Monaten berichtet
haben, liegen nun die Ergebnisse nach einer Beobachtungszeit von 60
Monaten im Median (Bereich 12–87 Monate) vor. Die Aufschlüsselung des
Krankengutes nach Ulkustyp [306] und die Nachkontrollrate sind in

Tabelle 58. Ulkustyp, Nachkontrollrate und Verlaufsdauer im Krankengut der prospektiven Basler Studie über die PSV beim Magengeschwür 1973–1976

Ulkustyp	n	[%]
I (UV)	30	(58)
II (UD + UV)	11	(21)
III (UPP)	11	(21)
Gesamt	52	(100)
Postoperativ verstorben	3	
Verlauf unbekannt	1	
Verlauf bekannt	48	(98% von 49 Patienten)
Endoskopisch nachuntersucht	44	(92% von 48 Patienten)

Beobachtungszeit bei 48 Patienten: Median 60 Monate (Bereich 12–87 Monate)

Tabelle 59. Histologische Sicherung der Dignität des Ulkus bei 52 Patienten mit Magengeschwür und PSV

Untersuchung	n
Präoperativ:	
multiple endoskopische Biopsien	41
Intraoperativ:	
totale Ulkusexzision (Schnellschnitt)[a]	21
Biopsien	4
Histologische Sicherung	45 (87%)

[a] Zusätzlich immer postoperative Aufarbeitung in Stufenschnitten

Tabelle 60. Klinisches (subjektives) Gesamtergebnis bei 48 im Mittel nach 5 Jahren nachuntersuchten Patienten

Visick-Grad	Ulkustyp			
	I ($n=26$)	II ($n=11$)	III ($n=11$)	Gesamt ($n=48$)
1	14	7	8	29
2	8	2	–	10
3	2	1	2	5
4	2	1	1	4

(Grad 1 und 2: 81%; Grad 3 und 4: 19%)

Tabelle 58 dargestellt; 12 der 52 Operationen waren Notfalleingriffe (7 Blutungen und 5 Perforationen).

Die Dignität der Läsion wurde in 87% der Fälle (45 Patienten) prä- und/oder intraoperativ gesichert, sie unterblieb bei 7 Notfalleingriffen (Tabelle 59).

Das klinische Resultat aufgrund der Visick-Klassifikation war bei 81% der Patienten gut (Tabelle 60). Die symptomatische Rezidivrate betrug in

Tabelle 61. Klinische und totale Rezidivrate nach 5 Jahren, aufgeschlüsselt nach Ulkustypen

Ulkustyp	Rezidive		Gesamt
	sympto-matisch	asympto-matisch	
I ($n = 26$)	1	–	1 (4%)
II ($n = 11$)	2	1	3 (27%)
III ($n = 11$)	1	1	2 (18%)
Gesamt ($n = 48$)	4 (8,3%)	2 (4,2%)	6 (12,5%)

Tabelle 62. Analyse der Rezidive des Basler Krankengutes mit PSV beim Magengeschwür

Patienten-alter (Jahre)	Ulkustyp	Rezidiv nach (Monate)	Hollander-Test (nach 1 Jahr)	Chronische Gastritis (Grad)[a]	Klinische Merkmale	Re-operation
43	III	12	– neg.	III	Antropylorische Stenose, Gallereflux	Resektion (Roux-Y)
56	II	19	– neg.	–	„maladie antrale", Gallereflux	B I
42	III	22	+ spätpos.	IV + IM	Symptomlos	–
67	II	26	–	II	Symptomlos (Faden-ulkus)	–
62	I	31	– neg.	III–IV	„maladie antrale"	B I
55	II	54	– neg.	III–IV + IM	„maladie antrale"	–

[a] *I und II* Oberflächengastritis, *III und IV* chronische Gastritis mit Drüsenatrophie, *IM* intestinale Metaplasie

der Gesamtgruppe 8,3%, die totale 12,5% (Tabelle 61). 4 Patienten wurden reoperiert, 3 wegen Rezidivs, und einmal erfolgte nach 29 Monaten eine sekundäre Drainageoperation. Schlüsselt man die Rezidivzahlen nach Ulkustyp auf, so ist die Rate beim UV Typ I deutlich geringer als in den 2 anderen Gruppen, doch ist der Unterschied angesichts der kleinen Fallzahlen statistisch im Vierfeldertest in dieser Serie nicht signifikant (vgl. 8.2).

Die Analyse der Rezidive (Tabelle 62) zeigt keine wesentliche insulinstimulierte Sekretion bei den 5 sekretorisch nachuntersuchten Fällen und atrophisch-gastritischen Veränderungen bei 4 Patienten. Gerade der Gastritisschweregrad korreliert aber nicht mit der Symptomatik. Es zeigt sich, daß der Veränderung des Magenausgangs im Sinne der „maladie antrale" oder antropylorischen Stenose ein erheblicher Krankheitswert und wohl auch prognostische Bedeutung zukommt. Bei allen 4 symptomatischen Rezidiven lag ein „kranker Magenausgang" bei der Erstoperation vor, und diese Veränderung war nach PSV nicht reversibel; 3 dieser Patienten mußten durch Resektion des veränderten Magenabschnitts reoperiert werden, beim vierten scheint sich zur Zeit die Indikation zum Zweiteingriff abzuzeichnen.

Tabelle 63. Verlauf der chronischen Gastritis nach PSV bei 11 Patienten mit Ulcus ventriculi

Lokalisation	Gastritisgrad[a]	Vor PSV n	1 Jahr nach PSV n	5 Jahre nach PSV n
Korpus	0	0	0	0
	I + II	5	5	8
	III + IV	6	6	3
Antrum	0	0	1	1
	I + II	1	2	5
	III + IV	10	8	5
		11	11	11

[a] *0* keine gastrische Veränderung, *I und II* chronische Oberflächengastritis, *III und IV* chronische Gastritis mit Drüsenatrophie

Eine chronische Gastritis lag präoperativ bei 89% der Patienten vor. Bei 11 von ihnen haben wir wiederholte Biopsien bis zu 5 Jahren durchgeführt (Tabelle 63). Der Verlauf nach PSV zeigt, daß der Schweregrad, besonders auch im Korpus, eher abzunehmen scheint. Auch unter Berücksichtigung von „sampling errors" darf man annehmen, daß die atrophische Entzündung der Magenschleimhaut im Gefolge der PSV zumindest nicht zunimmt.

Die sekretorischen Ergebnisse (30 Patienten) ergaben eine BAO-Reduktion um 45% und eine PAO_{Pg}-Reduktion von 57% in der Gesamtgruppe und bewegen sich damit im Rahmen der in Kap. 10 diskutierten Resultate.

9.2 Karzinomrisiko

Das Risiko, daß im Ulkusmagen ein Karzinom entsteht, ist ein zweifaches: erstens kann bei der Operation eine bereits vorhandene maligne Läsion im Ulkus oder in seiner Umgebung übersehen werden, und zweitens kann das Operationsverfahren an sich die spätere Entwicklung eines Karzinoms begünstigen. Eine Grenze von 5 Jahren wird allgemein für das Manifestwerden eines primär übersehenen Karzinoms [254] angenommen. Das Problem des Karzinoms im operierten (vagotomierten) Magen wird in Kap. 14 eingehend behandelt. Wir können uns hier also auf die Gefahr des Übersehens einer karzinomatösen Läsion bei der Vagotomie in der Behandlung des Magengeschwürs beschränken. Dieses Risiko ist ja das Hauptargument gegen ein nichtresezierendes Verfahren beim UV, sofern akzeptiert wird, daß Vagotomie und Exzision in der Wirksamkeit (Rezidivrate) der Resektion nahekommen (vgl. 8.2) und im klinischen Ergebnis (funktionelle Spätfolgen, Visick-Klassifikation) wahrscheinlich überlegen sind (vgl. 8.1).

Die Wahrscheinlichkeit, ein Ulkus aufgrund des makroskopischen Aspekts bei der Endoskopie oder Operation fälschlicherweise als benigne zu verkennen, beträgt etwas 3,5–7% [109, 188]. Während die Lokalisation des Ulkus an der Groß- oder Kleinkurvatur nichts über die Dignität aussagt [615], findet sich ein wesentlicher Anhaltspunkt in der Größe des Ulkus: liegt der Durchmesser des Geschwürs unter 2 cm, sind 2,5% maligne, liegt er über 2 cm, sind es 10%, über 4 cm gar 60% [615, 516]. Intraoperative Biopsien, meistens sog. „4-Quadranten-Biopsien", vermögen das Risiko des Übersehens einer karzinomatösen Läsion im Ulkus kaum einzuschränken (1,5–6%) [166, 181, 344, 424]. Nur die totale Ulkusexzision schließt das Übersehen eines Karzinoms im Ulkusbereich nahezu aus, wurde doch bisher in der Literatur kein Fall bekannt, bei dem nach Ulkusexzision innerhalb von 5 Jahren ein Karzinom aufgetreten wäre [165, 312, 439, 453]. Nur Haukland u. Johnson [241] berichteten über 4 Fälle von Magenkarzinom bei 152 Patienten 5–7 Jahre nach selektiv-gastrischer Vagotomie mit Drainage und Ulkusexzision, eine alarmierende Prävalenz von 2,6%. Ihre Schlußfolgerung war, daß der Ulkusmagen zur Karzinomentstehung prädisponiert sei und daß die Vagotomie diese grundsätzlich begünstige [241]. Als Kontrollgruppe diente aber ein ebenfalls vagotomiertes Ulcus-duodeni-Kollektiv, nicht aber eine unoperierte oder zumindest nicht vagotomierte Ulcus-ventriculi-Vergleichsgruppe. Die Karzinomprädisposition des Ulkusmagens ist aber aufgrund der Untersuchung von Lindskov et al. [399] anzuzweifeln. Nach Ausschluß der primären Karzinome durch eine Karenzfrist von 2 Jahren fanden diese Autoren im weiteren Verlauf bei Patienten mit konservativ geheiltem UV keine Häufung von Magenkarzinomen. Der zweite Teil der Schlußfolgerung von Haukland u. Johnson ist fragwürdig, da alle ihre Patienten auch eine Drainageoperation erhielten, die aufgrund der experimentellen Untersuchung Morgensterns [434] bei der Ratte die Karzinogenese begünstigt. Der Schluß, die Vagotomie allein wirke beim Magengeschwür kanzerogen, ist damit zu weitgehend und kann keinesfalls auf die PSV ohne Drainage übertragen werden.

Können die Befunde von Haukland u. Johnson nicht durch unerkannte kleinste maligne Veränderungen außerhalb des Ulkus erklärt werden? Vor diesem Fehler kann selbst die totale Ulkusexzision nicht schützen, aber auch nicht die Resektion des distalen Magens nach Billroth I, der anerkannten Standardmethode beim UV Typ I. Hilbe et al. [254] fanden nach B I eine Karzinomhäufigkeit im Restmagen von 6,6%, in einer Kontrollgruppe von unoperierten UV allerdings auch von 5,4%. Diese Prävalenzen sind 2- bis 3mal so hoch wie die Angaben von Haukland u. Johnson. Zweifellos lassen multiple (10–15) Biopsien aus dem Ulkusgrund, -rand und v. a. auch aus der Umgebung des Geschwürs maligne Veränderungen mit größter Wahrscheinlichkeit (über 99%) ausschließen [517].

Zusammenfassend ist das Risiko einer malignen Veränderung im Ulkusbereich (Ulkuskarzinom, „early cancer" Typ IIc und III) durch die totale Ulkusexzision mit hoher Sicherheit auszuschließen. Dies gilt aber nur, wenn nach der intraoperativen Schnellschnittuntersuchung auch die vollständige Aufarbeitung des Präparats in Stufenschnitten erfolgt. Maligne Veränderungen in der Ulkusumgebung oder anderswo im Magen sind durch endoskopische Biopsien in hoher Zahl nicht sicher, aber praktisch mit genügender Zuverlässigkeit zu erfassen. Auf ihre Durchführung sollte gerade auch bei der Blutung aus einem UV nicht verzichtet werden. In jedem Fall aber muß der nichtresezierenden Behandlung des Magengeschwürs eine strenge endoskopische Nachkontrolle nach 3–6 Monaten und dann in jährlichen Abständen bis zu 5 Jahren folgen.

9.3 Technik der PSV mit Exzision

Grundsätzlich soll der Eingriff beim Magengeschwür mit einer Längsgastrotomie im distalen Korpus, etwa auf Höhe der Läsion, beginnen. Das Geschwür kann dann dargestellt und von innen her im Gesunden total exzidiert werden (Abb. 49). Dabei können im Regelfall die äußeren Muscularis-propria-Anteile und die Serosa intakt bleiben, so daß keine Eröffnung des Magens an der Exzisionsstelle erfolgt. Bei tiefen oder gar pene-

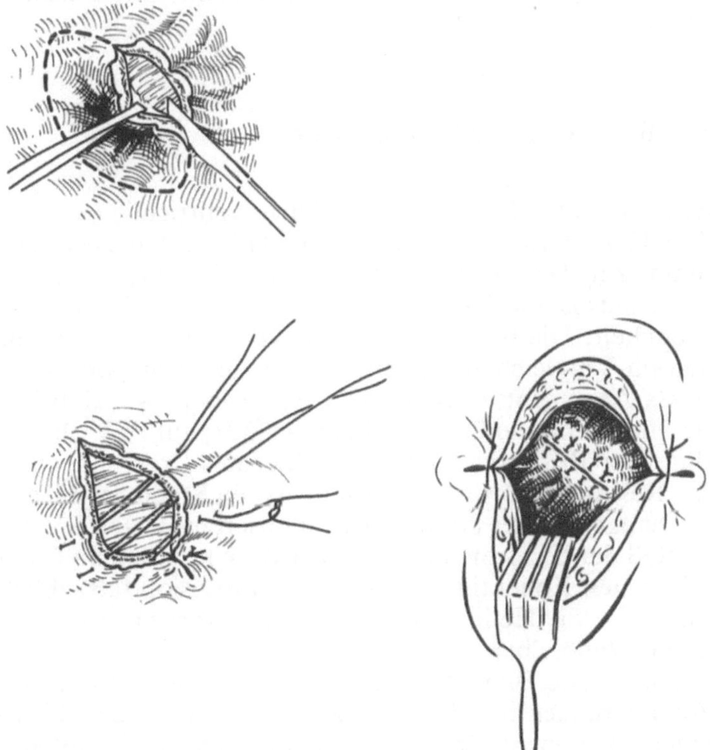

Abb. 49. Exzision des Ulcus ventriculi von innen durch eine Längsgastrotomie an der Magenvorderwand. Defektverschluß durch Rückstichnaht von innen

trierenden Ulzera ist die transmurale Exzision von innen mit der ganzen Wanddicke möglich. Die Naht erfolgt in beiden Fällen von innen einreihig mit allschichtigen Rückstichnähten und resorbierbarem Nahtmaterial (Abb. 49). In gewissen Fällen ist die Ulkusexzision ohne Schädigung der antralen Innervation (penetrierendes Angulusulkus) oder weitgehende Deformierung des Antrums (großes, kallöses Antrumulkus) nicht durchführbar. In diesen Fällen ist die nichtresezierende Behandlung technisch unmöglich und die Umstellung auf eine distale Magenresektion nach Billroth I sinnvoll.

Die Denervierung folgt der in Kap. 3 beschriebenen Standardtechnik. Beim penetrierenden Angulusulkus kann die distale Skelettierung der Kleinkurvatur schwierig oder unmöglich sein. Johnston [315] empfiehlt in diesen Fällen die Skelettierung unmittelbar am oralen Ulkusrand zu beginnen, auch wenn damit ein größerer distaler Magenabschnitt innerviert bleibt. Seine guten Ergebnisse bestätigen die Berechtigung zu diesem Vorgehen, da offenbar das Magenantrum in diesen Fällen relativ weit nach proximal reicht und die Grenze zwischen Antrum- und Korpusmukosa ohnehin die Prädilektionsstelle für die Entstehung des UV Typ I ist [479, 480, 583]. Allerdings können auch technische Probleme bei der Denervierung, v. a. die Unmöglichkeit, den Latarjet-Nerv zu schonen und damit die antrale Innervation zu erhalten, Anlaß sein, eine Resektion nach Billroth I vorzuziehen.

9.4 Bedeutung der Ulkusexzision

Aus dem unter 8.2.7, Abschn. „Ulcus ventriculi" (S. 106), unter 9.2 und in Kap. 12 Diskutierten geht hervor, daß der Ulkusexzision als Zusatzmaßnahme zur PSV dreifache Bedeutung zukommen kann.

Erstens ist die Exzision Teil der operativen Behandlung der peptischen Krankheit. Die niedrigeren Rezidivraten nach Vagotomie mit Ulkusexzision im Vergleich zu Serien, wo das Geschwür belassen wurde, scheinen dieses Argument zu bestätigen (vgl. Tabelle 42, S. 107). Außerdem zeigt die Studie von Liedberg u. Oscarson [397] mit PSV ohne Exzision und 17% klinischer Rezidivrate ein sehr schlechtes Ergebnis, auch im Vergleich zu den Resultaten unserer multizentrischen Studie (vgl. Tabelle 43, S. 108).

Demgegenüber konnten wir in unserem Basler UV-Krankengut keinen Einfluß der Exzision auf die Rezidivrate feststellen (Tabelle 64), allerdings bei kleinen Kollektiven. Ob die Ulkusexzision tatsächlich als wesentlicher Faktor für die Heilung des Magengeschwürs nach PSV zu gelten hat, muß damit offenbleiben.

Die zweite Bedeutung der Exzision, nämlich der Ausschluß maligner Veränderungen im Ulkusbereich, ist hingegen gesichert und ist ein zwingendes Argument für diese Zusatzmaßnahme. Die lokale Entfernung (und histologische Aufarbeitung) des Geschwürs ist bei nichtresezierenden Verfahren auch aus ethischen Gründen obligat.

Tabelle 64. Einfluß der Ulkusexzision und Drainage auf die Rezidivhäufigkeit des Magengeschwürs nach PSV. (In Klammern die Anzahl der Rezidive in den einzelnen Gruppen)

Ulkustyp	n	Ulkus		Drainage-operation
		belassen	exzidiert	
I	26	14 (–)	12 (1)	–
II	11	5 (2)	6 (1)	1
III	11	10 (1)	1 (1)	1
Gesamt	48	29 (3)	19 (3)	2

Drittens verbessert die Ulkusexzision bei der PSV beim blutenden Ulcus ventriculi offenbar die Sicherheit der Blutstillung (vgl. Kap. 12 und Tabelle 106, S. 210).

Zusammenfassend müssen wir fordern, daß die PSV beim UV mit der totalen Exzision des Geschwürs kombiniert wird, wobei der Ausschluß karzinomatöser Veränderungen das Hauptziel dieser Maßnahme ist.

9.5 Bedeutung der Drainageoperation

Da bei Patienten mit UV eine Verzögerung der Magenentleerung gegenüber Normalen besteht [394, 412, 552], wird der Verbesserung der Magendrainage eine wesentliche Rolle und therapeutische Wirkung an sich zugeschrieben, die sich insbesondere auf die pathogenetische Hypothese von Dragstedt [158, 161, 162] abstützt. Ohne daß experimentelle Befunde dafür sprechen, wurde seit Hurst [281] angenommen, daß eine Hypomotilität des ganzen Magens und insbesondere des Antrums die Ursache der Entleerungsstörung sei. Eigene Untersuchungen am Menschen [394, 395] haben aber gezeigt, daß sich bei UV-Patienten eine Hypermotilität des Antrums und v. a. des Korpus findet. Zudem hat sich gezeigt, daß Dragstedts Hypothese zur Pathogenese des UV wohl nur geringe Bedeutung zukommt und duodenogastrischer Reflux sowie Schleimhautveränderungen entscheidende Faktoren sind [163, 202, 236, 243, 385, 414, 515]. Dieses pathogenetische Verständnis des Magenulkus würde aber gegen eine refluxvermehrende Maßnahme, wie sie die Drainageoperation darstellt [547, 548], sprechen. Tatsache ist, daß die relativ guten klinischen Resultate beim UV Typ I in der multizentrischen Studie (vgl. 8.2.4) ausschließlich mit der PSV mit Exzision ohne Drainageoperation erzielt wurden. Auch in unserem Basler Krankengut wurden nur 2 Drainageoperationen durchgeführt, keine jedoch beim Ulkus des Typs I (Tabelle 64). Damit ist gezeigt, daß die alleinige PSV (mit Exzision) beim UV wirksam ist. Ob eine Drainage diese Ergebnisse noch weiter verbessern könnte, muß offenbleiben, da keine kontrollierte Studie von PSV allein gegen PSV mit Drainage beim UV existiert. Die potentielle Morbidität der Drainage (vgl. 8.1.3) ist aber ein Argument, sie auch beim UV (wie beim UD) abzulehnen.

9.6 Wirkungsmechanismus der Vagotomie

Im Gegensatz zum UD, wo die Sekretionsverminderung [49] als der Hauptfaktor der Wirkung angesehen wird, ist der Wirkungsmechanismus beim Magengeschwür mit seiner noch weniger erklärten, komplexen Pathogenese schwer verständlich; 5 mögliche Angriffspunkte können vermutet werden:

1. Sekretion,
2. duodenogastrischer Reflux,
3. Schleimhauttrophik und chronische Gastritis,
4. humorale Faktoren,
5. Motorik.

Leider gibt es für die Diskussion der hypothetischen Mechanismen kaum Gesichertes. Die klinischen und sekretorischen Ergebnisse bestätigen aber, daß der Sekretionsreduktion, d.h. der Verminderung der peptischen Aggression, auch beim Magengeschwür eine wesentliche Rolle zukommt [314]. Es fehlen Anhaltspunkte, daß die PSV beim UV den duodenogastrischen Reflux günstig beeinflußt. Doch gesichert ist, daß sie ihn zumindest nicht vermehrt [547]. Über die Schleimhauttrophik ist beim UV nach Vagotomie kaum etwas bekannt. Zumindest unsere Ergebnisse (Tabelle 63) zeigen eine gewisse Abnahme der Schweregrade der Gastritis und der atrophischen Veränderungen. Bis diese Befunde durch andere Untersucher bestätigt werden, muß unsere Beobachtung allerdings mit Vorsicht gewertet werden. Über einen möglichen Mechanismus der Beein-

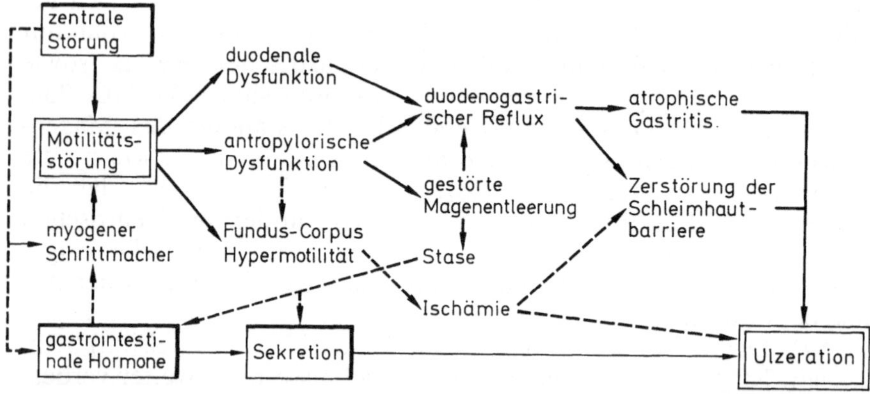

Abb. 50. Hypothese zur Pathogenese des Ulcus ventriculi mit der Motilitätsstörung als Schlüsselfaktor. (Nach Liebermann-Meffert et al. [394])

flussung der chronischen Gastritis ist nichts bekannt. Ebensowenig geklärt sind eventuelle günstige humorale Veränderungen nach PSV beim UV.

Die Motorik des Magens als neurale Funktion mit cholinergen, adrenergen und dopaminergen Mechanismen, sympathischen wie parasympathischen Übertragungswegen [119, 301, 389, 602] und sowohl stimulierenden als auch hemmenden Wirkungen [3, 127a, 156] fand bis heute nur wenig Eingang in die klinischen Überlegungen zur Ulkuspathogenese. Aufgrund unserer eigenen Motilitätsuntersuchungen [394, 395] und der morphologischen [392, 393] und funktionellen Veränderungen des Antrums [201, 379] beim Magenulkus haben wir eine Hypothese der Pathogenese vorgeschlagen, worin der Motilitätsstörung im Magen eine zentrale Bedeutung zukommt [301, 394, 453] (Abb. 50).

Dieses Modell eröffnet der Vagotomie neben der Sekretionsverminderung einen zentralen Angriffspunkt im Ulkusgeschehen. Sie könnte die nachweisbar erhöhte Sensibilität der Magenmuskulatur für vagale Stimuli normalisieren und damit die antrale Wandhypertrophie vor dem irreversiblen Stadium aufhalten.

Daß der Motilität beim peptischen Ulkus mehr Bedeutung zukommt als bisher angenommen wurde, zeigt sich darin, daß durch die PSV beim UD die präoperativ beschleunigte Magenentleerung durch Wiederherstellung der initialen Verzögerungsphase („lag phase") für feste und halbfeste Probemahlzeiten normalisiert wird [290]. Der Stellenwert der Motorik in der Pathogenese des UV und im Wirkungsmechanismus der Vagotomie ist aber bislang nicht geklärt.

9.7 Indikation und Verfahrenswahl

Die Indikation zur PSV mit Ulkusexzision und ohne Drainage kann nur beim Typ I des Magengeschwürs bejaht werden. Beim isolierten Magenulkus sind die klinischen und sekretorischen Ergebnisse gut und denjenigen der Resektionsmethoden vergleichbar (vgl. 8.2.7). Beim UPP (Typ III) sollte die alleinige PSV nicht angewandt werden, wahrscheinlich ist die SGV mit Antrektomie als Verfahren der Wahl anzusehen (vgl. 8.2.7). Beim kombinierten Ulkus (Typ II) muß sich die Indikation nach der aktiven Läsion und den spezifischen Merkmalen des Einzelfalls richten, doch wäre auch hier die generelle Empfehlung der alleinigen PSV verfehlt (vgl. 8.2.7).

Allerdings muß die grundsätzliche Befürwortung der PSV beim UV Typ I differenziert werden. Präoperativ und intraoperativ ergeben sich klare Gegenindikationen:

1. der „kranke Magenausgang" im Sinne einer antropylorischen Stenose oder „maladie antrale",
2. das große antrale Ulkus, das nach Exzision ein funktionsuntüchtiges, deformiertes Antrum hinterlassen würde,

3. das ohne Schädigung der antralen Innervation nicht exzidierbare Geschwür der kleinen Kurvatur,
4. die technisch unmögliche Skelettierung der Kleinkurvatur bei einem penetrierenden Geschwür,
5. der nicht widerlegbare Malignitätsverdacht.

Während in den Fällen 1.–4. die distale Magenresektion nach Billroth I das Verfahren der Wahl ist, kann bei Karzinomverdacht ausnahmsweise eine Rekonstruktion nach Billroth II, besser aber mit einer nach Roux ausgeschalteten Y-Schlinge angebracht sein.

Mit dieser differenzierten Verfahrenswahl dürften etwa zwei Drittel der Patienten mit Magengeschwür vagotomiert und ein Drittel reseziert werden.

10 Sekretion

C. MULLER

Da alle Vagotomieverfahren die Reduzierung der Sekretion von Säure und Pepsin zum Ziel haben, stellt die quantitative Erfassung des Operationseffekts auf die Magensekretion ein wesentliches Element zur Beurteilung der Wirksamkeit des Operationsverfahrens dar. Das Ausmaß der für die Ulkusheilung notwendigen Säurereduktion ist aber unbekannt und insbesondere im Einzelfall nur an der klinischen Wirksamkeit (Rezidivfreiheit) zu messen. Obwohl von Baron [46] ein hypothetischer absoluter „Schwellenwert" das PAO nach Pentagastrin- oder Histaminstimulation von 15 mmol/h für das Auftreten eines UD errechnet wurde, zeigt die klinische Erfahrung, daß auch bei Patienten mit einem niedrigeren postoperativen PAO erneut Geschwüre auftreten können. Zwar sind die Rezidivraten verschiedener Vagotomieverfahren kaum wesentlich verschieden, doch scheint das Ausmaß der Säurereduktion mit zunehmender Selektivität der Denervierung abzunehmen [48]. Dies zeigt deutlich, daß Sekretionsparameter nur einen Teil der pathogenetischen Wirkung der Vagotomie erfassen.

Da die PSV aber spezifischer als alle anderen Verfahren die Parietalzellmasse des Korpus und Fundus betrifft, sind Sekretionsergebnisse nach dieser Operation von großem Interesse. Die Langzeitstabilität der Wirkung auf die Sekretion und ihre Beziehung zum Rezidivrisiko nach PSV sind umstritten. Methodische Faktoren, wie Technik der Sekretionsuntersuchung, Reproduzierbarkeit und Zeitpunkt der postoperativen Untersuchung sind in der Literatur derart verschieden, daß Quervergleiche nur mit äußerster Zurückhaltung möglich sind.

Die für unsere Studie geltenden methodischen Voraussetzungen (vgl. 2.3.3) und die sekretorische Nachkontrollrate (vgl. 5.6.3) wurden bereits beschrieben. Unsere Ergebnisse werden im folgenden nach Ulkustypen getrennt wiedergegeben.

10.1 Sekretionsergebnisse beim Ulcus duodeni

10.1.1 Basale und pentagastrinstimulierte Sekretion

Die basalen und pentagastrinstimulierten Sekretionsraten nach PSV beim
UD sind in Tabelle 65 und Abb. 51 dargestellt. Die Abnahme der abso-

Tabelle 65. Basale und pentagastrinstimulierte Säuresekretion vor und nach PSV beim Ulcus
duodeni

		Präoperativ	Postoperativ	
			1 Jahr	5 Jahre
BAO (mmol/h)	n	483	353	206
	Mittelwert ± SD	5,0 ± 6,1	2,2 ± 2,5	1,5 ± 2,1
	Median	3,8	1,5	0,7
MAO (mmol/h)	n	423	295	205
	Mittelwert ± SD	26,8 ± 13,5	15,7 ± 9,7	15,3 ± 12,3
	Median	25,6	14,5	13,3
PAO (mmol/h)	n	480	304	206
	Mittelwert ± SD	34,2 ± 16,5	20,0 ± 12,4	19,8 ± 14,6
	Median	32,8	18,4	17,5

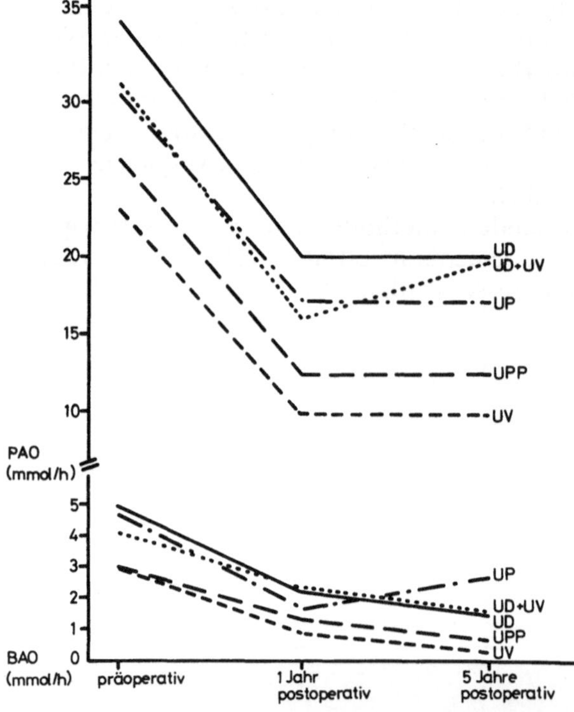

Abb. 51. Vergleichende Darstellung des prä- und postoperativen
BAO und PAO_{Pg} (Mittelwerte),
aufgeschlüsselt nach Ulkustyp

Tabelle 66. Prozentuale Reduktion der basalen und pentagastrinstimulierten Säuresekretion 1 und 5 Jahre nach PSV beim Ulcus duodeni (gepaarte Beobachtungen)

		Präoperativ/ 1 Jahr	Präoperativ/ 5 Jahre
BAO	n	329	193
	Reduktion	59%	59%
MAO	n	256	182
	Reduktion	41%	39%
PAO	n	281	192
	Reduktion	43%	43%

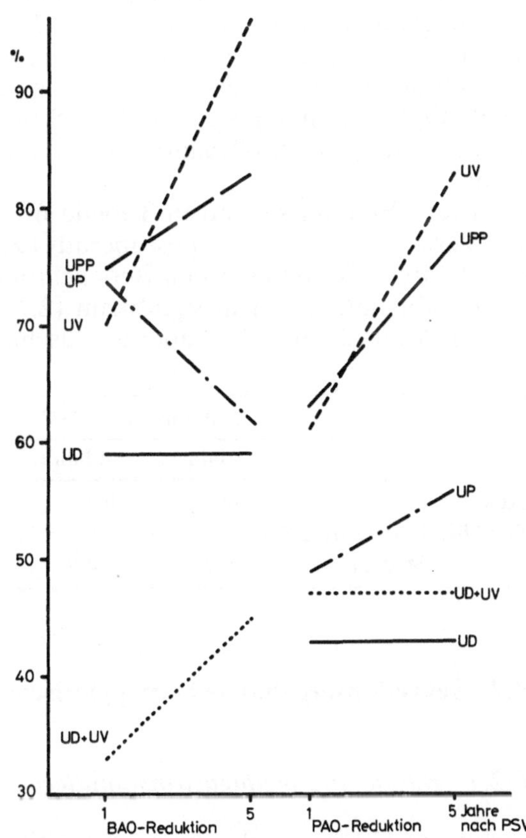

Abb.52. Vergleichende Darstellung der Säurereduktion (in %) 1 und 5 Jahre nach PSV, aufgeschlüsselt nach Ulkustyp. *Links:* BAO-Reduktion. *Rechts:* PAO-Reduktion

luten Säureproduktion basal wie nach Stimulation ist hochsignifikant (2 P < 0,001 für BAO, MAO und PAO). Der Säureausstoß zeigt auch nach 5 Jahren in der Gesamtgruppe der UD-Patienten keinen Wiederanstieg, der BAO nimmt sogar signifikant von 2,2 auf 1,5 mmol/h ab (2 P < 0,001). Betrachtet man die mittlere Reduktion der Säuresekretion ausschließlich aufgrund gepaarter Beobachtungen (d. h. nur bei Patienten mit einer Sekretionsuntersuchung zu den beiden betrachteten Zeitpunkten), dann findet sich eine über 5 Jahre bleibende Verminderung des BAO um rund 60%, des MAO und PAO um etwa 40% (Tabelle 66 und Abb. 52). Zu beachten ist, daß die Fallzahlen in allen Gruppen 200 Patienten kaum unterschreiten.

10.1.2 Insulinstimulierte Säuresekretion

Ein Insulintest konnte trotz der Einschränkungen durch Kontraindikationen (Alter des Patienten, Nebenerkrankungen wie z. B. koronare Herzkrankheit, Ablehnung durch den Patienten) und methodischen Ausfällen (ungenügende Blutzuckersenkung, vgl. 2.3.3) bei fast 300 Patienten einmal und bei 104 Patienten nach 5 Jahren ein zweites Mal durchgeführt werden. Bewußt haben wir uns auf die Ermittlung eines quantitativen Parameters, das PAO_I (Berechnung vgl. 2.3.3) beschränkt. Es muß betont werden, daß der gesamte („Brutto-")Säureausstoß ohne Abzug des BAO ermittelt wurde.

Unsere Ergebnisse sind in Tabelle 67 und Abb. 53 zusammengestellt. Der Verlauf (1 bis 5 Jahre postoperativ) zeigt, daß auch die neural stimulierte Säuresekretion über den Beobachtungszeitraum konstant bleibt. Die leichte Abnahme ist nicht signifikant ($2\,P > 0{,}20$), eine Zunahme ist mit größter Wahrscheinlichkeit aber auszuschließen.

		Zeitpunkt nach PSV	
		1 Jahr	5 Jahre
PAO_I	n	299	104
(mmol/h)	Mittelwert ± SD	7,8 ± 6,6	6,9 ± 7,4
	Median	5,7	4,8

Tabelle 67. Insulinstimulierte Säuresekretion (PAO_I) 1 und 5 Jahre nach PSV wegen Ulcus duodeni

10.2 Sekretionsergebnisse beim pylorischen Ulkus

10.2.1 Basale und pentagastrinstimulierte Sekretion

Auch beim UP zeigt sich eine hochsignifikante Verminderung aller Sekretionsparameter (BAO, MAO, PAO) 1 Jahr nach PSV ($2\,P < 0{,}001$) (Tabelle 68 und Abb. 51). Nach 5 Jahren sind MAO und PAO noch unverändert tief, während der BAO gegenüber dem präoperativen Wert gerade nicht mehr signifikant erniedrigt ist ($0{,}10 > 2\,P > 0{,}05$). Angesichts der kleinen Fallzahlen und des doch sichtbaren Trends darf dieser Wiederanstieg des PAO von 1,7 auf 2,7 mmol/h aber nicht zu weitergehenden Schlüssen verleiten, zumal die Erhöhung zwischen 1 und 5 Jahren nicht signifikant ist ($2\,P > 0{,}30$).

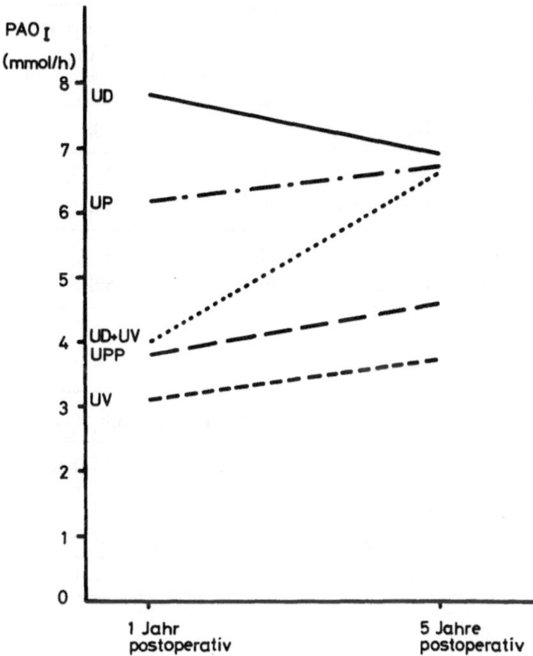

Abb. 53. Vergleichende Darstellung des PAO_I (Mittelwerte) 1 und 5 Jahre nach PSV, aufgeschlüsselt nach Ulkustyp

Tabelle 68. Basale und pentagastrinstimulierte Säuresekretion vor und nach PSV beim Ulcus pyloricum

		Präoperativ	Postoperativ	
			1 Jahr	5 Jahre
BAO (mmol/h)	n	48	36	21
	Mittelwert ± SD	4,8 ± 3,8	1,7 ± 2,3	2,7 ± 5,0
	Median	3,7	0,8	1,3
MAO (mmol/h)	n	38	34	21
	Mittelwert ± SD	22,5 ± 12,4	12,8 ± 9,9	13,6 ± 10,7
	Median	21,2	10,4	10,0
PAO (mmol/h)	n	46	34	21
	Mittelwert ± SD	30,5 ± 14,4	17,2 ± 12,8	17,1 ± 11,6
	Median	29,0	15,8	16,0

Die prozentuale Säurereduktion aufgrund der gepaarten Beobachtungen beträgt beim BAO 60–70%, beim MAO und PAO 45% bzw. etwa 50% (Tabelle 69 und Abb. 52). Der leichte Rückgang der Säureverminderung beim BAO zwischen 1 und 5 Jahren ist nicht signifikant, entspricht aber dem Verhalten der Absolutwerte.

Vergleichen wir die Sekretionsdaten des UP mit denjenigen der UD-Gruppe, so finden wir präoperativ keine signifikanten Unterschiede, mit

		Präoperativ/ 1 Jahr	Präoperativ/ 5 Jahre
BAO	*n*	32	20
	Reduktion	74%	62%
MAO	*n*	25	17
	Reduktion	45%	45%
PAO	*n*	27	19
	Reduktion	49%	56%

Tabelle 69. Prozentuale Reduktion der basalen und pentagastrinstimulierten Säuresekretion 1 und 5 Jahre nach PSV beim Ulcus pyloricum (gepaarte Beobachtungen)

		Zeitpunkt nach PSV	
		1 Jahr	5 Jahre
PAO_I	*n*	36	15
(mmol/h)	Mittelwert ± SD	6,2 ± 5,1	6,7 ± 7,3
	Median	4,8	2,4

Tabelle 70. Insulinstimulierte Säuresekretion (PAO_I) 1 und 5 Jahre nach PSV beim Ulcus pyloricum

Ausnahme eines Trends $(0,10 > 2\,P > 0,05)$ zu einem höheren MAO beim UD. Postoperativ ist der BAO nach 5 Jahren beim UP signifikant höher als beim UD $(2\,P < 0,05;$ vgl. Abb. 51).

10.2.2 Insulinstimulierte Sekretion

Bei einem kleinen Grundkollektiv ist die Anzahl verwertbarer Insulintests beim UP klein (Tabelle 70 und Abb. 53). Der PAO_I verändert sich im Verlauf der 5jährigen Beobachtungszeit nicht, und es finden sich keine Unterschiede im Vergleich zum UD (Tabelle 67).

10.3 Sekretionsergebnisse beim präpylorischen Ulkus

10.3.1 Basale und pentagastrinstimulierte Sekretion

BAO, MAO und PAO werden durch die PSV auch beim UPP signifikant gesenkt, und die Wirkung läßt über 5 Jahre nicht nach (Tabelle 71 und Abb. 51). Der zusätzliche Abfall des BAO zwischen 1 und 5 Jahren ist nicht signifikant $(2\,P > 0,30)$. Die relative Säurereduktion (berechnet aufgrund der gepaarten Meßwerte) bleibt über 5 Jahre konstant (Tabelle 72 und Abb. 52). Sie ist gegenüber dem UD deutlich höher, und zwar sowohl bei der basalen wie der stimulierten Sekretion.

Tabelle 71. Basale und pentagastrinstimulierte Säuresekretion vor und nach PSV beim Ulcus praepyloricum

		Präoperativ	Postoperativ	
			1 Jahr	5 Jahre
BAO (mmol/h)	n	34	28	15
	Mittelwert ± SD	3,0 ± 3,6	1,3 ± 2,2	0,7 ± 0,9
	Median	2,1	0,4	0,4
MAO (mmol/h)	n	28	21	15
	Mittelwert ± SD	22,0 ± 9,2	9,8 ± 5,9	11,1 ± 8,6
	Median	20,8	8,6	7,1
PAO (mmol/h)	n	32	24	15
	Mittelwert ± SD	26,3 ± 11,6	12,4 ± 8,2	12,5 ± 9,9
	Median	25,9	10,6	8,6

Tabelle 72. Prozentuale Reduktion der basalen und pentagastrinstimulierten Säuresekretion 1 und 5 Jahre nach PSV beim Ulcus praepyloricum (gepaarte Beobachtungen)

		Präoperativ/ 1 Jahr	Präoperativ/ 5 Jahre
BAO	n	26	13
	Reduktion	75%	83%
MAO	n	18	12
	Reduktion	61%	62%
PAO	n	22	12
	Reduktion	63%	77%

Im Vergleich zur UD-Gruppe besteht beim UPP präoperativ ein Trend zu einem niedrigeren BAO ($0,10 > 2 P > 0,05$), während MAO und PAO signifikant niedriger sind ($2 P < 0,02$). Der gleiche Unterschied findet sich auch 1 Jahr nach PSV. Nach 5 Jahren sind BAO, MAO und PAO bei beiden Ulkustypen nicht signifikant verschieden, was auf die kleine Fallzahl ($n = 15$) von untersuchten UPP zurückzuführen sein dürfte. Zum UP, das sekretorisch eine Mittelstellung zwischen UD und UPP einnimmt, lassen sich keinerlei signifikante Unterschiede der Sekretionsparameter feststellen. Allerdings ist die relative Säurereduktion auch hier beim UPP durchweg etwas höher, und es fehlt die beim UP beobachtete Tendenz zu einem Anstieg des BAO nach 5 Jahren.

10.3.2 Insulinstimulierte Sekretion

Der PAO_I beim UPP nach PSV ist nach einem Jahr signifikant niedriger als in der UD-Gruppe, während im Vergleich zum UP nur ein Trend besteht

		Zeitpunkt nach PSV	
		1 Jahr	5 Jahre
PAO$_I$	n	23	5
(mmol/h)	Mittelwert ± SD	3,8 ± 3,6	4,6 ± 4,2
	Median	2,7	2,9

Tabelle 73. Insulinstimulierte Säuresekretion (PAO_I) 1 und 5 Jahre nach PSV beim Ulcus praepyloricum

Tabelle 74. Basale und pentagastrinstimulierte Säuresekretion vor und nach PSV beim Ulcus ventriculi Typ I

		Präoperativ	Postoperativ	
			1 Jahr	5 Jahre
BAO (mmol/h)	n	61	48	23
	Mittelwert ± SD	3,0 ± 3,4	0,9 ± 1,6	0,3 ± 0,5
	Median	2,1	0,2	0,1
MAO (mmol/l)	n	52	42	23
	Mittelwert ± SD	18,7 ± 11,8	7,7 ± 8,3	7,4 ± 8,9
	Median	15,5	4,5	4,3
PAO (mmol/h)	n	59	44	23
	Mittelwert ± SD	23,0 ± 14,4	9,9 ± 9,7	10,0 ± 11,3
	Median	19,3	6,6	5,4

$(0,10 > 2\,P > 0,05)$ (Tabellen 67, 70, 73 und Abb. 53). Die sehr kleine Fallzahl der UPP nach 5 Jahren macht einen statistischen Vergleich nicht möglich. Immerhin scheint auch beim UPP die neural stimulierte Säuresekretion über 5 Jahre nicht zuzunehmen (Tabelle 73).

10.4 Sekretionsergebnisse beim Ulcus ventriculi (Typ I)

10.4.1 Basale und pentagastrinstimulierte Sekretion

Die Abnahme der Absolutwerte des BAO, MAO und PAO nach PSV beim Ulcus ventriculi Typ I ist hochsignifikant $(2\,P < 0,001)$ (Tabelle 74 und Abb. 51). Der BAO zeigt außerdem einen Trend, vom 1. zum 5. Jahr noch weiter abzunehmen $(0,10 > 2\,P > 0,05)$, während MAO und PAO stabil bleiben.

Der Vergleich mit der Gruppe der UD (Tabelle 83, Abb. 51 und 53) zeigt, daß alle Sekretionsparameter zu allen Zeitpunkten beim UV signifikant niedriger liegen $(2\,P < 0,01$ bzw. $< 0,001)$. Gegenüber der UP-Gruppe (Tabelle 80, Abb. 51 und 53) findet sich die gleiche Differenz,

Tabelle 75. Prozentuale Reduktion der basalen und pentagastrinstimulierten Säuresekretion 1 und 5 Jahre nach PSV beim Ulcus ventriculi Typ I (gepaarte Beobachtungen)

		Präoperativ/ 1 Jahr	Präoperativ/ 5 Jahre
BAO	n	42	19
	Reduktion	70%	96%
MAO	n	34	17
	Reduktion	67%	17%
PAO	n	37	19
	Reduktion	61%	83%

Tabelle 76. Insulinstimulierte Säuresekretion (PAO_I) 1 und 5 Jahre nach PSV beim Ulcus ventriculi Typ I

		Zeitpunkt nach PSV	
		1 Jahr	5 Jahre
PAO_I	n	39	9
(mmol/h)	Mittelwert $\pm$ SD	$3,1 \pm 4,3$	$3,7 \pm 4,9$
	Median	1,2	1,0

doch sind die Signifikanzen durchweg geringer, die Unterschiede also etwas weniger ausgeprägt (2 $P < 0,05$ bis $< 0,02$). Hingegen finden sich zwischen UPP und UV keinerlei signifikante sekretorische Unterschiede, welche Parameter auch verglichen werden (2 $P > 0,20$). Diese fehlende Abgrenzung kann nicht nur durch die Kleinheit der Kollektive erklärt werden und deutet weiter in die Richtung, daß die UPP sich pathogenetisch nicht in die UD-Gruppe einordnen lassen.

Die relative Säurereduktion liegt beim UV mit Werten zwischen 61% und 96% deutlich höher als beim UD und UP und entspricht mindestens derjenigen beim UPP (Tabelle 75 und Abb. 52). Die Reduktion des MAO bleibt über 5 Jahre bestehen, während diejenige des BAO bzw. PAO einen Trend zur Zunahme aufweist, sofern nur gepaarte Messungen betrachtet werden (Tabelle 75).

10.4.2 Insulinstimulierte Sekretion

Leider ist das Kollektiv der UV mit einem Fünfjahresinsulintest sehr klein ($n = 9$). Zumindest kann angenommen werden, daß auch beim UV die insulinstimulierte Sekretion bis zum 5. Jahr nach PSV nicht wesentlich ansteigt (Tabelle 76 und Abb. 53). Dafür sprechen auch die Mediane, die bei diesen kleinen Zahlen das Verhalten der nicht normalverteilten Gruppe besser widerspiegeln. Der Vergleich mit den UD und UP zeigt, daß der PAO_I beim UV nach 1 Jahr signifikant kleiner ist (2 $P < 0,001$ bzw. 2 $P < 0,01$) (Tabelle 80 und Abb. 53). Nach 5 Jahren läßt sich der Unterschied wegen der kleinen Anzahl von UV und der großen Streuung der Werte statistisch nicht sichern. Zu der Gruppe der UPP finden wir wiederum keinen Unterschied.

10.5   Sekretionsergebnisse beim kombinierten Ulkus

10.5.1   Basale und pentagastrinstimulierte Sekretion

Die kleinen Zahlen in den einzelnen Kollektiven und die erhebliche Streuung der Werte erschweren oder verunmöglichen die statistische Sicherung der in Tabelle 77 und Abb. 51 anscheinend erkennbaren Abnahme der Sekretion nach PSV. So besteht beim BAO lediglich ein Trend zu einem niedrigeren Wert nach 5 Jahren, im Vergleich zum präoperativen Säureausstoß ($0,10 > 2\,P > 0,05$). Das Verhalten der Mediane läßt aber eine starke Sekretionsverminderung erkennen. Beim MAO und PAO ist die Verminderung nach 1 Jahr signifikant ($2\,P < 0,02$ bzw. $2\,P < 0,01$), nach 5 Jahren besteht nur ein Trend ($0,10 > 2\,P > 0,05$). Die Zunahme des PAO zwischen 1 und 5 Jahren ist nicht signifikant ($2\,P > 0,40$).

Die Werte in Tabelle 77 sind denen in der UD-Gruppe sehr ähnlich (Tabelle 80). Zwischen den UD und den kombinierten Ulzera finden sich denn auch keinerlei signifikante Differenzen der Säureparameter. Gleiches gilt auch für den Vergleich mit dem UP und UPP. Hingegen ist der BAO beim kombinierten Ulkus 1 und 5 Jahre nach PSV signifikant höher als beim UV. Ebenso finden sich beim kombinierten Ulkus im Vergleich zum UV signifikant höhere MAO und PAO zu allen Zeitpunkten prä- und postoperativ. Das kombinierte Ulkus scheint sich deshalb vom UV sekretorisch deutlich abzuheben und steht dem UD am nächsten. Die relative Säurereduktion liegt beim kombinierten Ulkus um 40% (Tabelle 78) und bleibt

Tabelle 77. Basale und pentagastrinstimulierte Säuresekretion vor und nach PSV beim kombinierten Ulkus

		Präoperativ	Postoperativ	
			1 Jahr	5 Jahre
BAO (mmol/h)	n	25	21	12
	Mittelwert ± SD	4,2 ± 4,5	2,3 ± 3,9	1,5 ± 2,3
	Median	2,6	0,6	0,1
MAO (mmol/h)	n	18	18	12
	Mittelwert ± SD	26,1 ± 16,8	13,6 ± 10,4	14,8 ± 12,9
	Median	20,3	9,8	10,3
PAO (mmol/h)	n	24	21	12
	Mittelwert ± SD	31,0 ± 17,9	16,1 ± 10,8	19,7 ± 15,4
	Median	25,7	12,7	15,5

Tabelle 78. Prozentuale Reduktion der basalen und pentagastrinstimulierte Säuresekretion 1 und 5 Jahre nach PSV beim kombinierten Ulkus (gepaarte Beobachtungen)

		Präoperativ/ 1 Jahr	Präoperativ/ 5 Jahre
BAO	n	19	11
	Reduktion	33%	45%
MAO	n	15	11
	Reduktion	41%	45%
PAO	n	17	10
	Reduktion	47%	47%

Tabelle 79. Insulinstimulierte Sekretion (PAO_I) 1 und 5 Jahre nach PSV beim kombinierten Ulkus

		Zeitpunkt nach PSV	
		1 Jahr	5 Jahre
PAO_I	n	17	4
(mmol/h)	Mittelwert ± SD	4,0 ± 3,7	6,6 ± 4,4
	Median	2,7	5,4

über 5 Jahre konstant (Abb. 52). Die prozentuale Verminderung ist derjenigen des UD und auch des UP ähnlich, wobei die Reduktion des BAO beim kombinierten Ulkus am geringsten ist. Allerdings liegt bereits der präoperative Ausgangswert etwas niedriger. Die Sekretionsverminderung ist aber beim kombinierten Ulkus deutlich geringer als beim UV und UPP.

10.5.2 Insulinstimulierte Sekretion

Die insulinstimulierte Sekretion nach PSV beim kombinierten Ulkus liegt im Bereich der beim UD beobachteten Werte und scheinbar höher als beim UV (Tabellen 79 und 80, Abb. 53). Ein statistischer Nachweis dieser Differenzen ist nicht möglich, ebensowenig wie sich der Anstieg des PAO_I zwischen 1 und 5 Jahren postoperativ sichern läßt.

10.6 Diskussion

10.6.1 Die Aussagekraft von Sekretionsuntersuchungen

Methodische Aspekte. Die Aussagekraft von Magensekretionsanalysen wird durch methodische Faktoren, Reproduzierbarkeit im Einzelfall, Heterogenität der Kollektive, Zeitpunkt der Untersuchung nach der Operation und Auswahl der ermittelten Kriterien bestimmt.

Tabelle 80. Vergleichende Zusammenstellung der Sekretionsergebnisse, nach Ulkustypen aufgeschlüsselt. Angabe der Mittelwerte. Für detaillierte Angaben (Streuung, Fallzahlen) vgl. Tabellen 65–79

		Präoperativ	Postoperativ		Säurereduktion [%]	
			1 Jahr	5 Jahre	0/1 Jahr	0/5 Jahre
BAO	UD	5,0	2,2	1,5	59	59
(mmol/h)	UP	4,8	1,7	2,7	74	62
	UPP (Typ III)	3,0	1,3	0,7	75	83
	UV (Typ I)	3,0	0,9	0,3	70	96
	UD + UV (Typ II)	4,2	2,3	1,5	33	46
PAO	UD	34,2	20,0	19,8	43	43
(mmol/h)	UP	30,5	17,2	17,1	49	56
	UPP (Typ III)	26,3	12,4	12,5	63	77
	UV (Typ I)	23,0	9,9	10,0	61	83
	UD + UV (Typ II)	31,0	16,1	19,7	47	47
PAO_I	UD		7,8	6,9		
(mmol/h)	UP		6,2	6,7		
	UPP (Typ III)		3,8	4,6		
	UV (Typ I)		3,1	3,7		
	UD + UV (Typ II)		4,0	6,6		

Selbst bei standardisierter Untersuchungstechnik ist die Reproduzierbarkeit der Ergebnisse des Pentagastrintests im Einzelfall schlecht [595]. Bei der stimulierten Sekretion liegt die Abweichung des PAO bei 30% der Patienten zwischen 20 und 60%, wenn 2 konsekutive Tests an verschiedenen Tagen durchgeführt werden. Die Streuung des BAO ist bei allen Patienten groß, beträgt im Mittel etwa 40% und reicht bis 100%! Werden aber Kollektive von 80 Patienten untersucht, dann sind die Mittelwerte ausgezeichnet reproduzierbar [595]. Einzelne Sekretionsanalysen sind deshalb für den Vergleich von Gruppen genügender Größe (mindestens $n \geq$ 20) geeignet und aussagekräftig, müssen aber im Einzelfall mit großer Vorsicht interpretiert werden [595]. Es gilt, daß ein hoher Säureausstoß besser reproduzierbar ist als geringe Säuremengen (BAO) [261, 595].

Die Heterogenität der Kollektive ist selbst innerhalb einer definierten Ulkusgruppe unvermeidlich. Geschlecht, Alter und Körpergewicht beeinflussen die Säuresekretion [174] und führen zu großen Streuungen. Nur sehr große oder streng selektionierte Kollektive können hier die erforderliche Vergleichbarkeit erbringen, doch sind diese Forderungen in klinischen Untersuchungen kaum zu erfüllen.

Der Zeitpunkt des postoperativen Pentagastrintests wird – im Gegensatz zum Insulintest – als unwichtig angesehen. Da der PAO_{Pg} aber bei Patienten mit unvollständiger Vagotomie in den ersten 3 Monaten nach der Operation stark ansteigen kann, ist der Pentagastrintest als frühe postoperative Kontrolluntersuchung ungeeignet [373]. Hingegen kann er später, d. h. mindestens 6 Monate bis 1 Jahr nach Vagotomie, für Gruppenvergleiche nützlich und nach unserer Erfahrung (vgl. 10.1–10.5) für das Langzeitergebnis repräsentativ sein.

Bei der Erfassung der basalen und pentagastrinstimulierten Säureleistung hat sich die Azidität als unzuverlässig erwiesen [178]. Deshalb hat sich die Bestimmung des Säureausstoßes (BAO, MAO, PAO) heute durchgesetzt [179]. Obwohl Korrekturen für pylorische Verluste und duodenogastrischen Reflux die Aussagekraft dieser quantitativen Parameter verbessern [418], sind sie kompliziert und klinisch wohl kaum relevant [373].

Während methodisch für den Insulintest Ähnliches gilt, spielen dabei v. a. die angewandten Kriterien und die Wahl des Zeitpunkts nach der Vagotomie eine erhebliche Rolle. Obwohl noch adrenerge [372, 373, 569], humorale und direkte (hemmende) Einflüsse an der Parietalzelle mitwirken [370], kann die Sekretionsstimulation durch Insulin im wesentlichen als vagal vermittelt angesehen werden [369]. Von Hollander [263] wurde die Verwendung des Aziditätsanstiegs (Säurekonzentration) gegenüber der basalen Sekretion zur Beurteilung der Vollständigkeit der Vagotomie eingeführt. Diese „Hollander-Kriterien" können aber bei einem sehr kleinen absoluten Säureausstoß nach Insulinstimulation bereits positiv sein [372, 404].

Ob ein frühpostoperativer Insulintest (spätestens 10 Tage nach Vagotomie) es erlaubt, anhand der Hollander-Kriterien die Vollständigkeit der Vagotomie zu beurteilen und das Rezidivrisiko abzuschätzen, ist ungewiß. Da die PSV grundsätzlich nur eine partielle Denervierung des Magens beinhaltet, wird im Laufe der Zeit ein Großteil der Patienten „Hollanderpositiv"; 1 Jahr postoperativ sind es nach Blackett u. Johnston [62] bereits 75%. Damit wird die Anwendung der Hollander-Kriterien bei der PSV fragwürdig.

Hingegen kann die Berechnung eines quantitativen Parameters, des PAO_I (vgl. 2.3.3), Auskunft über die tatsächlich vagal stimulierbare Säuremenge geben. Es ist dabei weniger wesentlich, ob der Brutto-PAO_I (ohne Abzug der Basalsekretion) oder der insulinstimulierte Säureausstoß über der Basalsekretion (PAO_I − BAO) bestimmt wird. Beide korrelieren präoperativ mit der histaminstimulierten Sekretion, postoperativ fehlt diese Beziehung bei vollständig Vagotomierten [72]. Während der PAO_I präoperativ dosisabhängig ist, findet sich nach (vollständiger) Vagotomie keine Dosisbeziehung mehr [369].

Kritische Beurteilung der Aussagekraft unserer Sekretionsresultate. Obwohl die Methodik und die Zeitpunkte der Sekretionsuntersuchungen in unserer multizentrischen Studie standardisiert wurden, war eine multizentrische Durchführung der Untersuchungen unumgänglich. Dadurch erklärt sich z.T. die große Streuung der ermittelten Säurewerte. Außerdem besteht die Möglichkeit, daß kleinere Untergruppen bezüglich Alter, Geschlecht und Körpergewicht nicht unbedingt vergleichbar sind. Bei Fallzahlen unter 15 können die ermittelten Werte nur deskriptiven Charakter haben und erlauben keine Schlußfolgerungen. Die Streuung der Werte drückt sich in den hohen Standardabweichungen aus. Bei den höheren Säurewerten liegt der Median meistens recht nahe beim Mittelwert, was auf eine gewisse Symmetrie der Verteilung hinweist. Bei niedrigen Werten und kleinen Gruppen kann das Verhalten der Mediane erkennbare Unterschiede der Mittelwerte bestätigen. Bei der Wahl des statistischen Tests wurde immer das verteilungsunempfindlichere Verfahren zweiseitig verwendet. Die ermittelten Signifikanzen dürfen damit als sehr vorsichtige Schätzungen der Irrtumswahrscheinlichkeit angesehen werden.

10.6.2 *Vergleich der Sekretionsergebnisse bei den verschiedenen Ulkustypen*

Unsere Resultate zeigen, daß die präoperative Sekretion (BAO und MAO bzw. PAO nach Pentagastrinstimulation) abnimmt, je proximaler das Geschwür liegt (Abb. 51, Tabelle 80). Der Unterschied ist für das UPP und das UV gegenüber dem UD signifikant. Das UP und das kombinierte Ulkus (UD + UV) nehmen eine Mittelstellung ein. Obwohl allgemein anerkannt wird, daß UD und UV sich als Gruppen betrachtet sekretorisch unterscheiden [236], gibt es kaum vergleichbare Untersuchungen bei klar definierten Ulkustypen. Johnson [306] konnte die UPP („type III ulcers") und kombinierten Geschwüre („type II ulcers") klar von den UV („type I ulcers") abgrenzen. Seine etwas verfängliche Benennung der Typ-II- und -III-Ulzera als „hypersecretion ulcers" führte fälschlicherweise dazu, diese Geschwüre auch pathogenetisch einfach dem UD zuzuordnen. Tatsache ist, daß z. B. Andersen et al. [31] im "Aarhus County vagotomy trial" die Sekretionsergebnisse nach Operationsverfahren, nicht aber nach Ulkustypen aufschlüsselt und UD, UP und UPP in einen Topf wirft. Aus der gleichen Gruppe (Ørnsholt et al. 1983 [483a]) stammen aber neue Ergebnisse, die unsere Beobachtung der Ulkustyp-spezifischen Sekretion bestätigen. Während sich UD und UPP im präoperativen pentagastrinstimulierten PAO signifikant unterschieden, nahmen die UP eine Mittelstellung ein. Tatsächlich scheint nicht nur die Menge produzierter Säure, sondern auch ihre pathogenetische Bedeutung abzunehmen, je proximaler das Ulkus liegt (Abb. 51). Darauf deutet besonders die Tatsache hin, daß der präoperativ beobachtete Sekretionsunterschied sich auch postoperativ wiederfindet, wenn UD einerseits und UPP/UV andererseits verglichen werden. Nicht nur ist der absolute Säureausstoß niedriger, je proximaler das Geschwür liegt, sondern die Säurereduktion nach PSV ist gerade beim UPP und UV deutlich größer als beim UD (Tabelle 80, Abb. 52). Die Reduktion beim UP und kombinierten Ulkus [274] liegt im Bereich der beim UD erzielten. Bei Holst-Christensen et al. [274] finden sich die einzigen vergleichbaren Daten in der Literatur: die PAO-Reduktion beim UPP (allerdings nur 16 Patienten) ist mit 50% praktisch gleich groß wie beim UD (55%).

Trotz hoher Säurereduktion ist aber die Wirksamkeit der PSV beim UPP und UP schlecht. Die Ausschaltung des Säurefaktors genügt also bei diesen Ulkustypen nicht. Das gleiche scheint auch beim UV zu gelten, nur haben wir beim UV des Typs I durchweg der PSV eine Ulkusexzision beigefügt, die Sekretionsverminderung also durch eine lokale Maßnahme ergänzt. Die schlechten Ergebnisse Liedbergs beim UV [397] mit der PSV ohne Ulkusexzision scheinen unsere Interpretation zu bestätigen.

Die Resultate des Insulintests (Abb. 53, Tabelle 80) bestätigen das Verhalten der basalen und pentagastrinstimulierten Sekretion. Auch hier finden wir gleichsinnige Unterschiede zwischen den Ulkustypen, die in allen Gruppen mit genügenden Fallzahlen statistisch gesichert werden können.

Mögliche Erklärung für die geringere Säuresekretion der proximalen Ulzera ist v. a. die chronisch-atrophische Gastritis, die auch beim UD vorhanden sein kann, aber beim UPP und UV sich zunehmend nach proximal ausbreitet [136, 202, 243, 385, 386]. Das Ausmaß der Gastritis nimmt nach Operationen nicht ab [38, 337], wenngleich ihr Schweregrad nach PSV beim UV abzunehmen scheint [453]. Wie weit duodenogastrischer Reflux die Säuresekretion abpuffert oder nur mittelbar über Förderung der entzündlichen Veränderungen und der H-Ionen-Rückdiffusion mitwirkt, ist ungeklärt.

10.6.3 Wirkung der Vagotomie auf die Säuresekretion

Basale und pentagastrinstimulierte Sekretion. Die Wirkung verschiedener Verfahren der Ulkuschirurgie auf die Säuresekretion des Magens ist in Tabelle 81 dargestellt. Die Resektionen − ohne oder mit Vagotomie − führen zu einer fast vollständigen Unterdrückung des BAO und PAO. Nur

Tabelle 81. Übersicht über die Säurereduktion nach verschiedenen Verfahren der Ulcus-duodeni-Chirurgie. (Ergänzt und mod. nach Baron 1973; gewichtete Mittelwerte aus den entsprechenden Literaturquellen; in Klammern die Bereiche, in denen die Einzelarbeiten streuen)

	Mittlere Säurereduktion (in %)			Literatur
	BAO	MAO	PAO	
Drainage allein	(7)	(27)		[81, 83, 581]
Billroth II	73 (77–87)	86 (67–93)	(80)	[459, 496, 557]
Billroth I	98 (27–100)	63 (51–79)	(75)	[82, 206, 496, 525]
TV + A	87 (60–100)	90 (89–90)	93 (65–100)	[48, 81, 82, 83, 132, 195, 206, 495, 496, 525]
SGV + A	93 (92–95)	(88)	90 (86–95)	[31, 327]
TV + GE	73 (59–75)	62 (55–81)	75 (70–83)	[48]
TV + P	64 (37–93)	62 (56–77)	62 (60–71)	[48, 371]
SGV + D	70 (60–86)	61 (51–89)	64 (59–72)	[31, 48, 106, 143, 332, 375, 409, 416, 537]
PSV + P	83 (65–91)	66 (57–71)	(57)	[7, 31, 267]
PSV	66 (36–83)	47 (39–77)	48 (24–71)	[7, 31, 62, 106, 184, 241, 274, 285, 295, 327, 409, 498, 537, eigene Ergebnisse]

nach Billroth I bleibt eine erhebliche stimulierte Restsekretion. Die Säure-reduktion nach allen Vagotomieformen ist deutlich geringer, sie liegt um 80% des BAO und 60% des MAO bzw. PAO nach Pentagastrin- (oder Histamin-)Stimulation. Die Drainageoperation für sich allein beeinflußt die Sekretion kaum und verbessert insbesondere bei der PSV die Sekre-tionsergebnisse nicht [7]. Andersen et al. [31] fanden zwar einen signifikan-ten Unterschied der Säurereduktion zwischen PSV allein und PSV + D, führten ihn aber möglicherweise auf pylorische Magensaftverluste und pylorischen Reflux nach Pyloroplastik zurück. Obwohl die PSV ohne Drai-nage eine etwas geringere Säurereduktion zu erzielen scheint, konnten ver-schiedene randomisierte Studien keinen signifikanten Unterschied der Sekretion nach PSV im Vergleich zur SGV + D nachweisen [106, 409, 537]. Nur Andersen et al. [31] fanden eine signifikant größere Reduktion des PAO_{Pg} nach SGV + D, konnten aber eine Verfälschung der Sekretions-ergebnisse aus methodischen Gründen (pylorische Verluste) wiederum nicht ausschließen.

Zusammenfassend erweist sich die Sekretionswirkung nicht als Argu-ment für oder gegen eine Form der Vagotomie. Diese Verfahrenswahl muß somit aufgrund des Vergleichs der klinischen Wirksamkeit (Rezidiv-rate) und der verfahrensbedingten Morbidität geschehen. Die Sekretion ist aber zumindest ein Parameter, der für die Resektion und die kombinierten Verfahren sprechen würde (mit Ausnahme der Billroth-I-Resektion beim UD), darf aber nicht losgelöst von der Operationsletalität und den funktio-nellen Folgekrankheiten zu abstrakten Schlüssen verleiten.

Betrachten wir die Ergebnisse nach PSV ohne Drainage beim UD, so finden wir nur sehr wenige Untersuchungen, bei denen eine postoperative Sekretionsanalyse 1 Jahr oder später nach PSV durchgeführt wurde, außer-dem mit meist kleinen Fallzahlen (Tabelle 82). Hier bringt unsere Unter-suchung einen wesentlichen Beitrag. Ergebnisse nach mehr als 1 Jahr dürf-ten nach unserer Erfahrung (vgl. 10.1–10.5) für das Langzeitresultat reprä-sentativ sein. In den Serien mit über 100 Patienten sind die Ergebnisse praktisch identisch [31, 62]. Diese Untersuchungen sind sicher aussage-kräftiger als Kleinstserien [184] oder willkürliche Auswahl von 40 Patien-ten aus einem Kollektiv von 849 PSV [285]. Die PSV reduziert damit den BAO um etwa 60% und den PAO nach Pentagastrinstimulation um 45%. Die Übersicht zeigt, daß sich keine Beziehung zwischen den (geringen) Unterschieden der Sekretionsverminderung nach mehr als 1 Jahr und der klinischen Rezidivrate feststellen läßt. Methodische Unterschiede sowohl in der Sekretionsuntersuchung als auch bei der Erfassung der Rezidive könnten aber eine solche Korrelation verwischen. Deutlich zeigen aber die Tabellen 81 und 82 die Fragwürdigkeit des Begriffs „Vollständigkeit der Vagotomie" und extremer Forderungen an die Sekretionswirkung, wie sie Holle u. Andersson [267] stellt. Besonders unsere Ergebnisse zeigen, daß eine Säurereduktion von etwa 50% durchaus mit nur 5,6% klinischen Rezi-diven nach 5 Jahren einhergehen kann. Die PSV unterdrückt damit die Sekretion nicht „vollständig", darf aber aufgrund der klinischen Wirksam-keit sicher als „adäquat" bezeichnet werden.

Tabelle 82. Säurereduktion (BAO und PAO_{Pg}), PAO_I und klinische Rezidivrate nach PSV wegen Ulcus duodeni. Es wurden ausschließlich Studien mit einer postoperativen Sekretionsuntersuchung ≥ 1 Jahr nach PSV berücksichtigt. Die Fallzahlen beziehen sich nur auf die Patienten mit Sekretionsuntersuchungen, die Rezidivraten auf die Gesamtserien

Autoren	n	Reduktion (in %)		PAO_I [mmol/h]	Klinische Rezidivrate [%]
		BAO	PAO_{Pg}		
Johnston (1973 [322, 323])	63	80	56[a]	3,9	
Greenall et al. (1975 [224])	21	79	48		
Lyndon et al. (1975 [405])	21			3,5	
Jordan (1976 [327])	45	44	54	4,6	2
Andersen et al. (1978 [31])	131	66	44		15[b]
Faxén (1978 [184])	19	36	24	9,1	5
Jensen u. Amdrup (1978 [295])	48	71	56	4,7	9
Imperati et al. (1980 [285])	40	83	77		8
Blackett u. Johnston (1981 [62])	124	66	44	6,5	10,7
Eigene Ergebnisse	329/281/104	59	43	6,9	5,6
Gewichtetes Mittel	799/751/403	63	47	5,9	—

[a] MAO-Reduktion
[b] Publiziert von Andersen 1982 (gleiches Kollektiv)

Insulinstimulierte Sekretion. Von Weinstein et al. [613] wurde 1944 der Begriff der Vollständigkeit der Vagotomie mit einem fehlenden Anstieg der Azidität nach frühpostoperativer Insulinstimulation (Hollander-Kriterien) [263] gleichgesetzt. Kronborg [369] hat gezeigt, daß diese Kriterien und ihre Kombination mit zahlreichen weiteren [40, 41, 44, 176, 204, 573, 574, 600, 604] die Vollständigkeit der Denervation nach TV nicht zuverlässig erfassen. Insbesondere schließt ein negativer frühpostoperativer Insulintest Unvollständigkeit nicht aus und ein positiver bedeutet nicht, daß tatsächlich eine erhebliche absolute Säuresekretion (PAO_I) besteht [323, 404]. Nach PSV sind 7–10 Tage postoperativ 3–58% der Insulintests nach den Hollander-Kriterien positiv [7, 323, 375, 467, 498, 576, 608]. Damit ist diese Interpretation des Insulintests für die Beurteilung der PSV unbrauchbar. Benutzen wir den PAO als quantitatives Kriterium, dann reduziert die PSV den präoperativen PAO_I um 99%, sofern eine Woche postoperativ untersucht wird. Diese frühe Wirkung unterscheidet sich nicht von der PAO_I-Reduktion nach anderen Verfahren.

Langzeitstabilität der Sekretionsergebnisse nach PSV. Eine Übersicht über die zur Verfügung stehenden Untersuchungen (Tabelle 83) zeigt, daß die basale Sekretion (BAO) nach PSV wegen UD bis zu 1 Jahr zunimmt. Die Untersuchungen von Greenall et al. [224] und Jensen u. Amdrup [295] sowie unsere Resultate belegen, daß im Verlauf bis zu 5 Jahren nach PSV kein weiterer signifikanter Anstieg erfolgt. Gleiches gilt auch für den PAO nach Pentagastrinstimulation, obwohl der frühe Anstieg weniger deutlich

Tabelle 83. Verlauf der postoperativen Sekretion (*BAO, PAO_{Pg}, PAO_I*) mit zunehmender Beobachtungsdauer nach PSV bei Ulcus duodeni. Die Untersuchungen sind nach dem Zeitpunkt der Erstuntersuchung aufsteigend gegliedert (*W.* Wochen, *M.* Monate, *J.* Jahre)

Autoren	n	Zeitpunkte der Sekretions-untersuchungen nach PSV		BAO [mmol/h]		PAO_{Pg} [mmol/h]		PAO_I [mmol/h]	
		1.	2.	1.	2.	1.	2.	1.	2.
Johnston (1973 [322, 323])	63	1 W.	2–3 M.	0,4	0,6	13,6	9,8	0,5	1,3
Lyndon et al. (1975 [405])	21	1 W.	1 J.					0,05	2,3
Blackett u. Johnston (1981 [62])	124	1 W.	>1 J.	1,0	2,5	23,2	25,2	0,9	6,5
Faxén (1978 [184])	19	1 M.	1 J.	1,4	3,7	18,7	33,8	4,4	9,1
Jordan (1976 [327])	45	2 M.	2 J.	1,5	4,0	16,4	16,8	2,2	4,6
Johnston (1973 [322, 323])	63	2–3 M.	6–12 M.	0,6	0,5	9,8	14,7	1,3	3,5
Jensen u. Amdrup (1978 [295])	48	3 M.	5 J.	1,1	1,7	15,8	17,2	2,4	4,7
Andersen et al. (1978 [31])	131	3 M.	1 J.	0,8	1,1	18,6	21,4		
Johnston (1973 [322, 323])	63	6–12 M.	1–2 J.	0,5	1,5	14,7	14,5	3,5	4,1
Greenall et al. (1975 [224])	21	1 J.	5 J.	1,6	1,5	20,2	22,6	2,3	3,5
Eigene Ergebnisse	206/104	1 J.	5 J.	2,2	1,5	20,0	19,8	7,8	6,9

ist und nicht in allen Untersuchungen offenbar wird. Die Resultate von Faxén et al. [186] sondern sich ab und sind wohl Ausdruck einer primär technisch ungenügenden PSV. Wir können daraus schließen, daß ein früher postoperativer Pentagastrintest sinnlos ist und seine Durchführung nach 1 Jahr oder mehr für das Langzeitergebnis repräsentative Sekretionsparameter liefert.

Warum es zu dieser frühen partiellen Erholung der basalen und pentagastrinstimulierten Sekretion nach PSV kommt, ist ungeklärt. Die Wirkung der Vagotomie auf die Parietalzelle besteht in einer Verminderung ihrer Sensitivität für humorale Stimuli, die bis 3 Monate postoperativ um den Faktor 64 vermindert ist [172]. Im Widerspruch zu den Befunden von Holle et al. [270, 272] fanden andere Untersuchungen beim Menschen bei PSV wegen UD keine zahlenmäßige oder morphologische Veränderung der Parietalzellen 3–12 Monate nach dem Eingriff [2, 520]. Die frühe Erhöhung des basalen und stimulierten Serumgastrins postoperativ nach PSV ist belegt, verändert sich aber bis 4 Jahre nach PSV nicht und erklärt deshalb Veränderungen der Säuresekretion kaum [401]. Eine Veränderung der Parietalzellsensibilität im Verlauf des 1. Jahres nach PSV könnte den leichten Säureanstieg erklären. Ob sie durch eine Reinnervation [322, 402] zustande kommt, ist nicht belegt. Sowohl die funktionelle Erholung nicht durchtrennter Nervenäste als auch das Einsprossen neuer Fasern werden diskutiert.

Das Langzeitverhalten der insulinstimulierten Sekretion zeigt ebenfalls Veränderungen. Wiederum erweisen sich die Hollander-Kriterien als unzuverlässig. Nicht nur sind bis 75% der Patienten 1 Jahr nach PSV Hollander-positiv [62], sondern in wiederholenden Tests über Jahre können nicht nur negative Tests bei gleichen Patienten positiv werden, sondern auch in umgekehrter Richtung konvertieren [180]! Auch nach TV + D [106] und SGV + P [404] werden 50–80% der primär negativen nach 4–10 Jahren positiv, ohne daß eine Erhöhung des absoluten insulinstimulierten Säureausstoßes die Hollander-Konversion begleiten würde.

Die Übersicht in Tabelle 83 zeigt, daß auch beim PAO_I die wesentliche Zunahme im 1. Jahr nach der Operation zu erkennen ist. Die Zunahme ist in gepaarten Beobachtungen signifikant [323]. Nach unseren Ergebnissen bleibt der PAO_I zwischen 1 und 5 Jahre nach PSV konstant, während Lyndon et al. [406] eine signifikante Änderung fanden. Berücksichtigt man aber, daß trotz des Anstiegs des PAO_I im 1. Jahr seine Reduktion gegenüber den präoperativen Werten nach 1–2 und 5 Jahren immer noch 88–90% beträgt [323, 406], dann ist an der anhaltenden Hemmung der neural stimulierten Sekretion durch die PSV nicht zu zweifeln. Kronborg [369] fand auch nach TV + D einen PAO_I-Anstieg zwischen 10 Tagen und 3–4 Jahren nach dem Eingriff, während Faber et al. [180] das nicht bestätigen konnte. Der absolute Wert des PAO_I der meisten Untersuchungen liegt mehr als 1 Jahr nach PSV zwischen 4 und 7 mmol/h (Tabelle 83). Dieser Bereich ist durchaus vergleichbar mit den Ergebnissen nach SGV + D [404] und TV + D [180, 205, 369], während die Absolutwerte des PAO_I nach SGV + Antrektomie bleibend unter 1 mmol/h vermindert sind [327].

Die Überlegungen zur Erklärung des PAO_I-Anstiegs im Verlaufe des 1. Jahrs nach PSV sind ähnlich wie bei der basalen oder pentagastrinstimulierten Sekretion und laufen auf die Möglichkeit einer vagalen Reinnervation hinaus. Wir sind auch aufgrund unserer Langzeituntersuchungen nach SGV + P über 10 Jahre [404] mit anderen [323, 406] der Ansicht, daß diese postulierte Reinnervation nur minimal sein kann und einen kleinen Teil der Parietalzellmasse betrifft. Das schließt nicht aus, daß in einzelnen, seltenen Fällen eine fast vollständige Reinnervation zu einem hohen PAO_I führen kann. In unserem Krankengut sind 3 Patienten mit Rezidiven im Duodenum, bei denen ein PAO_I von unter 4 mmol/h nach einem Jahr bis zur Fünfjahreskontrolle auf Werte von über 20 mmol/h angestiegen ist. Obwohl der morphologische Nachweis nicht erbracht ist, steht der Verdacht einer Reinnervation als Rezidivursache bei diesen Fällen im Vordergrund.

Zusammenfassend belegen unsere Ergebnisse und entsprechende Untersuchungen anderer, daß die PSV eine bleibende, etwa 50%ige Reduktion der basalen und pentagastrinstimulierten Sekretion und eine 80–90%ige Verminderung der insulinstimulierten Sekretion bewirkt. Sowohl in der relativen Sekretionsverminderung als auch bezüglich des absoluten PAO_I ist das Langzeitergebnis der PSV beim Ulcus duodeni demjenigen anderer Vagotomieformen ebenbürtig.

10.6.4 Prognostische Bedeutung der Sekretionsparameter vor und nach PSV beim Ulcus duodeni

Die mögliche prognostische Bedeutung der Sekretionsanalyse ist zweifach:

1. *Präoperative* Parameter könnten helfen, Patienten mit einem hohen Rezidivrisiko nach PSV zu identifizieren und einem anderen Operationsverfahren zuzuführen („Ulkuschirurgie nach Maß").
2. *Postoperative* Parameter könnten Patienten mit hoher Rezidivwahrscheinlichkeit und der Notwendigkeit regelmäßiger Nachkontrollen erfassen. Der Operateur könnte relativ früh seinen Mißerfolg erkennen, ohne einen jahrelangen Verlauf abwarten zu müssen, und die notwendigen operationstechnischen Konsequenzen ziehen.

Eigene Ergebnisse. Unsere Sekretionsresultate wurden nur für das UD nach Rezidiven und Rezidivfreien aufgeschlüsselt (Tabelle 84). Die Zusammenstellung zeigt nur wenige Unterschiede:

1. Der BAO der beiden Gruppen 1 Jahr nach PSV ist hochsignifikant verschieden ($2\,P < 0,001$). Nach 5 Jahren findet sich kein Unterschied mehr.

   Der BAO nach 1 Jahr ist bei den Rezidiven im Vergleich zum präoperativen Wert nicht signifikant erniedrigt, doch besteht ein Trend ($0,10 > 2\,P > 0,05$), der nach 5 Jahren signifikant wird.

Tabelle 84. Sekretionsergebnisse vor und nach PSV beim Ulcus duodeni. Vergleich von Rezidivfreien und Rezidiven

			Präoperativ	Postoperativ		Säurereduktion (in %)	
				1 Jahr	5 Jahre	0/1 Jahr	0/5 Jahre
BAO (mmol/h)	Rezidivfrei	n	424	299	170	278	159
		$\bar{x} \pm \mathrm{SD}$	5,1 ± 6,4	$2,0^a$ ± 2,4	1,4 ± 2,1	65%	75%
	Rezidiv	n	59	54	36	51	34
		$\bar{x} \pm \mathrm{SD}$	4,4 ± 3,1	$3,4^a$ ± 1,9	1,8 ± 1,9	19%	47%
PAO_{Pg} (mmol/h)	Rezidivfrei	n	422	260	170	240	158
		$\bar{x} \pm \mathrm{SD}$	33,8 ± 16,4	19,5 ± 12,7	19,5 ± 14,6	44%	43%
	Rezidiv	n	58	44	36	41	34
		$\bar{x} \pm \mathrm{SD}$	37,0 ± 16,8	22,8 ± 10,0	21,5 ± 14,4	38%	44%
PAO_I (mmol/h)	Rezidivfrei	n		253	84		
		$\bar{x} \pm \mathrm{SD}$		$7,6^c$ ± 6,6	$6,2^{b,c}$ ± 5,9		
	Rezidiv	n		46	20		
		$\bar{x} \pm \mathrm{SD}$		8,8 ± 6,8	$10,0^b$ ± 11,2		

[a] $2\,P < 0,001$
[b] $2\,P < 0,05$
[c] $0,10 > 2\,P > 0,05$

Tabelle 85. Prognostische Bedeutung verschiedener prä- und postoperativer (*T.* Tage, *W.* Wochen, übersicht)

Operation	Autoren	Präoperativ			Postoperativ	
		BAO	PAO (Pg/H)	PAO_I	Zeitpunkt postoperativ	BAO
TV + D	Kronborg (1972 [369])				10 T.	
	Kronborg (1972 [370])		+			
	Baron (1973 [48])					
	Cowley et al. (1973 [122])	−	−		1 W.–3 M.	−
	Faber et al. (1975 [179])				1 W.–5 J.	
	Kronborg et al. (1975 [371])		+			
	Stoddard et al. (1978 [576])		−		5 T.	−
SGV + D	Kallehauge u. Amdrup (1969 [332])	−	−		6 W.	+
	Madsen u. Kronborg (1980 [409])	−	+	+[c]	10 T.	−
PSV	Holst-Christensen et al. (1977 [274])	−	−		10 T.	+
	Wastell et al. (1977 [608])		+		10 T.	−
	Jensen u. Amdrup (1978 [295])	−	−			
	Stoddard et al. (1978 [576])		−		5 T.	−
	Hauer-Jensen et al. (1980 [240])	−	−		2 M.	+
	Madsen u. Kronborg (1980 [409])	−	−	−[c]	10 T.	−
	Blackett u. Johnston (1981 [62])	−	−		1 W.	+
					1 J.	+
	Eigene Ergebnisse	−	−		1 J.	+

BAO Basale Säuresekretion
$PAO_{Pg/H}$ „peak acid output" nach Pentagastrin- bzw. Histaminstimulation
PAO_I „peak acid output" nach Insulinstimulation
− Kein prognostischer Wert nachgewiesen
+ Prognostischer Wert nachgewiesen

2. Der PAO_I der Rezidivfreien ist nach 5 Jahren signifikant niedriger als bei den Rezidivträgern. Während der PAO_I bei den Rezidivfreien einen Trend zur Abnahme vom 1. bis zum 5. Jahr zeigt ($0,10 > 2P > 0,05$), steigt er bei den Rezidiven leicht, aber nicht signifikant an.
3. Die BAO-Reduktion der Rezidivfreien ist nach 1 und 5 Jahren signifikant größer.

1. Monate, *J.* Jahre) Säuresekretionsparameter bei der Vagotomie wegen Ulcus duodeni (Literatur-

'ostoperativ					
'AO Pg/H)	PAO$_I$	% Reduktion	Insulintest qualitative Kriterien	Untersuchter Schwellenwert	
				bestätigt	verworfen
			− 7 Krit.	PAO$_H$ ♂ 46,4 mmol/h[a] ♀ 42,2 mmol/h[a]	
	−	+ PAO$_{Pg}$		PAO$_{Pg/H}$ 15 mmol/h[b] PAO-Red. 60%	
	+		− Hollander	PAO$_I$ 8 mmol/h[b]	
	−		− Hollander		PAO$_{Pg}$ 50 mmol/h[a] BAO 5,2 mmol/h[b] PAO$_I$ 8,0 mmol/h[b]
		+ BAO + PAO$_{Pg}$	+ Hollander	PAO$_H$ 15 mmol/h[b] PAO-Red. 65% BAO-Red. 60%	
	+	− PAO$_{Pg}$		PAO$_{Pg}$ 46,2 mmol/h[a] PAO$_I$ 34,0 mmol/h[a] PAO$_{Pg}$ 23,4 mmol/h[b] PAO$_I$ 8,2 mmol/h[b]	
	−			BAO 5,2 mmol/h[b] PAO$_{Pg}$ 30 mmol/h[a]	
	−		− Hollander		PAO$_{Pg}$ 50 mmol/h[a] BAO 5,2 mmol/h[b] PAO$_I$ 8,0 mmol/h[b]
	+[d]		− 7 Krit.	BAO 2,0 mmol/h[b]	
	−	− PAO$_{Pg}$		Keine	
	+				PAO$_{Pg}$ 50 mmol/h[a]
	+				
	+	+ BAO			

präoperativ
postoperativ
PAO$_I$ − BAO
Totaler „acid output"/2 h nach Insulinstimulation
Schwellenwert: Wert, der eine statistisch signifikante Trennung von Rezidivfreien/Rezidiven erlaubt

Insbesondere lassen sich keinerlei Unterschiede der präoperativen Sekretionsdaten nachweisen, während postoperativ der BAO und seine Reduktion das einzige aussagekräftige Kriterium ist. Der PAO$_I$-Unterschied nach 5 Jahren trägt zum pathogenetischen Verständnis des Rezidivmechanismus bei, ist aber praktisch klinisch ohne Wert. Klar diskriminierende Schwellenwerte konnten wir nicht ermitteln. Die lokalisatorische

Bedeutung der Sekretion beim Ulkusrezidiv wurde bereits unter 8.2.6 besprochen.

Diskussion. Die prognostische Bedeutung irgendwelcher Sekretionsparameter für die Abschätzung des Rezidivrisikos nach Vagotomie ist umstritten. Wir haben versucht, die exakte Aussage der relevanten Untersuchungen zu dieser Frage in Tabelle 85 zusammenzufassen.

Präoperative Sekretionsparameter. Die Arbeitsgruppe um Kronborg [369, 370, 375, 409] hat wiederholt in zuverlässigen Untersuchungen belegt, daß der präoperative PAO_{Pg} oder PAO_H bei Anwendung der TV oder SGV mit dem Rezidivrisiko korreliert. Folglich bestimmt die präoperativ vorhandene Parietalzellmasse das Operationsergebnis und die Prognose wesentlich. Diese Autoren haben auch einen Schwellenwert von 45 mmol/h für den präoperativen PAO errechnet, über dem die Rezidivwahrscheinlichkeit sehr hohe Werte (über 20% und mehr) erreicht. Ungeachtet dessen bleiben zahlreiche dieser „hypersecretors" rezidivfrei, und auch unter den „normosecretors" treten Rezidive in etwa 10% auf. Diese Tatsache gilt für alle jemals vorgeschlagenen Schwellenwerte und schränkt ihre praktische Bedeutung ein (Tabelle 85). Gleichzeitig fällt auf, daß fast alle in irgendeiner Untersuchung gefundenen Schwellenwerte durch andere Untersucher als nicht aussagekräftig widerlegt wurden.

Die gleiche Autorengruppe [409] mußte aber auch feststellen, daß bei Anwendung der PSV keinerlei präoperative Parameter prognostische Bedeutung haben. Wastell fand als einziger, daß kein Patient mit einem präoperativen PAO_{Pg} von unter 30 mmol/h 3–7 Jahre nach PSV ein Rezidiv hatte. Zahlreiche Beobachtungen, auch in unserer Studie, zeigen, daß diesem Wert aber keine allgemeine Gültigkeit zukommt. Johnston et al. [324] fanden nach PSV keinen Unterschied zwischen den Gruppen über oder unter einem Schwellenwert des PAO_{Pg} von 50 mmol/h für Männer und 40 mmol/h für Frauen. Auch die präoperative Bestimmung des PAO_I erwies sich bei der PSV nicht als aussagekräftig [409]. In diesem Zusammenhang ist die Untersuchung von Kirckpatrick u. Hirschowitz [355] bedeutungsvoll. Sie untersuchten den langfristigen Verlauf bei 31 Patienten mit unerklärter, d.h. nicht hypergastrinämiebedingter (Zollinger-Ellison-Syndrom), präoperativer basaler Hypersekretion (BAO > 15 mmol/h). Weder die konservativ behandelten noch die vagotomierten Fälle (TV + D) unterschieden sich in Verlauf und Prognose von einer basal normaziden Kontrollgruppe. Er kam zu dem Schluß, daß ein hoher präoperativer BAO kein Anlaß für besonders aggressive chirurgische Maßnahmen (z.B. Antrektomie) sein darf.

Postoperative Sekretionsparameter. Einigkeit herrscht eigentlich nur bezüglich der qualitativen Interpretation des Insulintests. Die Hollander-Kriterien sind prognostisch wertlos, ungeachtet des Zeitpunktes ihrer Bestimmung (Tabelle 85) [179]. Auch Kallehauge u. Amdrup [332] fanden unter den Hollander-negativen Fällen Rezidive, bei Stoddard et al. [576] und

Goligher et al. [212] waren mehr als die Hälfte der Rezidive nach PSV Hollander-negativ.

Während nach TV und SGV verschiedenste postoperative Parameter je nach Untersuchung wertvoll oder wertlos erscheinen, zeichnen sich nach PSV doch gewisse Trends ab (Tabelle 85). Die Mehrheit der Arbeiten und unsere Ergebnisse belegen die eindeutige prognostische Aussagekraft des postoperativen BAO. Insbesondere erwies sich der BAO in allen Untersuchungen als relevant, die 2 Monate oder später nach PSV durchgeführt wurden. Gleichzeitig wird eine Aussagekraft des postoperativen $PAO_{Pg/H}$ und der PAO-Reduktion klar widerlegt. Hingegen erweist sich der PAO_I ebenfalls, wenn er mindestens 2 Monate oder mehr nach PSV bestimmt wird, als bedeutungsvoll.

Allerdings ist es unmöglich, irgendwelche postoperative Schwellenwerte anzugeben, die eindeutig Rezidive von Rezidivfreien trennen. Auch Madsen u. Kronborg [409] konnten für die PSV-Gruppe, im Gegensatz zur SGV + P, keine solchen Schwellenwerte definieren.

Hartnäckig zieht sich durch die Literatur die Meinung, daß unterhalb eines postoperativen $PAO_{Pg/H}$ von 15 mmol/h ein duodenales Rezidivulkus nicht vorkomme. Dieser Schwellenwert geht auf die Beobachtung von Scobie u. Rovelstad [549] zurück, die sich allerdings auf das Anastomosenulkus bezog. Baron [46] hat den gleichen Wert aufgrund der unteren Grenze der PAO_H-Verteilung bei UD-Patienten ermittelt. Nicht nur in unserer Studie, sondern auch in der von Madsen u. Kronborg [409] hat die Hälfte der Rezidive aber einen $PAO_{Pg/H}$ von weniger als 22 mmol/h und die Hälfte der Rezidivfreien einen $PAO_{Pg/H}$ von über 17 mmol/h (Mediane des postoperativen $PAO_{Pg/H}$ für Rezidive bzw. Rezidivfreie in unserer Studie). Damit wird die Forderung, daß eine Ulkusoperation den $PAO_{Pg/H}$ beim einzelnen Patienten unter den Absolutwert von 15 mmol/h senken müsse, unsinnig.

Woher kommt die Widersprüchlichkeit der verschiedenen Untersuchungen? Die Unterschiede des Krankengutes und die methodische Problematik (vgl. 10.6.1) der Sekretionsanalysen [595] schränken die Aussagekraft prognostischer Kriterien, ganz besonders von Schwellenwerten, ohnehin erheblich ein. Eine wesentliche Ursache liegt aber in der Definition des Rezidivs (vgl. 2.5). Einige Autoren anerkennen nur ein duodenales Rezidiv als echten Rückfall eines UD, während die Mehrheit mit uns übereinstimmt, daß jedes postoperativ neu auftretende Geschwür irgendwelcher Lokalisation als Rezidiv zu betrachten ist. Dafür sprechen 2 Tatsachen. Erstens ist es für den Patienten gleich, wo er sein Rezidiv hat, die Primäroperation hat in jedem Falle versagt. Zweitens hat zwar die postoperative, nicht aber die präoperative Säuresekretion einen Einfluß auf die Rezidivlokalisation [446] (vgl. 8.2.6), doch lassen Säuresekretionsparameter im Einzelfall keine Voraussage der Rezidivlokalisation zu. Es ist deshalb in praktischer Hinsicht sinnlos, prognostische Kriterien zu definieren, die lediglich für eine spezifische Form des Rückfalls gelten. Allerdings können solche Untersuchungen in pathogenetischer Hinsicht wesentliche Erkenntnisse bringen.

Schlußfolgerungen. Bei Anwendung der PSV zur Behandlung des UD gibt es keine aussagekräftigen präoperativen Sekretionsparameter, um das Rezidivrisiko abzuschätzen. Postoperativ haben nur die basale und die insulinstimulierte Sekretion (mindestens 2 Monate bis 1 Jahr nach PSV) prognostische Bedeutung. Allgemein gültige Schwellenwerte lassen sich für keinen Sekretionsparameter, weder prä- noch postoperativ, definieren.

10.6.5 Einfluß der Vagotomietechnik auf die Sekretion

Obwohl die Art der Vagotomie nach der Literaturübersicht (Tabelle 81) keinen großen Einfluß auf die Säurereduktion hat, scheint die Sekretionsverminderung nach PSV doch etwas geringer zu sein als nach den Vagotomien, die den Magen total denervieren (SGV bzw. TV). Insbesondere für die PSV ist es nun wesentlich, die technischen Grundsätze zu definieren, die zu einer maximalen Verminderung der Sekretion führen, ohne die antrale Innervation zu gefährden.

Nundy u. Baron [473] und Clarke et al. [106] konnten zeigen, daß die Durchtrennung des antralen Astes keine zusätzliche Verminderung der Sekretion nach PSV bringt. Damit besteht kein Anlaß, die Erhaltung der antralen Innervation und Funktion aufgrund der Sekretionsergebnisse in Frage zu stellen.

Liedberg u. Oscarsson [396] wiesen eine signifikant größere PAO_{Pg}-Reduktion nach Ausdehnung der ösophagealen Dissektion von 2 auf 5–7 cm nach. Hallenbeck et al. [235] fanden eine signifikante Verminderung des PAO_I − BAO bei Denudierung des Ösophagus auf 5–7.5 cm gegenüber 2 cm. In Kronborgs Untersuchung [377] war die BAO-Reduktion signifikant größer, wenn mindestens 4–7 cm des Ösophagus skelettiert wurden. Dem eindeutigen Nachweis des Einflusses der ösophagealen Denudation (vgl. Kap. 3) auf die Sekretion entspricht die von den gleichen Autoren gefundene signifikant geringere Rezidivrate bei Ausdehnung der Denervierung im Ösophagusbereich. Für die Forderung nach einer Skelettierung der Speiseröhre auf 6 cm sprechen damit nicht nur sekretorische, sondern v. a. auch klinische Argumente (vgl. Kap. 3). Auch im Bereich des Korpus-Antrum-Übergangs ist die Ausdehnung der Skelettierung sekretorisch relevant. Zwar fanden Kronborg et al. [377] keine Veränderungen der Sekretion oder der Rezidivrate, wenn bei einer gleichzeitigen Denervierung des Ösophagus von nur 2 cm die Skelettierung distal von 9 cm bis auf 6 cm an den Pylorus herangeführt wurde. Das unterstreicht aber nur das Primat der ösophagealen Skelettierung. Hingegen konnten Lyndon et al. zeigen [405], daß der PAO_I − BAO nach distaler Denervierung bis 6 cm zum Pylorus signifikant geringer war, als wenn 10 cm distal innerviert blieben. Poppen [498] fand ebenfalls, daß bei Patienten mit noch innervierter Korpusmukosa im Bereich der Antrumgrenze der postoperative BAO und PAO_I erhöht und die PAO_{Pg}-Reduktion verkleinert waren. Außerdem hat Johnson [303] gezeigt, daß bei einer distalen Denervierung bis 6 cm nur 2% der Vagotomien unvollständig sind, gegenüber 18% bei 7 cm. Damit ist die distale Denervierung bis etwa 6 cm proximal des Pylorus, in jedem Fall aber unter Erhaltung mindestens eines Astes des Krähenfußes, für die postoperative Sekretion von Bedeutung, wenngleich dies bisher durch entsprechende klinische Ergebnisse (Rezidivminderung) nicht bestätigt wurde.

Zusammenfassend bestätigen auch Sekretionsuntersuchungen, daß eine exakte Operationstechnik bei der PSV wesentlich ist und durch Beachtung der von uns beschriebenen Standardtechnik (vgl. Kap. 3) eine adäquate Sekretionsverminderung erzielt werden kann.

10.6.6 Ulkuschirurgie nach Maß?

Das Konzept der „Ulkuschirurgie nach Maß" wurde 1951 von Johnson vorgeschlagen [305]. Es gibt heute zahlreiche verschiedene Schemata, doch konnte von keinem bis heute gezeigt werden, daß es die Resultate im gesamten Krankengut an Ulkuspatienten tatsächlich verbessert [49]. Das häufigste und einfachste Konzept sieht vor, Hypersekretoren mit Vagotomie und Antrektomie, Normosekretoren mit alleiniger Vagotomie (PSV) zu behandeln. Jedes Konzept selektiver Chirurgie steht und fällt mit der Möglichkeit, den Begriff „Hypersekretion" so zu definieren, daß ein relevanter Bezug zur Prognose besteht. Aufgrund der Tatsache, daß bei Anwendung der PSV ohne Drainage präoperative Sekretionsparameter beim UD keine prognostische Aussagekraft haben (vgl. 10.6.4 und Tabelle 85), ist heute keine Ulkuschirurgie nach Maß möglich. Auch die Ergebnisse Wastells et al. [609] mit SGV + A bei einem präoperativen PAO_{Pg} von über 45 mmol/h und PSV in der Gruppe unter diesem Schwellenwert können insgesamt nicht überzeugen. Im Einzelfall ist eine aggressive chirurgische Maßnahme, wie die Antrektomie, aufgrund präoperativer Sekretionsergebnisse nicht zu rechtfertigen. Nach derzeitiger Erkenntnis hat ein Patient mit „Hypersekretion", wie immer sie auch definiert wird, die gleichen Chancen, durch eine risikoarme PSV von seinem Ulkusleiden befreit zu werden [324]. Warum sollte dann ein Teil der Patienten dem erhöhten Risiko und der nicht zu vernachlässigenden langfristigen Morbidität einer kombinierten Operation ausgesetzt werden? Die PSV ohne Drainage ist z. Z. das Verfahren der Wahl für alle UD-Patienten.

Durch diese Ablehnung der „Ulkuschirurgie nach Maß" aufgrund der Sekretion wird die Notwendigkeit der Differenzierung der Verfahrenswahl aufgrund des Ulkustyps nicht berührt (vgl. 8.2 und 15.1). Dort bietet sich wahrscheinlich eine viel wirksamere Möglichkeit, die Ergebnisse der Ulkuschirurgie zu verbessern. Außerdem ist die intraoperative Kontrolle der Vollständigkeit der Vagotomie durch den Elektrotest ein Mittel, um unmittelbar auf das Spätresultat Einfluß zu nehmen (vgl. Kap. 11).

10.6.7 Bedeutung der Sekretionsuntersuchungen

Trotz aller bisher diskutierten Einschränkungen der Aussagekraft von Sekretionsuntersuchungen behalten sie weiterhin ihren Platz in der Ulkuschirurgie. Wir müssen dabei zwischen der klinischen Praxis und wissenschaftlicher Forschung unterscheiden.

Klinische Praxis. Ein gewisser diagnostischer Wert kommt dem Pentagastrin- oder Histamintest für die Diagnose der Achlorhydrie und bei der Erfassung des Zollinger-Ellison-Syndroms zu [48]. Im übrigen ist aber die Sekretionsuntersuchung für die Diagnose des peptischen Ulkus ohne Aussagekraft. Eine präoperative Untersuchung ist aber Voraussetzung, um evtl. notwendigen postoperativen Bestimmungen als Vergleich zu dienen. Die Indikation zur Sekretionsuntersuchung ist damit vor einer operativen Behandlung gegeben.

Postoperativ ist es nicht notwendig, das Ergebnis durch eine sekretorische Verlaufskontrolle zu erfassen. Es besteht heute auch keine Indikation mehr für den frühpostoperativen Insulintest zur Vagotomiekontrolle [369]. Der intraoperative Elektrotest wird dieser Aufgabe besser gerecht (vgl. Kap. 11). Erst bei Wiederauftreten von Beschwerden oder wenn endoskopisch die Rezidivdiagnose gestellt ist, kann eine erneute Sekretionsuntersuchung helfen, die Rezidivursache abzuklären [122]. Unerläßlich ist sie aber u. E. nur, wenn das Rezidiv Symptome verursacht und eine Reoperation geplant wird. Trotz aller Einschränkungen kann dann der Insulintest mithelfen, das richtige Verfahren (Antrektomie allein oder Revagotomie und Antrektomie) zu wählen. Neben der Sekretionsanalyse haben aber andere Untersuchungen (Magen-Darm-Passage, Gastrinbestimmung, Magenentleerungsstudie) ebenfalls ihre Bedeutung.

Wissenschaftliche Forschung. Studien zum Vergleich verschiedener chirurgischer Therapieverfahren müssen die Sekretion als wesentlichen Parameter der Wirksamkeit erfassen. Die Sekretionsuntersuchung ist unerläßlich, wenn die Pathogenese des peptischen Ulkus oder der Wirkungsmechanismus einer Behandlung untersucht werden soll. Aber auch hier besteht keine Indikation mehr für den frühpostoperativen Insulintest, da eine Sekretionsanalyse nach 1 Jahr aussagekräftigere Parameter liefert [122, 369]. Damit dürften auch für wissenschaftliche Fragestellungen eine präoperative Sekretionsbestimmung, eine weitere etwa 1 Jahr nach dem Eingriff und allenfalls langfristige Nachuntersuchungen ausreichen.

Was für Tests soll man durchführen? Will man die Parietalzellmasse bestimmen, ist die Pentagastrinstimulation unerläßlich. Geht es darum, die Parietalzellsensitivität zu erfassen, dann müssen sogar Pentagastrin-Dosis-Wirkungs-Kurven ermittelt werden [172, 595]. Für die übliche klinische Routine und die meisten wissenschaftlichen Untersuchungen dürften aber ein präoperativer und ein nach 1 Jahr durchgeführter Pentagastrintest genügen.

Die vagal stimulierbare Sekretion wird durch den Insulintest mit quantitativer Auswertung, postoperativ ohne Dosisabhängigkeit, erfaßt [369]. Allerdings ist die Insulinstimulation nicht gefahrlos und deshalb nicht für alle Patienten geeignet. Der Test mit 2-Deoxy-D-Glucose ist vielleicht etwas spezifischer, aber auch nicht risikolos [570, 571]. Hier kann die

Scheinfütterung, modifiziert als „chew and spit method" Vorteile bringen [357, 481, 575], da sie in guter Korrelation mit dem Insulintest spezifisch die vagale Sekretion stimuliert und absolut gefahrlos ist.

Für die Zukunft scheint es denkbar, daß die Scheinfütterung sowohl prä- und postoperativ nach 1 Jahr als einzige Untersuchung alle anderen sekretorischen Tests bei der PSV ablösen könnte, allenfalls unter Beibehaltung des einfachen Pentagastrintests, wenn die Bestimmung der Parietalzellmasse erforderlich ist.

10.7 Zusammenfassung

Die PSV senkt die basale Säuresekretion (BAO) um etwa 60%, den pentagastrinstimulierten Säureausstoß (PAO_{Pg}) um 40–50% und die insulinstimulierte Sekretion (PAO_I) auf im Mittel 7 mmol/h. Diese Verminderung der Sekretion ist bei allen Ulkustypen vergleichbar, bei UPP und UV etwas ausgeprägter, und bleibt über den Zeitraum von 5 Jahren stabil. Präoperative Sekretionsparameter sind ohne prognostische Bedeutung für das Rezidivrisiko nach PSV, postoperativ sind nur der BAO und PAO_I bei Rezidivfreien und Rezidiven verschieden. Prognostisch aussagekräftige Schwellenwerte der prä- oder postoperativen Sekretion lassen sich nicht finden. Die Operationstechnik beeinflußt das Ausmaß der Sekretionsverminderung und auch die Rezidivrate, wobei der Skelettierung des Ösophagus auf 6 cm die größte Bedeutung zukommt. Eine auf der präoperativen Sekretion beruhende „Ulkuschirurgie nach Maß" ist nicht gerechtfertigt. Sekretionstests sind nach wie vor prä- und postoperativ nützlich, um die Ursache von Therapieversagern zu erfassen und die Notwendigkeit einer Revagotomie bei einem etwaigen Zweiteingriff (Antrektomie) zu beurteilen. Der sinnvollste Zeitpunkt für die postoperative sekretorische Verlaufskontrolle ist 1 Jahr nach PSV oder im Moment der chirurgischen Behandlungsbedürftigkeit eines Rezidivs. Ein früher postoperativer Insulintest ist zur Beurteilung der Qualität der PSV wegen seiner fehlenden Aussagekraft nicht geeignet. Zweckmäßiger ist die intraoperative Vollständigkeitskontrolle mit dem vagomotorischen Elektrotest. Die gute klinische Wirksamkeit der PSV beim UD zeigt, daß die Säuresekretion beim UD der wesentlichste pathogenetische Mechanismus ist. Die z.T. hohen Rezidivraten bei den anderen Ulkustypen lassen aufgrund der vergleichbaren Sekretionsreduktion darauf schließen, daß hier andere (lokale) Faktoren neben der Sekretion erheblichen Einfluß auf die Ulkusentstehung haben.

11 Einfluß der intraoperativen Vollständigkeitskontrollen auf die klinischen und sekretorischen Ergebnisse

S. Martinoli

Aus der konsequenten Anwendung des intraoperativen vagomotorischen Elektrotests ergaben sich im Rahmen der multizentrischen Studie 3 Fragestellungen:

1. Technische Zuverlässigkeit der verwendeten Testmethode?
2. Einfluß des Tests auf den Operationsverlauf?
3. Einfluß des Tests auf die langfristigen sekretorischen und klinischen (Rezidivrate) Ergebnisse?

Für die Beantwortung der ersten beiden Fragen wurde die primäre Interpretation der Druckkurve durch den jeweiligen Operateur herangezogen. Da diese beiden Problemkreise vom Ulkustyp unabhängig sind, konnten sie im Gesamtkollektiv der 717 Patienten mit peptischem Ulkus untersucht werden.

Für die Untersuchung der Auswirkung des Tests auf die langfristigen Resultate der PSV war die Überprüfung des Testergebnisses durch 2 unabhängige Untersucher notwendig (vgl. 4.3.2). Die durch diese Neubeurteilung klar definierten Gruppen von elektrotestpositiven und elektrotestnegativen Patienten wurden prospektiv in bezug auf ihren sekretorischen und klinischen Verlauf untersucht. Da für die Entdeckung eines Unterschieds in der Rezidivrate von voraussichtlich etwa 5% eine Minimalzahl von Patienten notwendig war, mußte sich diese Untersuchung auf die Gruppe der Ulcera duodeni beschränken.

11.1 Vagomotorischer Elektrotest (VMET)

Die technische Zuverlässigkeit des VMET erwies sich in der Studie als ausgezeichnet (Tabelle 86). Nur in 2,5% der Fälle war der Test nicht durchführbar, wobei sowohl technische als auch patientenbezogene Hindernisse die korrekte Durchführung des Tests verhinderten. Die durch die Durchführung des Tests − und nicht durch die daraus notwendigerweise resultierenden anatomischen Korrekturen − verursachte Verlängerung der Operationszeit betrug etwa 15–30 min.

Tabelle 86. Praktikabilität des VMET

PSV mit VMET ($n = 717$)	n	[%]
Technische Defekte	4	(0,5)
Test nicht verwertbar aus anderen Gründen	14	(2)
Test verwertbar	699	(97,5)

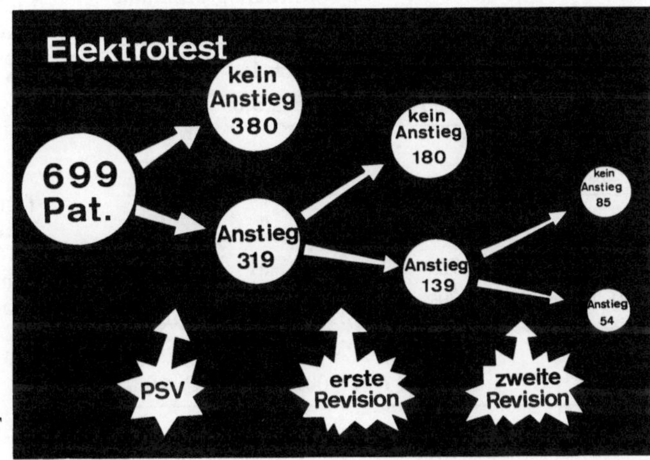

Abb. 54. Einfluß des VMET auf den Operationsverlauf

Der Einfluß des VMET auf den Operationsverlauf ist aus Abb. 54 zu entnehmen. Bei 699 Operationen mit technisch korrekt durchgeführtem VMET beurteilte der Chirurg anhand des Tests knapp mehr als die Hälfte der Vagotomien auf Anhieb als negativ, d. h., er fand keine motorische Antwort des proximalen Magens. In 46% der Fälle (positiver Test) wurde er gezwungen, die PSV-Skelettierung weiterzutreiben (Abb. 54). Jede weitere Skelettierung war dann imstande, die Anzahl positiver VMET-Antworten ungefähr auf die Hälfte zu senken, so daß schließlich nur 8% der PSV nach dem 3. Test unvollständig schienen. Diese Zahl wurde nach Durchführung des Atropintests nochmals auf 4% halbiert. Es mag in dieser Hinsicht interessant sein, daß auch „erfahrene Vagotomisten" in etwa 10–20% der Fälle primär VMET-inkomplette Vagotomien produzierten.

Die Analyse der individuellen Säurereduktion bei den UD in Beziehung zum endgültigen Testergebnis (unabhängige Beurteilung durch 2 Beobachter, s. 4.3.2) ergab nach 1 Jahr eine signifikant stärkere Senkung sowohl des BAO als auch des pentagastrinstimulierten PAO (Tabellen 87 und 88) in der VMET-negativen (vollständig vagotomierten) Gruppe.

Der PAO nach Insulinstimulation (Tabelle 89), sowohl nach 1 als auch nach 5 Jahren, korrelierte noch stärker mit der residuellen motorischen Antwort des Magens: der PAO war in der vollständig vagotomierten (negativen) Gruppe hochsignifikant niedriger als bei den unvollständig Vagotomierten.

	n	Mittlere prozentuale BAO-Reduktion
VMET positiv	100	48 ± 4
VMET negativ	120	60 ± 3

Tabelle 87. Vagomotorischer Elektrotest: Reduktion des BAO nach 1 Jahr ($t = 2{,}4661$, $2P < 0{,}02$) beim Ulcus duodeni (Mittelwert ± SE)

	n	Mittlere prozentuale PAO-Reduktion
VMET positiv	80	31 ± 4
VMET negativ	106	45 ± 3,6

Tabelle 88. Vagomotorischer Elektrotest und Reduktion des PAO nach Pentagastrin 1 Jahr nach PSV ($t = 2{,}7413$, $2P < 0{,}01$) beim Ulcus duodeni (Mittelwert ± SE)

	n	1 Jahr	n	5 Jahre
VMET positiv	90	9,1 ± 0,8	31	9,7 ± 1,6
VMET negativ	90	6,3 ± 0,6	35	4,3 ± 0,9
		$t = 2{,}9334$		$t = 2{,}9798$
		$2P < 0{,}001$		$2P < 0{,}01$

Tabelle 89. Vagomotorischer Elektrotest und Reduktion des PAO nach Insulin, 1 und 5 Jahre nach PSV beim Ulcus duodeni (Mittelwert ± SE)

Tabelle 90. Vagomotorischer Elektrotest und totale Rezidivrate, 2 und 5 Jahre nach PSV wegen Ulcus duodeni

	n (zum Operationszeitpunkt)	Rezidivulzera nach	
		2 Jahren	5 Jahren
VMET positiv	142	11 (8,3%)	23 (18,8%)
VMET negativ	160	2 (1,3%)	8 (5,5%)
χ^2		7,708	10,240
$2P$		<0,01	<0,005

Die totale aktuerielle Ulkusrezidivrate (Tabelle 90 und Abb. 55) zeigte einen hochsignifikanten Unterschied zwischen den 2 Kollektiven der VMET-positiven und VMET-negativen Patienten, sowohl 2 als auch 5 Jahre nach PSV. Der totalen Rezidivrate in der VMET-negativen (vollständig vagotomierten) Gruppe entspricht eine klinische Fünfjahresrezidivrate von nur 2,2%.

11.2 pH-Test

Gestützt auf die Erfolge von Grassi (vgl. [216–223]), welcher allerdings die offene pH-Metrie benutzte, mußten wir bald unsere Erwartungen von der

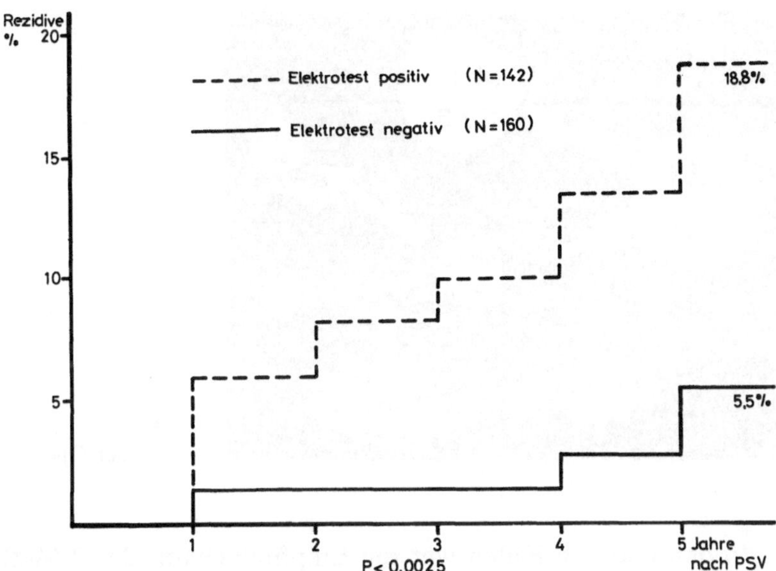

Abb. 55. Totale Rezidivrate nach PSV wegen UD in Beziehung zum Ergebnis des intraoperativen vagomotorischen Elektrotests

Tabelle 91. Praktikabilität des pH-Tests

PSV mit pH-Test ($n = 678$)	n	[%]
Technisch nicht durchführbar	46	(6,8)
Durchgeführt	632	
— Nicht beurteilbar	172	(27,2)
Beurteilbar	*460*	*(72,8)*
— als Vollständigkeitstest	441	
— zur Definition des Antrums	19	

Nützlichkeit der modifizierten Methode, wie sie bei uns angewandt wurde, korrigieren.

Aus Tabelle 91 entnimmt man, daß in 46 Fällen (6,8%) die pH-Metrie aus technisch-apparativen Gründen nicht durchführbar war, meist infolge Austrocknung der Elektrode. In den 632 Fällen, wo sie technisch durchgeführt werden konnte, war sie in 27,2% der Fälle nicht beurteilbar. Meistens konnte vor der Vagotomie bereits keine eindeutige pH-Grenze zwischen Korpus und Antrum festgestellt werden, indem keine sauren Areale im proximalen Magen gefunden werden konnten. In den 441 Fällen, wo die pH-Metrie zur Feststellung von residuellen sauren Inseln gebraucht wurde, erwies sie sich nur 22mal empfindlicher als der VMET in der Erfassung von inkompletten Vagotomien, während der VMET in 221 Fällen empfindlicher war als die pH-Metrie im Aufspüren von residuellen Vagusästen.

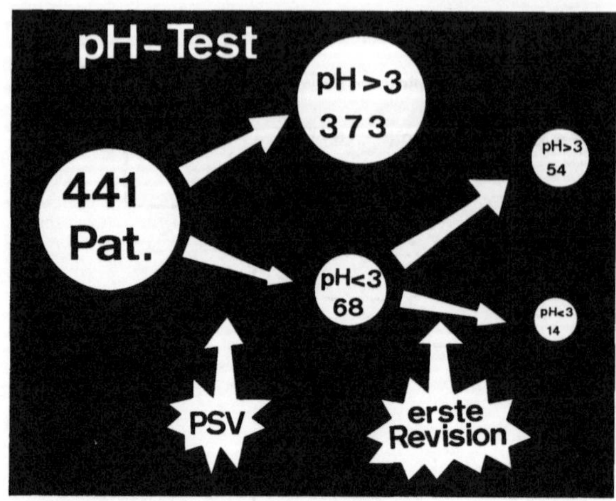

Abb. 56. Einfluß des pH-Tests
auf den Operationsverlauf

In den anderen Fällen war die Empfindlichkeit der 2 Methoden nicht vergleichbar, da beide von einer vollständigen Vagotomie zeugten. Der Einfluß der pH-Metrie auf den Operationsverlauf ist aus Abb. 56 ersichtlich.

11.3 Diskussion

Die Sensitivität des VMET erwies sich derjenigen des von uns geschlossen angewandten pH-Tests als deutlich überlegen. Hätte man den VMET in der Studie nicht gebraucht, wären nahezu die Hälfte der Vagotomien grob unvollständig belassen worden. Die technische Zuverlässigkeit der Apparatur war ebenfalls gut.

Ziel dieser Studie war es nicht, eine neue Methode herauszufinden, um nur Voraussagen über das Rezidivrisiko zu machen. Dieses Ziel kann möglicherweise auch durch die Kombination von verschiedenen ausgeklügelten Kriterien zur Beurteilung von postoperativen Säuretests erreicht werden [526, 557]. Vielmehr war die Idee der Testanwendung mit der Absicht gekoppelt, dem Chirurgen eine brauchbare intraoperative Methode an die Hand zu geben, die ihm eine sofortige zeitgerechte Korrektur einer evtl. unvollständigen Vagotomie erlauben würde. Dieser Erwartung wird der VMET voll gerecht, wie die Abb. 54 eindrücklich dokumentiert.

Wir waren primär interessiert, die Korrelation zwischen motorischer Reaktion des Magens, spätpostoperativer Säuresekretion und Inzidenz der Ulkusrezidive zu untersuchen. Falls eine solche Korrelation existiert, würde der VMET eine konkrete Maßnahme sein, um den Chirurgen intraoperativ direkt auf die späteren sekretorischen Ergebnisse und die Rezidivrate Einfluß nehmen zu lassen, und zwar durch die Verbesserung seiner operativen Leistung. Unsere Resultate zeigen tatsächlich, daß ein negativer VMET mit seiner signifikant geringeren Rezidivrate einhergeht (Abb. 55). Dies wird um so bedeutungsvoller, wenn man bedenkt, daß auch in der Vergleichsgruppe der VMET-positiven Patienten bereits eine gewisse Korrekturleistung des Tests zum Ausdruck kommt: zahlreiche dieser Fälle wurden aufgrund des Testergebnisses mehrfach revidiert und zusätzlich denerviert, und dementsprechend war die motorische Antwort in diesem Kollektiv nur gering. Diese schwachen Anstiege betrugen 2–10 mm H_2O (19,6–98 Pa). Daß die Rezidivrate auch bei dieser „geringen Unvollständigkeit" signifikant höher ausfällt, unterstreicht die Notwendigkeit, bei der PSV alle Anstrengungen zu unternehmen, um den proximalen, säureproduzierenden Magenteil vollständig zu denervieren. Man darf sich nicht mit einem „kleinen" Anstieg der Druckkurve begnügen oder sich zur Nachlässigkeit bei der Interpretation verleiten lassen. Die Verlängerung der Operationszeit sollte keinen Vorwand geben, etwa aus „chirurgischer Ungeduld" den langfristigen Erfolg der Operation und damit die Rezidivprognose des Patienten aufs Spiel zu setzen. Erfahrung mit der Technik des Tests und konsequente, strenge Interpretation des Resultats sind die unabdingbaren Voraussetzungen, um die Wirksamkeit der Methode in der praktischen Anwendung nicht zu verwässern. Die Enttäuschung gewisser Untersucher über den VMET ist nicht zuletzt auf seine mangelhafte Durchführung und Interpretation zurückzuführen [331].

Somit offeriert der VMET die Möglichkeit der sofortigen Qualitätskontrolle während der Operation mit einer relevanten Verbesserung des Spätresultats. Die Unterschiede in der Inzidenz der Rezidivulzera nach PSV beim UD sind hochsignifikant. In der VMET-negativen Gruppe beträgt das totale Fünfjahresrezidivrisiko nur 5,5%, während es in der VMET-positiven Gruppe auf mehr als das 3fache erhöht ist (Tabelle 90 und Abb. 55). Insbesondere reiht sich die klinische Rezidivrate von 2,2% bei den aufgrund des Tests vollständig vagotomierten Patienten unter die besten in der Literatur mitgeteilten ein (vgl. 8.2.7).

Außerdem konnte der Test die von Burge postulierte Parallelität zwischen motorischer Reaktion und sekretorischer Leistung bestätigen: der PAO_I 1 und 5 Jahre nach PSV war hochsignifikant niedriger in der Gruppe der VMET-negativen Patienten (Tabelle 89).

Die Anzahl Patienten ist bei den anderen Ulkustypen – UP, UPP und UV – zu klein, um signifikante Aussagen über die Leistungsfähigkeit des VMET zu erlauben. Das stimmt auch mit der aus unseren klinischen und sekretorischen Ergebnissen gewonnenen Erkenntnis überein, daß bei den Ulzera im Bereiche des Magenausgangs und beim UV die Säure zwar ein wesentlicher, aber nicht unbedingt der hauptsächliche pathogenetische Faktor ist. Andere Mechanismen könnten für die Entstehung des Ulkusrezidivs verantwortlich sein (vgl. 8.2). Unsere Ergebnisse mit dem VMET bei diesen Ulkustypen widerlegen aber nicht die Annahme, daß auch dort der wirksamen Säureverminderung und damit der Vollständigkeit der Vagotomie therapeutisch wesentliche Bedeutung zukommt. Damit bleibt die Vollständigkeit der Denervierung auch beim UP, UPP und UV das Ziel der Operation, selbst wenn bei gewissen Indikationen zusätzliche operative Maßnahmen durchgeführt werden müssen. Deshalb muß die Anwendung des VMET auch bei diesen Ulkustypen empfohlen werden.

Wenn man die Auswirkungen des VMET betrachtet, dann sticht v. a. die verbessernde Wirkung des VMET auf die chirurgische Arbeit heraus. Es ist auch klar, daß das Resultat des intraoperativen Elektrotests die Ausdehnung der vagalen Denervierung widerspiegelt. Somit wird offenbar, daß anatomische Kriterien allein zur Beurteilung der Vollständigkeit der Vagotomie nicht zuverlässig genug sind. In einem gemischten Kollektiv von 89 Chirurgen, wovon zahlreiche während der Studie überhaupt ihre ersten Vagotomien durchführten, waren diese anatomischen Kriterien in 46% der Fälle ungenügend. Aber auch erfahrene Operateure mußten ein Ungenügen ihrer nach anatomischen Kriterien durchgeführten Vagotomie in 10–20% der Fälle feststellen. Offenbar ist der VMET fähig, Unvollständigkeit der Vagotomie im Kardia-Fundus-Bereich und im Kleinkurvaturbereich festzustellen. Nach Johnson u. Baxter [304] ist die Hälfte der pH-metrisch eruierbaren residuellen Inseln in diesem proximalen Problembereich lokalisiert.

Nach Grassi et al. [223] soll sich eine zweite kritische Gegend der Unvollständigkeit an der Grenze zwischen Antrum und Korpus befinden. Poppen [498, 499] konnte eine Streuung der histologischen Antrum-Korpus-Grenze in einem 4 cm breiten Bereich um die anatomische, durch die Kreuzung des proximalsten Astes des Krähenfußes mit der Kleinkurvatur bestimmte Grenze in 93% der untersuchten Fälle finden.

Johnsons pH-metrische Befunde [302, 304] decken sich mit denjenigen von Poppen, indem er in mehr als einem Drittel der Fälle residuelle saure Inseln an der Antrum-Korpus-Grenze fand, und zwar großkurvaturseits, wo eben nach Poppen die Grenze dem Pylorus am nächsten liegt. Ein solches saures Areal könnte natürlich vom VMET durch die arbiträre Lokalisation der weichen Klemme, welche den proximalen Magen absperrt, nicht erfaßt werden. Ob residuellen sauren Arealen in dieser Gegend eine klinische Relevanz beizumessen ist, wurde von Ahonen et al. [8] aufgrund ihrer Sekretionsergebnisse sehr in Frage gestellt.

Noch erlauben die wenigen Zahlen, wie diejenigen von Pendover [488], kein definitives Urteil über die Sensitivität des VMET, verglichen mit derjenigen der offenen pH-Metrie. In unseren Händen blieb die geschlossene pH-Metrie ein physiologisch interessantes und lehrreiches Experiment mit nicht unbedeutendem Zeitaufwand, aber leider ohne klinische Relevanz. Wir konnten uns wegen des voraussehbaren und später auch bestätigten Infektionsrisikos [302] nicht zur offenen pH-Metrie entschließen (vgl. S. 54).

Unsere Resultate bestätigen, daß auch eine „leichte Unvollständigkeit" der PSV einen bedeutenden Krankheitswert für den Langzeitverlauf in sich birgt.

12 Ulkusblutung

C. MULLER

12.1 Epidemiologie

Für die konservative Therapie, Operationsindikation und die Verfahrenswahl sind 3 epidemiologische Fragen von Bedeutung:

1. Welches ist der natürliche Verlauf der Ulkusblutung?
2. Hat das blutende Ulcus ventriculi eine schlechtere Prognose als das blutende Ulcus duodeni?
3. Wie hoch ist das Malignitätsrisiko beim blutenden Ulcus ventriculi, und muß es bei der Wahl des Behandlungsverfahrens beachtet werden?

12.1.1 Häufigkeit, Verlauf, Letalität

Häufigkeit. Die akute (nicht okkulte) Blutung ist die häufigste Komplikation des peptischen Ulkus und tritt bei 20% der Ulkusträger während des Krankheitsverlaufs auf [196]. Die Inzidenz der Ulkusblutung nimmt mit der Anamnesedauer zu, überschreitet bei 10 Jahren 40% und erreicht nach 30 Jahren über 80% [577]. Jede vorangegangene Blutung erhöht das Risiko einer Wiederholung dieser Komplikation: so bluten nach der 1. Blutung 30% der Patienten im Laufe von 5 Jahren erneut, nach der 2. Blutung sind es bereits 60% [99, 300].

Verlauf. Der akute Verlauf der einmal eingetretenen Ulkusblutung ist relativ gutartig. So kommen 54–91% (im Mittel etwa 70%) aller gastroduodenalen Ulkusblutungen spontan und definitiv zum Stehen, wobei die Wahrscheinlichkeit eines spontanen Sistierens in den Untersuchungen am höchsten liegt, die auch leichte Blutungen mit einbeziehen [231]. Damit zeichnet sich der Schweregrad (Intensität) der Blutung als ein prognostischer Faktor ab.

Etwa 30% aller Ulkusblutungen kommen nicht spontan zum Stehen [231]; 5% bluten unter konservativer Therapie weiter [614], während es bei 25% (8–32%) nach anfänglichem Blutungsstillstand zu einer frühen Rezi-

Alter (Jahre)	*n*	Letalität	
		n	[%]
< 40	331	9	(2,7)
40–59	798	38	(4,8)
60–79	852	115	(13,5)
> 80	168	30	(17,9)

Tabelle 92. Alter und Prognose der akuten oberen gastrointestinalen Blutung. (Nach Schiller [541])

divblutung, definiert als erneute Blutung während des gleichen Krankenhausaufenthalts, kommt [231]. Über 90% dieser frühen Rezidivblutungen treten innerhalb von 2–3 Tagen auf [471]. Die Letalität dieser frühen Rezidive erhöht sich bis auf das 12fache und liegt zwischen 20 und 65% [39, 231]. Folgende Risikofaktoren erhöhen die Wahrscheinlichkeit der frühen Rezidivblutung:

— Intensität der Erstblutung,
— Aktivität der Erstblutung [192, 519],
— endoskopisch sichtbares Gefäß oder Blutungsstigmata im Ulkus [194, 229],
— Alter des Patienten [231].

Letalität. Die Letalität der Ulkusblutung liegt aufs Ganze gesehen zwischen 4 und 25% [231]. Dabei ist die Letalität der chirurgischen Therapie mit im Mittel etwa 16% gegenüber der konservativen Behandlung mit etwa 10% nur scheinbar höher, erfolgte doch in den meisten Untersuchungen die Indikation zum operativen Vorgehen erst nach Versagen der konservativen Maßnahmen. Studien mit frühzeitiger Indikationsstellung bestätigen diesen Sachverhalt [297, 427].

Die Letalität erhöht sich mit folgenden Risikofaktoren:

— Alter des Patienten (Tabelle 92; [427, 529, 541]),
— schwere Nebenerkrankungen [39, 484]),
— Blutungsintensität, gemessen an:
  — Hämoglobin bei Eintritt [256],
  — Hämatokrit bei Eintritt [353],
  — Symptomen: Hämatemesis oder/und Meläna [297, 541], Schock [295],
  — Volumen- oder Transfusionsbedarf [256, 622],
— Fehlen einer Ulkusanamnese [353],
— Unkenntnis der Blutungsquelle [231],
— frühe Rezidivblutung (vgl. oben: „Verlauf").

Damit steht auch fest, daß unser Vorgehen beim akut blutenden Ulcus pepticum nur 2 Faktoren der Letalität beeinflussen kann, nämlich die Diagnosestellung sowie Beurteilung der Blutungsquelle und die Prophylaxe der frühen Rezidivblutung. Ersteres erfolgt durch die frühzeitige Endoskopie, die innerhalb von 12 h erfolgen sollte, da dann Blutungsstigmata im Ulkus (als Risikofaktor für ein frühes Blutungsrezidiv) häufiger erkannt werden als bei einer Untersuchung zu einem späteren Zeitpunkt [484]. Die frühe Rezidivblutung kann durch konservative Maßnahmen mit Ausnahme von Somatostatin [37, 335] und Sekretin [370, 604a] nicht wirksam vermieden werden, und ihre beste Prophylaxe ist die rechtzeitige Indikationsstellung zur Operation [37, 231].

12.1.2 Blutungsquelle und Prognose

Kozoll u. Meyer [365] berichteten 1963 über eine Sterblichkeit von 30,8% bei 625 massiven Blutungen aus einem Magenulkus, der eine Letalität von 13,8% bei 1383 UD-Blutungen gegenüberstand. Diese Ergebnisse scheinen die in vielen Lehrbüchern immer wiederholte Behauptung zu stützen, daß die Blutungsquelle im Magen an sich bereits mit einer schlechteren Prognose einhergehe als die Blutungsquelle im Duodenum. Es ist aber durch zahlreiche Arbeiten belegt, daß die Altersverteilung von Patienten mit Blutungen aus einem UD von derjenigen mit blutenden UV verschieden ist: die Häufigkeitsverteilung in den Altersgruppen ist beim UV deutlich zum höheren Lebensalter verschoben, und der Häufigkeitsgipfel liegt zwischen 70 und 80 Jahren, bei Patienten mit blutendem UD hingegen bei 50–60 Jahren (Abb. 57) [112]. Dieser Unterschied in der Altersverteilung besteht auch in unserem Krankengut (vgl. 5.1 und Abb. 19). Gleichzeitig ist erwiesen, daß die Letalität der gastroduodenalen Ulkusblutung mit zunehmendem Alter, besonders jenseits des 60. Lebensjahres massiv ansteigt (Tabelle 93; [465, 541]). Schiller et al. [541] haben ihr Krankengut, bei dem die Letalität des UV mit 9,3% gegenüber dem UD mit 5,6% ebenfalls zu überwiegen schien, nach Altersgruppen analysiert und fanden dabei kaum mehr einen Unterschied in der Prognose beider Blutungsquellen, wenn die alterskorrigierten Letalitätsziffern verglichen wurden. Man kann daraus schließen, daß die scheinbar schlechtere Prognose des blutenden UV nicht eine Eigenschaft der im Magen gelegenen Blutungsquelle darstellt, son-

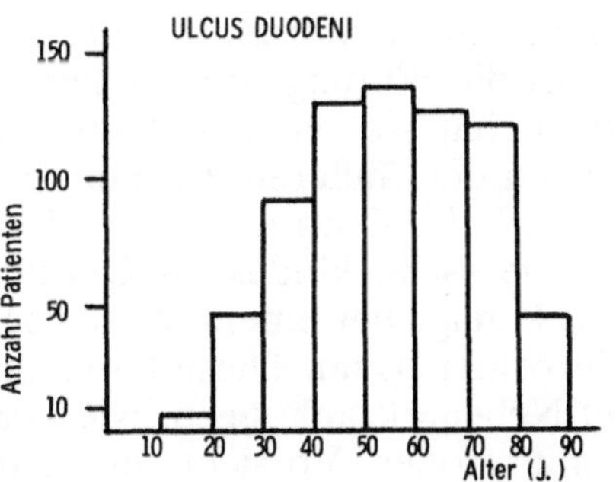

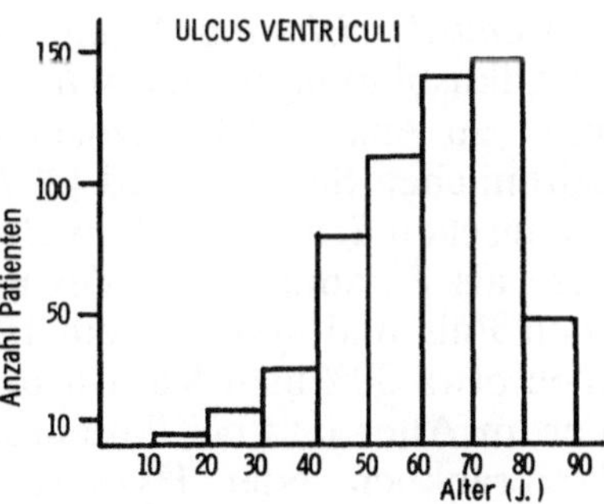

Abb. 57. Altersverteilung beim blutenden peptischen Ulkus. (Nach Cocks et al. [112])

dern daß das höhere Lebensalter der Patienten mit Magenulkus der bestimmende prognostische Faktor ist.

12.1.3 Malignitätsrisiko des blutenden Ulcus ventriculi

Das Malignitätsrisiko beim UV wurde unter 9.2 eingehend erörtert. Das besondere Problem beim Magengeschwür besteht aber darin, daß die multiplen endoskopischen Biopsien aus Ulkusrand, -grund und -umgebung häufig unterlassen oder in ungenügender Anzahl durchgeführt werden. Außerdem steht der histologische Befund zum Operationszeitpunkt meist noch aus. Damit steht die endoskopische Sicherung der Dignität trotz ihrer hohen Treffsicherheit [517] oft nicht zur Verfügung. Dem Chirurgen kann die Größe des Ulkus ein Anhaltspunkt sein, sind doch bei einem Ulkusdurchmesser von unter 2 cm nur 2,5% histologisch maligne [615], bei einem Durchmesser von über 2 cm bereits 10% und über 4 cm gar 60% [516]. Zusammenfassend besteht beim makroskopisch als benigne imponierenden Magenulkus eine Malignitätswahrscheinlichkeit von etwa 5%, die jedoch durch die intraoperative totale Exzision des Ulkus mit großer Sicherheit erfaßt werden kann.

12.2 Indikation zur Operation

12.2.1 Entscheidungsgrundlagen

Aufgrund der epidemiologischen Merkmale der Ulkusblutung sind folgende Faktoren für die Entscheidung zum chirurgischen Vorgehen von Bedeutung:

— Intensität der Blutung,
— Aktivität der Blutung,
— Verlauf der Blutung,
— Patientenmerkmale.

Intensität der Blutung. Wichtigstes klinisches Kriterium für die Intensität der Ulkusblutung ist der *Schock*. Führt die Blutung zu irgendeinem Zeitpunkt zu einem Schockzustand, dann hat sie einen potentiell lebensbedrohlichen Schweregrad [297]. Neben den äußeren Zeichen des hypovolämischen Schocks stehen Blutdruck, Puls, Zentralvenendruck und Diurese als Parameter zur Verfügung. Der Schockindex als Quotient zwischen Puls und systolischem Blutdruck zeigt bei einem Wert von $\geq$ 1,0 einen etwa 30%igen Verlust des Blutvolumens an. Diese Parameter sind aber im Alter und bei Patienten mit Nebenerkrankungen, wie koronarer Herzkrankheit oder Hypertonie, mit großer Vorsicht zu beurteilen. Außerdem tolerieren solche Patienten Hypovolämie und Hypotonie besonders schlecht. Als weitere Parameter der Blutungsintensität sind die initiale *Hämoglobinkonzentration* (< 10 g% ~ 6,2 mmol/l [256]), der *Hämatokrit* (< 25%) [353], und der zur Kreislaufstabilisierung notwendige *Transfusionsbedarf* (> 6 Einheiten Blut) [256] von Bedeutung.

Während das klinische Symptom der Meläna allein weniger prognostisch aussagekräftig ist, spricht eine Hämatemesis und die Kombination von Hämatemesis mit Meläna für eine intensive Blutung und geht mit einer hohen Letalität einher [297, 541].

Aktivität der Blutung. Forrest et al. [192] haben gezeigt, daß die *Aktivität* der Blutung bei der Erstendoskopie mit der Häufigkeit der frühen Rezidivblutung korreliert [192, 519]. Die folgende Einteilung aufgrund des Endoskopiebefundes hat sich als bedeutungsvoll erwiesen:

Forrest Ia: arterielle (spritzende) Blutung,
      b: venöse Sickerblutung.
Forrest II: Koagulum auf der Läsion,
      Hämatin im Ulkusgrund oder -rand,
      sichtbarer Gefäßstumpf (nicht blutend).
Forrest III: Läsion ohne sichtbare Blutungszeichen.

Sowohl beim Aktivitätsgrad Forrest I und II ist die Gefahr des frühen Blutungsrezidivs etwa 17–20% und gegenüber dem Grad Forrest III erhöht [519]. Das gleiche wurde in anderen Untersuchungen für den nicht blutenden, aber sichtbaren Gefäßstumpf gefunden [194, 229].

Verlauf der Blutung. Im Verlauf sind die Kriterien *Blutungsstillstand* und *Blutungspersistenz* ausschlaggebend. Zur Beurteilung dienen die Klinik, das Aspirat durch die Magensonde, die Kreislaufparameter und neben den Hämoglobin- und Hämatokritwerten v. a. der Blutbedarf zum Aufrechterhalten der Kreislaufstabilität. Insbesondere ein *Blutbedarf* von über 4 Einheiten in 12 h weist auf eine erhebliche Intensität der persistierenden Blutung hin und stellt eine klare Operationsindikation dar. In Zweifelsfällen kann eine Wiederholung der Endoskopie mithelfen, den Blutungsverlauf zu erfassen, doch ist dies nur selten notwendig.

Ein *Blutungsstillstand,* d. h. die Stabilität der genannten Parameter über 40–72 h, läßt die weitere Prognose der aktuellen Blutung günstig erscheinen. Jedes *frühe Blutungsrezidiv* nach anfänglichem Stillstand ist eine Indikation zur chirurgischen Blutstillung.

Patientenmerkmale. Im Vordergrund steht das *Alter* des Patienten. Jenseits des 60. Lebensjahrs sind Häufigkeit der frühen Rezidivblutung und v. a. die Letalität erhöht (Tabelle 92; [231, 427, 529, 541]).

Nebenerkrankungen verschlechtern die Toleranz des Patienten gegenüber Schock und Anämie und die Prognose der Blutungskomplikation [39, 484]. Sie können außerdem die Einnahme ulkusfördernder Medikamente oder von Antikoagulanzien notwendig machen.

Alter und Nebenerkrankungen sind deshalb Faktoren, die eher für eine aktive Indikationsstellung sprechen. Die allgemeine *Operabilität* des

Patienten muß also großzügig beurteilt werden. Trotzdem wird bei einem sehr kleinen Teil der Ulkusblutungen das Operationsrisiko als derart hoch erscheinen, daß der Versuch einer medikamentösen Blutstillung gerechtfertigt sein kann [335]. Es gilt aber zu vermeiden, gerade solche Risikopatienten nach mehrfachen fehlgeschlagenen konservativen Behandlungsversuchen schließlich unter instabilen Kreislaufverhältnissen operieren zu müssen: die Letalität übersteigt dann 50%.

Gewichtung der Kriterien und Definition der Risikogruppe. Die Intensität der Blutung stellt das wichtigste Kriterium dar, insbesondere das Vorhandensein eines Schockzustands zu irgendeinem Zeitpunkt des Blutungsverlaufs. Der Blutungsaktivität kommt bei allen Patienten, deren Kreislauf stabilisiert werden kann, besonders aufgrund ihrer gesicherten prognostischen Aussagekraft, die entscheidende Bedeutung zu. Bei den mäßig persistierenden (ein Teil der Forrest-Ib-Patienten) und den sistierenden Blutungen (Forrest II und III) entscheiden Verlauf und Häufung von Risikofaktoren über das therapeutische Vorgehen.

Aufgrund des Gesagten kann eine *Risikogruppe* von Patienten definiert werden, bei denen die Häufung ungünstiger Merkmale eine schlechte Prognose erwarten läßt. Sie umfaßt:

— intensive (mit Schock einhergehende) und aktive Blutungen (Forrest I),
— endoskopisch sichtbarer Gefäßstumpf (Untergruppe Forrest II),
— alte Patienten und solche mit Nebenerkrankungen.

Bei dieser Risikogruppe ist die Indikation zum chirurgischen Vorgehen aggressiv zu stellen, und konservatives Zögern bedeutet bestenfalls Zeitverlust, häufig aber langwierigen, komplizierten Verlauf oder Tod.

12.2.2 Zeitpunkt der Operation

Auch wenn ein chirurgisches Konzept für die Verfahrenswahl existiert, können die operativen Verfahren erst dann die Prognose des blutenden Patienten entscheidend beeinflussen, wenn sie zum richtigen Zeitpunkt eingesetzt werden. In Beziehung zur Aufnahme ins Krankenhaus und zum Verlauf der Blutung bestehen 3 Möglichkeiten der Operation: die *Notfalloperation* (Sofortoperation), die *Frühoperation,* und die Spät- oder *Wahloperation.* Nielsen u. Amdrup [465] haben überzeugend zeigen können, daß unabhängig vom verwendeten Verfahren die Letalität der Notfalloperation gegenüber der Frühoperation auf das 4fache erhöht ist (Tabelle 93). Besonders trifft das für die Altersklassen über 70 Jahren zu. Die Sofortoperation darf deshalb nicht grundsätzlich als aggressives Vorgehen Verwendung finden. Vielmehr gilt es, wenn immer Aktivität und Verlauf der Blutung es zulassen, zuerst die Homöostase des Patienten durch Volumen-, Blut- und Elektrolytsubstitution zu erreichen [18], dann aber die richtige Entscheidung zwischen Früh- und Spätoperation zu treffen. Die hohen Risiken der Notfalloperation können damit auf die wenigen Patienten ein-

Tabelle 93. Letalität in Abhängigkeit von Operationszeitpunkt und Alter. (Nach Nielsen u. Amdrup [465])

Alter (Jahre)	Notfalloperation		Frühoperation	
	n	†	n	†
< 40	2	0	6	0
41–50	5	1	8	0
51–60	8	3	9	2
61–70	8	4	20	2
71–80	11	8	10	1
> 80	2	2	1	1
Gesamt	36	18 (50%)	54	6 (11%)

Tabelle 94. Verlauf und Letalität der massiven Ulkusblutung nach Frühoperation und verzö-
gerter Operation. (Nach Read et al. [508])

	Frühoperation nach Stabilisierung	Verzögerte Operation nach Therapieversagen
n	33	20 (von 26)
Intervall zwischen Eintritt und Operation	6 h	32 h
Blutkonserven	8	15
Komplikationen	36%	60%
Letalität	0	6 (30%)

geschränkt werden, bei denen trotz adäquater Volumentherapie eine Stabilisierung des Kreislaufs nicht möglich ist. Andererseits darf angesichts
der niedrigen Letalitätsziffern elektiver Ulkuschirurgie auch nicht der
Fehler gemacht werden, bei der Blutung grundsätzlich eine längere Phase
konservativer Therapie einzuleiten. Gerade bei massiver Blutung und den
Aktivitätsgraden Forrest I und II [192] kommt es im Verlauf der konservativen Behandlung zu frühen Blutungsrezidiven, die nach dem Versagen
nichtoperativer Maßnahmen schließlich zu einer verzögerten Notfalloperation zwingen [189, 256, 508]. Das eigentliche Ziel konservativen Zuwar-
tens, ein elektiver Eingriff, wird damit oft nicht erreicht. Diese bereits von
Finsterer [189] 1949 betonte Tatsache konnte von Read et al. [508] in der
einzigen prospektiven Studie deutlich bestätigt werden (Tabelle 94). Von
den 33 Patienten, die nach Stabilisierung sofort operiert wurden, verstarb
keiner, die Komplikationsrate betrug 36% und die Anzahl benötigter Blut-
konserven im Durchschnitt 8. Da es sich nur um massive, aktive Blutungen
handelte, kam es bei 20 von 26 für die konservative Therapie randomisierten Patienten zum Therapieversagen. Von diesen 20 sekundär einer Sofortoperation unterzogenen Patienten verstarben 6, die benötigte Blutmenge
betrug im Mittel 15 Konserven, und die Komplikationsrate war 60%. Deshalb soll im Rahmen des chirurgischen Therapiekonzepts die *Frühopera-*

tion angestrebt und der rechtzeitige Entscheid dazu nicht verpaßt werden [236].

12.2.3 Vorgehen bei der akuten Ulkusblutung

Das Vorgehen bei der akuten Ulkusblutung ist von dem Grundsatz bestimmt, daß zuallererst die Stabilisierung und Homöostase des Patienten angestrebt werden sollen [18]. Damit gewinnt man die notwendige Zeit, um durch gleichzeitige, gezielte Diagnostik und kurze Verlaufsbeobachtung die Entscheidungsgrundlagen (vgl. 12.2.1) für das weitere Vorgehen

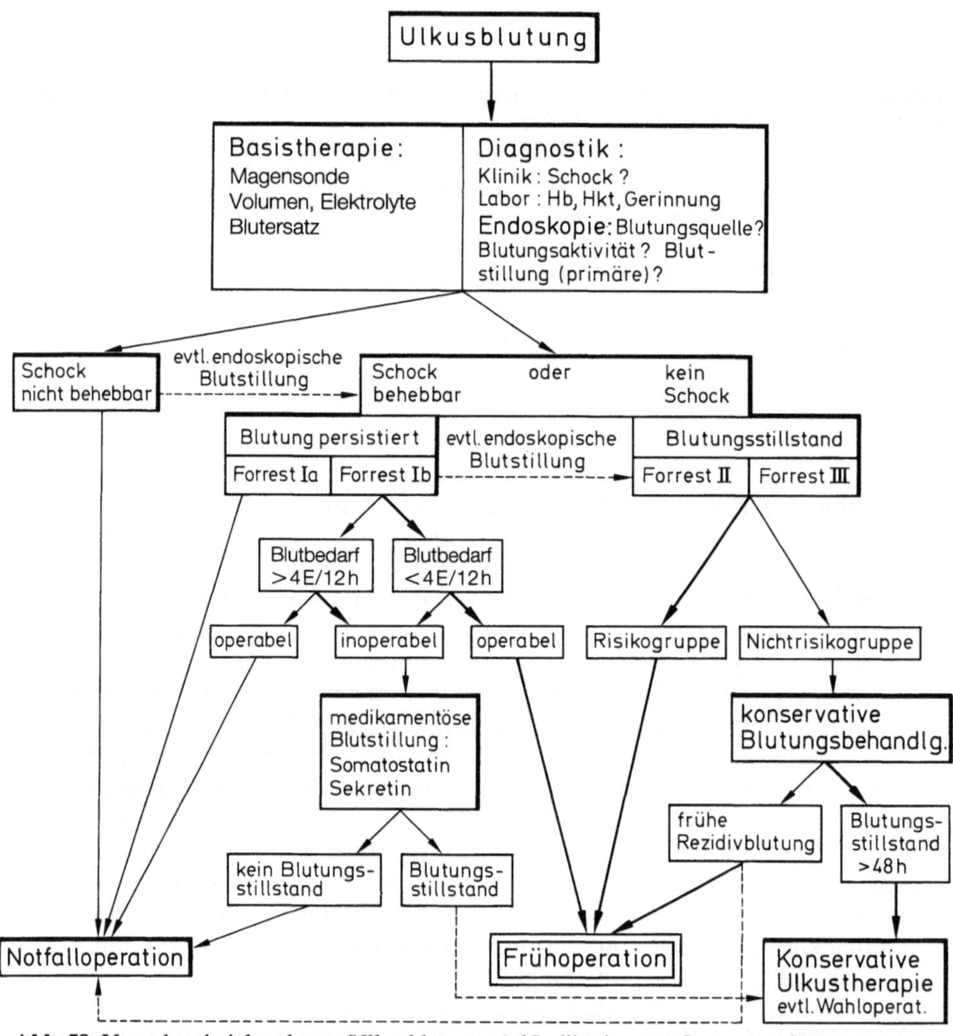

Abb. 58. Vorgehen bei der akuten Ulkusblutung und Indikation zur Operation (Erläuterungen s. Text)

zu schaffen. Der rechtzeitige, dem einzelnen Fall angepaßte Entscheid zur Frühoperation kann für etwa 20–30% aller Patienten eine Verbesserung der Prognose bringen. Nur bei wenigen, wahrscheinlich etwa 5%, kann eine Notfalloperation nicht vermieden werden. Der Großteil der Patienten wird nicht operiert und der konservativen Ulkusbehandlung zugeführt. Für diese Gruppe (etwa 70%) kann später ggf. die Indikation zu einem elektiven chirurgischen Eingriff gestellt werden. Wir haben versucht, unsere Überlegungen in einem Entscheidungsdiagramm darzustellen (Abb. 58).

Als neue Perspektive zeigt das Schema die Möglichkeit, gewisse Patienten durch den Versuch der endoskopischen Blutstillung (Thermohydrosonde, Unterspritzung, Laserkoagulation) in die prognostisch günstigere Gruppe der stehenden Blutungen überzuführen [543]. Damit könnte es möglich werden, die Notfalloperation noch öfter zu vermeiden. Allerdings ist es unwahrscheinlich, daß die lokale Blutstillung allein den Charakter des blutenden Ulkus grundsätzlich ändert. Das Risiko der frühen Rezidivblutung ist ja auch in der Forrest-II-Gruppe erhöht [519]. Deshalb soll auch im Falle der erfolgreichen endoskopischen Blutstillung das weitere Vorgehen nach den gleichen Kriterien wie bei der ursprünglichen Aktivitätsgruppe bestimmt werden.

Bei allgemeiner Inoperabilität des Patienten kann nicht nur die endoskopische, sondern auch die medikamentöse Blutstillung in Frage kommen. Nur für Somatostatin [335] und Sekretin [37, 604a] ist aber die blutstillende Wirkung in kontrollierten Studien belegt [231]. Inwieweit diese Medikamente auch das frühe Blutungsrezidiv verhindern, ist ungewiß. Aufgrund der Kosten und des Aufwands kommt aber diese Form der Blutstillung nur bei ausgewählten Fällen (Inoperabilität) und nur befristet für 2 bis maximal 3 Tage in Frage [231].

Die klassischen Antazida und die neueren Medikamente, wie H_2-Rezeptorenblocker, spezifische Anticholinergika und Prostaglandine sind zwar wirksame Mittel zur Therapie des Ulkusschubes und evtl. auch zur Prophylaxe der frühen Rezidivblutung [259], haben aber bisher keine blutstillende Wirkung gezeigt [37, 231].

Damit bleibt der Entscheid zur Frühoperation der zentrale Punkt eines gemeinsamen internistisch-chirurgischen Behandlungskonzepts der Ulkusblutung (Abb. 58). Unser Schema trägt nicht nur den Untersuchungsergebnissen der Literatur Rechnung, sondern basiert auf dem praktischen Vorgehen, wie es am Basler Kantonsspital unter optimaler interdisziplinärer Zusammenarbeit von Gastroenterologen und Chirurgen geübt wird. Voraussetzung ist, daß Internist und Chirurg, unabhängig von der Einweisung des Patienten zur einen oder anderen Klinik, den Patienten mit blutendem Ulkus früh gemeinsam beurteilen und die weiteren Schritte planen.

12.3 Chirurgische Behandlungsverfahren

In der Literatur finden sich nur wenige prospektive und (mit einer Ausnahme) keine kontrollierten Studien, die sich mit der chirurgischen Therapie der akuten Ulkusblutung befassen. Man ist deshalb auf die Zusammenstellung der Erfahrungen retrospektiver Studien angewiesen, wobei die häufig fehlende Differenzierung der Art der Blutungsquelle und der verwendeten Operationsverfahren die Interpretation zusätzlich erschweren.

Jedes therapeutische Prinzip muß an den zu erreichenden *Therapiezielen* gemessen werden. Für die akute gastroduodenale Ulkusblutung sind die unmittelbaren Ziele:

1. die Blutstillung,
2. Letalität und Komplikationen vermeiden,
3. die frühe Rezidivblutung verhindern.

Langfristig kommen hinzu:

4. Heilung des Ulkus (Behandlung der Ulkuskrankheit),
5. unerwünschte Spätfolgen vermeiden (therapiebedingte Morbidität und Karzinomrisiko).

Für die Letalität ist besonders die Sicherheit der Blutstillung von Bedeutung, da die postoperative Rezidivblutung eine Sterblichkeit von über 50% aufweist [487].

Folgende *therapeutische Prinzipien* stehen uns zur Verfügung:

— lokale Umstechung,
— Devaskularisation,
— Resektion,
— Vagotomie (mit oder ohne Umstechung oder Exzision der Blutungsquelle).

12.3.1 Lokale Umstechung

Der therapeutische Effekt der direkten lokalen Umstechung der Blutungsquelle allein ist in der Literatur nicht belegt. Die Letalität dieses Verfahrens scheint nach einigen Berichten mit über 50% sehr hoch zu sein [187, 192]. Gleiches gilt für die Häufigkeit frühpostoperativer Rezidivblutungen. Allerdings sprechen diese Zahlen nicht gegen die lokale Durchstechung, sondern sind Ausdruck einer Selektionierung der Patienten. Die alleinige lokale chirurgische Blutstillung wurde immer nur in Fällen angewandt, bei denen sich jede weitergehende chirurgische Maßnahme aufgrund des schlechten Patientenzustands und des hohen Operationsrisikos als unmöglich erwies. Trotzdem muß an der Wirksamkeit der alleinigen lokalen Umstechung gezweifelt werden, da die Ulkuskrankheit nicht behandelt wird und sich hinsichtlich der langfristigen Morbidität ähnliche Erwartungen wie bei einfacher Übernähung eines perforierten Gastroduodenalulkus ergeben.

Sinnvoll ist aber die lokale Umstechung als blutstillende erste Maßnahme bei der Vagotomie, wo sie Bestandteil des chirurgischen Verfahrens ist. Beim UV tritt die Exzision an die Stelle der lokalen Umstechung.

Spekulativ ließe sich die Kombination einer lokalen Umstechung mit nachfolgender Behandlung der Ulkuskrankheit mit Sekretionshemmern denken. Doch fehlen bisher Erfahrungen mit einem derartigen Vorgehen.

12.3.2 Devaskularisation

Beim akut blutenden Ulkus kommt die Devaskularisation des ulkustragenden Magen- und Duodenalabschnitts in Frage. Obwohl die Devaskularisation des Magens bei der Katze die Mukosadurchblutung und Säuresekretion senkt [599], ist ihre therapeutische Effektivität aber nicht gesichert. Als alleinige Maßnahme kommt eine Devaskularisation im Kleinkurvaturbereich, z.B. durch Ligatur der A. gastrica sinistra und dextra, oder im

Tabelle 95. Akute gastroduodenale Ulkusblutung: Letalität und frühe Rezidivblutung nach Resektion (B I/B II)

Autoren	*n*	Letalität		Rezidivblutung	
		n	[%]	*n*	[%]
Boles et al. (1957 [66])	125	3	(2)	19	(15)
Donaldson et al. (1958 [150])	48	4	(8)	10	(21)
Grace u. Mitty (1962 [215])	82	0		5	(6)
Coe et al. (1964 [113])	215			17	(8)
Leape u. Welch (1964 [387])	133	20	(15)	19	(14)
Meyer u. Kozoll (1964 [427])	613	98	(16)		
Brook u. Eraklis (1965 [80])	104	32	(19)	10	(10)
Foster et al. (1965 [193])	101	32	(32)	8	(8)
Serebro u. Mendeloff (1966 [551])	60			19	(32)
Carruthers et al. (1967 [96])	55	10	(18)	11	(20)
Jensen u. Amdrup (1969 [294])	43	9	(23)		
Nielsen u. Amdrup (1969 [465])	78	24	(31)	4	(5)
Byrne et al. (1970 [91])	90	17	(19)		
Schiller (1970 [541])	176/197	23	(14)	22	(11)
Cocks et al. (1972 [112])	367	62	(17)	7	(2)
Crook et al. (1972 [124])	65	10	(15)	7	(11)
Jensen et al. (1972 [297])	97	6	(6)	6	(6)
Johansson u. Barany (1973 [300])	51	10	(19)	7	(14)
Inberg u. Linna (1975 [287])	132	11	(8)	5	(4)
Feifel u. Heberer (1977 [187])	87	19	(22)	2	(2)
Winkler et al. (1977 [623])	61	7	(11)	5	(8)
Hunt et al. (1979 [280])	77	6	(8)		
Darle et al. (1980 [128])	135	27	(20)		
Gewichtete „Mittelwerte"	3340/2058	450	(14)	182	(9)

Tabelle 96. Magenwanddurchblutung: Einfluß der Vagotomie. (*thV* thorakale V., *TV* trunkuläre V., wandblutfluß, *MBF* Mukosablutfluß)

Autoren	Spezies	Anästhesie	Methodik
Nylander u. Olerud (1961 [477])	Ratte	Äther	Mikroangiographie
Peter et al. (1963 [490])	Hund	(nicht spezifiziert)	Elektromagnetisches Flowmeter
Ballinger et al. (1965 [43])	Hund	Pentobarbital	Elektromagnetisches Flowmeter
Delaney (1967 [134])	Hund	Pentobarbital	^{86}Rb-Gewebsaufnahme
Bell u. Battersby (1968 [58])	Hund	Thiopentone	^{85}Krypton-Clearance
Olsen et al. (1970 [482])	Hund	Pentobarbital	^{42}K-Gewebsaufnahme
	Hund	—	^{42}K-Gewebsaufnahme
Mackie u. Turner (1971 [407a])	Hund	—	H$_2$-Clearance
Nakamura et al. (1974 [462])	Hund	Pentobarbital	Aminopyrinclearance
Gordon et al. (1978 [214])	Schwein	Pentobarbital	„labelled microspheres"
	Schwein	Pentobarbital	„labelled microspheres"
Knight et al. (1978 [356])	Mensch	—	Neutralrotclearance
Becker et al. (1981 [53])	Hund	—	„labelled microspheres"

Duodenum durch Ligatur der A. gastroduodenalis kranial und kaudal des Bulbus, nicht in Frage. Die Gefäßligatur, insbesondere der A. gastroduodenalis, spielt allerdings bei den nichtresezierenden Verfahren als Zusatzmaßnahme eine Rolle. Aufgrund der Literatur läßt sich jedoch über die Bedeutung der Gefäßligatur für die Sicherung der Blutstillung nichts aussagen. Man muß lediglich feststellen, daß die Gefäßligatur weit verbreitet ist. Aufgrund kasuistischer Berichte scheint aber ihre Anwendung bei der Durchführung einer PSV nicht unbedenklich zu sein und die Gefahr einer Nekrose der Kleinkurvatur zu erhöhen ([452]; vgl. 7.2). Wird dennoch bei der PSV eine Gefäßligatur hinzugefügt, dann muß eine Magensonde über 3–4 Tage liegengelassen werden, um jeder zusätzlichen Ischämisierung durch Überdehnung der Magenwand vorzubeugen.

12.3.3 Resektion

Wirkungsmechanismus. Durch die Resektion wird in erster Linie die Blutungsquelle entfernt. Gleichzeitig fallen auch ein Teil der Belegzellmasse und das Antrum als Ort der Gastrinbildung weg. Dadurch wird die Säuresekretion um 70–90% reduziert.

Klinische Wirksamkeit. Anhand der Literatur ist es schwierig, einen Eindruck von der Letalität und der Rate an frühen Rezidivblutungen nach Resektion zu gewinnen (Tabelle 95). Der Bereich reicht bei der Letalität

SGV selektive gastrale V., *PSV* proximal-selektive Vagotomie, *P* Pyloroplastik, *TBF* totaler Magen-

Vagotomie	TBF-Veränderung		MBF-Veränderung		Bemerkungen
	akut	chronisch	akut	chronisch	
TV + P				(1–4 Wochen)	Histaminstimulation
hV	30,5%				
TV	42%				Mesenterialdurchblutung
TV + P		(n.s.) (4–6 Wochen)			
hV			39%	(bis 2 h)	
TV			77–87%		
hV				(n.s.) (30 min)	
hV			39%	42% (5 Wochen)	
TV (SGV)	77%		65%	60% (3 Monate)	
TV + P				21–45% (1–5 h)	
PSV				21–41% (1–5 h)	
PSV				20% (10 Tage)	
PSV			30%	(14 Tage)	Nur Fundus

von 0–32%, ebenso bei der Rezidivblutung. Für eine Beurteilung wurden nur Berichte berücksichtigt, die eine Fallzahl von über 20 Patienten aufwiesen, Resultate von Einzelserien angaben und aus den letzten 24 Jahren stammten. Obwohl es statistisch nicht ganz zulässig ist, geben uns die gewichteten Mittelwerte von 14% für die Sterblichkeit und 9% für das Blutungsrezidiv doch eine gewisse Orientierung, in welcher Größenordnung die Mehrzahl der klinischen Ergebnisse liegt. Es ist dabei offensichtlich, daß die Letalität im Vergleich zur elektiven Resektion beim Gastroduodenalulkus auf das etwa 5- bis 10fache gesteigert ist.

Um zu beurteilen, inwieweit die langfristigen Therapieziele mit der Resektion erreicht werden, müssen wir auf die Resultate der elektiven Chirurgie zurückgreifen, da in den Berichten über die Resektion beim blutenden Duodenalulkus kaum Angaben über Rezidivquoten oder funktionelle Ergebnisse zu finden sind. Aus der Zusammenstellung der Resultate unter 8.1.3 und 8.2.7 sehen wir, daß die Billroth-II-Resektion sowohl beim UD wie auch beim Magenulkus (UV) eine geringere Rezidivrate aufweist, besonders aber beim Duodenalulkus mit einer erheblichen langfristigen postoperativen Morbidität belastet ist. Nach Billroth-I-Resektion sind die unerwünschten funktionellen Spätfolgen beim UD in geringerem Maße vorhanden, während vermehrt Rezidive auftreten. Allgemein ist die Morbidität nach Resektion wegen UV etwas geringer als nach UD. Damit spricht die niedrige Rezidivrate eher für eine Billroth-II-Resektion, die geringeren langfristigen Folgen und v.a. auch die bisher nicht erwiesene erhöhte Inzidenz eines Stumpfkarzinoms für die Resektion nach Billroth I, besonders beim blutenden Magenulkus.

12.3.4 Vagotomie

Wirkungsmechanismus. Die Vagotomie greift in das Blutungsgeschehen nur indirekt als physiologisches Prinzip durch Reduktion der Säuresekretion und Verminderung der Magenwanddurchblutung ein. Diese indirekten Mechanismen müssen deshalb durch eine direkte Maßnahme an der Blutungsquelle, nämlich die Umstechung und evtl. die Gefäßligatur beim UD oder die Exzision beim UV ergänzt werden.

Die Frage des Einflusses der Vagotomie auf die *Magenwanddurchblutung* ist nicht eindeutig geklärt. Obwohl zahlreiche experimentelle Arbeiten an Ratte und Hund durchgeführt wurden, sind die Aussagen widersprüchlich und anscheinend nicht auf den Menschen zu übertragen (Tabelle 96). Während gewisse Untersucher [43, 454, 490] eine Reduktion der gesamten Magenwanddurchblutung fanden, konnten andere [214] nur eine Reduktion der Schleimhautdurchblutung, wahrscheinlich als Folge der Eröffnung submuköser Anastomosen, bei gleichzeitiger Steigerung der Perfusion der Muskelschicht, feststellen. Allerdings spricht die Mehrheit der Untersuchungen für eine Verminderung der Magenschleimhautdurchblutung nach Vagotomie, v. a. im akuten Versuch, während die Dauer dieser Veränderung umstritten bleibt. So konnten Olsen et al. [482] bereits nach 30 min keine verminderte Durchblutung mehr feststellen, während Nakamura et al. [462] noch 3 Monate nach Vagotomie eine Reduktion des Mukosadurchflusses von 60–83% nachwiesen. Die einzigen Befunde am Menschen [356] zeigten aber nach PSV eine Steigerung der Schleimhautdurchblutung. Die Widersprüchlichkeit der Befunde wird nur z.T. durch die Verschiedenheit der untersuchten Spezies erklärt und dürfte v. a. auf methodische Unterschiede zurückzuführen sein (Untersuchung am anästhesierten oder wachen Tier, verwendete Methode für die Durchblutungsbestimmung). Der Einfluß der Vagotomie auf die Magenmukosadurchblutung bleibt damit insbesondere beim Menschen vorerst noch ungeklärt.

Klinische Wirksamkeit. Aufgrund der Angaben aus Einzelserien mit über 20 Fällen aus den Jahren 1957–1980 zeigt sich, daß die Letalität nach Vagotomieverfahren bei der Blutung und die Häufigkeit früher Rezidivblutungen in einem sehr weiten Bereich schwanken (Tabelle 97). Wie bei den Resektionsmethoden geht diese große Streuung auf die Indikationsstellung, die Aktivität und Intensität der behandelten Blutungen und die Selektion des Krankengutes zurück. Das Schwergewicht der Letalitätsziffern dürfte bei der Vagotomie um 11% für die Sterblichkeit und um 9% für das frühe Blutungsrezidiv liegen. Die eingehende Analyse der Arbeiten spricht für eine Tendenz zu geringerer Letalität nach Vagotomieverfahren im Vergleich zur Resektion, wie sie aufgrund der Erfahrungen in der elektiven Chirurgie zu erwarten ist. Bezüglich der Rezidivblutungshäufigkeit zeichnet sich jedoch kein Unterschied ab. Vor allem aber scheinen die Ergebnisse nach PSV und Umstechung oder Exzision der blutenden Läsion

Tabelle 97. Akute gastroduodenale Ulkusblutung: Letalität und frühe Rezidivblutung nach Vagotomie

Autoren	n	Letalität		Rezidivblutung	
		n	[%]	n	[%]
Weinberg (1961 [611])	47	1	(2)	4	(9)
Kelly et al. (1963 [340]) (TV)	51	11	(22)	19	(37)
Foster et al. (1965 [193]) (TV)	100	12	(12)	7	(7)
Read et al. (1965 [508]) (TV)	28	0		0	
Dorton (1966 [155]) (TV)	30	2	(7)	2	(7)
Carruthers et al. (1967 [96]) (TV)	57	4	(7)	8	(14)
Farris u. Smith (1967 [181]) (TV)	100	3	(3)	0	
Jensen u. Amdrup (1969 [294]) (SGV)	35	1	(3)	7	(20)
Byrne et al. (1970 [91]) (TV)	21	4	(19)		
Schiller et al. (1970 [541]) (TV)	125/163	6	(5)	8	(5)
Boulos et al. (1971 [71]) (TV)	79	5	(6)	6	(8)
Allgöwer (1974 [18]) (TV, SV, PSV)	115	12	(10)	5	(4)
Jensen u. Amdrup (1974 [294]) (SGV)	92	15	(16)	7	(8)
Pedersen et al. (1974 [487]) (TV)	193	49	(25)	33	(17)
Inberg u. Linna (1975 [287]) (TV, SGV)	27	2	(8)	2	(8)
Feifel u. Heberer (1977 [187]) (TV, SGV, PSV)	78	14	(18)	12	(16)
Muller (1978 [447]) (PSV)	60	3	(5)	2	(3)
Hunt et al. (1979 [280]) (TV)	44	3	(7)	1	(2)
Darle et al. (1980 [128]) (TV?)	47	11	(23)		
Holle u. Holle (1980 [268]) (PSV)	109	5	(5)	6	(6)
Gewichtete „Mittelwerte"	1438/1408	163	(11)	129	(9)

günstiger auszufallen. In 2 Serien lag die Letalität bei 5% und die Inzidenz früher Rezidivblutungen bei 3% [447] bzw. 6% [268].

Betrachtet man die langfristigen Ergebnisse der Vagotomieverfahren (vgl. 8.1.3 und 8.2.7), dann zeigt sich, daß auch hier die PSV sowohl bezüglich Rezidivhäufigkeit als auch durch ihre sehr geringe langfristige Morbidität die besten Ergebnisse zu erbringen scheint. Dabei sind die Resultate der PSV im Gegensatz zu den anderen Vagotomieformen, insbesondere auch beim UV Typ I, durchaus annehmbar und den Zahlen nach Resektion vergleichbar. Besonders schlechte Ergebnisse finden sich langfristig nach TV und Drainage, die − häufig als „schnelle" Methode gehandhabt − nicht nur hohe Rezidivraten durch unvollständige Denervierung, sondern auch eine hohe Rate unerwünschter funktioneller Folgen nach sich zieht.

Der Eindruck, daß die Vagotomie mit einer geringeren Letalität als die Resektionsverfahren einhergeht, bestätigt sich in der sorgfältigen Analyse

Operation	*n*	Letalität [%]
B II	69	36,2
B I	63	22,2
V + P	42	11,9

Tabelle 98. Verfahrensvergleich: Patienten > 60 Jahre. (Nach Schiller [541])

von Schiller et al. [541], insbesondere bei Patienten der Altersgruppe über 60 Jahren (Tabelle 98).

12.4   Eigene Ergebnisse mit der PSV bei der peptischen Ulkusblutung

Nachdem die Behandlung des blutenden Gastroduodenalgeschwürs durch trunkuläre oder selektiv-gastrische Vagotomie und Pyloroplastik an unserer Klinik in den Jahren 1968 bis 1973 gute Ergebnisse gezeigt hatte [18, 249], wandten wir seit 1973 grundsätzlich die PSV in der Notfallchirurgie des Gastroduodenalulkus an; grundsätzlich heißt: in 60 von 74 Fällen mit akuter Ulkusblutung (81%). In den 14 Fällen ohne PSV kamen 10mal andere Vagotomieverfahren zur Anwendung (v. a. in der Anfangszeit der PSV an unserer Klinik) und 3mal eine Resektion − nach Billroth II bei einem Ulkus der zweiten Duodenalportion und nach Billroth I bei einem großen Magengeschwür eines alten Patienten und einem antralen Ulkus. Nur in einem Fall beschränkte man sich auf die alleinige Umstechung der Blutungsquelle.

12.4.1   Krankengut

Aus einer Studie von Kapp et al. [333] im Jahre 1972 wissen wir, daß in unserem Spital etwa 40–50% der eingewiesenen Magen-Darm-Blutungen Ulkusblutungen sind und davon wiederum die Hälfte einer chirurgischen Therapie zugeführt werden. Daraus ergab sich für unsere prospektive Untersuchung ein Kollektiv von 60 Patienten, alle mit einer akuten frischen Ulkusblutung, die vom 1. Januar 1973 bis zum 31. Januar 1976 mit einer PSV behandelt wurden (Tabelle 99). Mehr als die Hälfte war über 60 Jahre alt: in dieser Gruppe finden sich alle Todesfälle.

Drei Viertel der Patienten (45 Fälle) berichteten über eine Ulkusanamnese von durchschnittlich 8,2 Jahren Dauer; 17 von ihnen (29%) hatten früher schon z.T. mehrfach geblutet. Bei 2 Patienten war früher eine Ulkusperforation übernäht worden. Ätiologisch fand sich bei 30% eine mögliche medikamentöse Mitbeteiligung: auffallend ist die hohe Zahl von 9 Patienten, bei denen die Notwendigkeit zur Weiterführung einer Antikoagulation die Indikation zum Eingriff mitbestimmte.

Tabelle 99. Krankengut 1973–1976 mit akuter Ulkusblutung

Fälle mit PSV ($n = 60$)		
Männer	47	(78%)
Frauen	13	(22%)
Beobachtungsdauer ($\bar{x} \pm$ SD)	32 $\pm$ 8 Monate	
Alter ($\bar{x} \pm$ SD)	57 $\pm$ 16 Jahre	
über 60 Jahre	54%	
	(inkl. alle Todesfälle)	

Tabelle 100. Lokalisation der Blutungsquelle in unserem Krankengut

Läsion[a]	Blutungen		Streßbedingte	
	n	[%]	Läsion	Blutung
UD	45	(75)	7	1
UV[b]	10	(17)	1	–
UD	4		1	–
+		5 (8)		
UV	1		–	–
Gesamt	60	(100)	9 (15%)	1 (2%)

[a] Blutungsquelle im Duodenum, $n = 49$ (82%); im Magen, $n = 11$ (18%)
[b] Typ I und III (UV und UPP)

Neben den klassischen Zeichen der oberen Magen-Darm-Blutung – Hämatemesis ($n = 37$) und Meläna ($n = 51$), beides bei 30 Patienten – fand sich bei 54 Patienten bereits eine deutliche Anämie mit einem mittleren Hämoglobin von 8 g% ($\sim$ 5 mmol/l). Etwa die Hälfte der Fälle ($n = 28$) wies eine klare Schocksymptomatik auf, die 8mal trotz Volumensubstitution nicht beherrschbar war; 11 Patienten waren im Präschock, d. h. trotz peripherer Vasokonstriktion, mäßiger Hypotonie und einem Schockindex von etwa 1,0 bestand noch keine Einschränkung der Diurese; 32 Patienten (53%) litten gleichzeitig an erheblichen, meist kardiovaskulären oder pulmonalen Zweiterkrankungen oder an einer schweren Grundkrankheit: insgesamt mußten 72 Zusatzdiagnosen gestellt werden.

Die endoskopische Abklärung ergab die in Tabelle 100 aufgeführten Blutungsquellen. Eine von 7 Läsionen erwies sich aufgrund der Vorgeschichte als streßbedingt. Die Blutungsquelle lag 49mal im Duodenum und 11mal im Magen.

12.4.2 Ergebnisse

Nach den unter 12.2 dargelegten Kriterien entschieden wir uns entweder zur sofortigen Notfalloperation, einem innerhalb von 24 h durchzuführenden Früheingriff, oder in gewissen Fällen zu einem eigentlichen Wahl-

Tabelle 101. Zeitpunkt des Eingriffs und Letalität in unserem Krankengut ($n = 60$)

Operation	Zeitpunkt		n	Letalität
	angestrebt	durchgeführt		n [%]
Notfalloperation	Sofort	7 ± 6 h	19	1 (5)
Frühoperation	Innert 24 h	23 ± 10 h	24	0
Wahloperation	In Tagen	10 ± 8 Tage	17	2 (12)

Tabelle 102. Operatives Vorgehen beim blutenden Ulkus

Eingriff	n	
PSV allein	26	
Enterotomie Gastrotomie	14	34
Duodenotomie	20	
Ulkusumstechung	24	
Ulkusexzision	4	
Ligatur der A. gastroduodenalis	5	
Drainageverfahren	9	

Tabelle 103. Letalität und Häufigkeit der frühen Rezidivblutung und Reoperation in unserem Krankengut

Blutungsquelle	n	Letalität		Frühe Rezidivblutung		Reoperation
		n	[%]	n	[%]	
UD	49	2	(4)	2	(4)	1 (+1[a])
UV	11	1	(9)	—		—
Gesamt	60	3	(5)	2	(3)	1 (1,5)

[a] Wegen Kleinkurvaturnekrose

eingriff im Laufe einiger Tage (Tabelle 101). Die effektiv erreichten Intervalle zwischen Aufnahme und Operation zeigen eine relativ geringe Streuung und weichen vom geplanten Zeitpunkt nur wenig ab. Im Mittel benötigte jeder Patient bis zur Operation 2 l Blut und 1 l zusätzliche Elektrolytlösungen als Volumenersatz.

Zum Zeitpunkt der Operation bluteten noch 18 Ulzera aktiv. Bei den 30 inspizierten Blutungsquellen handelte es sich vorwiegend um arterielle Gefäße, 13mal um die A. gastroduodenalis, 12mal um andere arterielle Gefäße kleineren Kalibers und 5mal um venöse Blutungen. Die Blutstillung wurde 24mal durch Durchstechung des Ulkus und 5mal durch Ligatur der A. gastroduodenalis gesichert (Tabelle 102). Fast in der Hälfte der Fälle konnten wir uns auf die PSV als alleinige Maßnahme beschränken — zu Recht, wie die eine Nachblutung in dieser Gruppe bestätigt. Morpho-

Tabelle 104. Häufigkeit postoperativer Komplikationen nach PSV bei der akuten Ulkusblutung ($n = 60$)

Komplikationen	n	Todesfälle
Allgemeine:		
pulmonal	14	
kardiovaskulär	5	1 (Lungenembolie)
urogenital	2	
Ileus	1	
Sepsis	1	
Leberinsuffizienz	1	
zerebrale Blutung	1	1
Wundinfekt	3	
Spezifische:		
Rezidivblutung	2	1
Magenwandnekrose	1	
Magenentleerungsstörung	1	
Gesamt (bei 24 Patienten = 40%)	32	3

logische Veränderungen oder eine zur Blutstillung angelegte Gastroduodenotomie über den Pylorus hinaus führten in 9 Fällen zu einem Drainageverfahren.

Letalität und postoperative Rezidivblutung waren trotz des alten und risikoreichen Krankengutes gering (Tabelle 103). Ein Patient mußte wegen einer Rezidivblutung reoperiert werden (Resektion nach Billroth II) und überlebte.

40% unserer Patienten machten postoperative Komplikationen, davon die Hälfte respiratorischer Art, durch, wobei insgesamt 3 Patienten verstarben (Tabelle 104). Ein Patient mit Nekrose der Kleinkurvatur wurde relaparotomiert, und die nekrotische Magenwand wurde übernäht. Bei einem Patienten kam es 9 Monate später zu einer erneuten Blutung aus einem Rezidiv seines Ulcus ventriculi.

Der Vollständigkeit halber seien auch die langfristigen Ergebnisse mitgeteilt: 50 Patienten (von 57 überlebenden) wurden nachkontrolliert (88%). Dabei traten im Beobachtungszeitraum 3 Rezidive bei UD auf (8% von 37 Nachuntersuchten), eines (11% von 9) bei UV, 2 bei den kombinierten Ulzera (von 4). In einem Fall eines UD-Rezidivs handelte es sich um ein Zollinger-Ellison-Syndrom, und der Patient mußte total gastrektomiert werden, 2 der 5 anderen Rezidive wurden ebenfalls reoperiert (nach Billroth I). Ein weiterer Patient wurde wegen Rezidivverdachts reoperiert, doch handelte es sich nicht um ein Ulkus, sondern um ein präpylorisches Fadengranulom als Folge der Ulkusumstechung mit nichtresorbierbarem Nahtmaterial. Die 3 nicht reoperierten Rezidive lösten keine Symptome aus und heilten spontan ab.

12.4.3 Diskussion

Auch unsere Ergebnisse mit Anwendung der PSV bestätigen, daß in einem chirurgischen Krankengut von Ulkusblutungen die Frühoperation mit einem minimalen Risiko einhergeht. Statistisch läßt sich der Unterschied angesichts der geringen Anzahl von Todesfällen im Gesamtkrankengut nicht sichern. Bemerkenswert ist aber, daß die Gruppe der Spätoperationen 2 der 3 Todesfälle enthält (Tabelle 102). Abwarten, um scheinbar günstige „Wahlbedingungen" zu erzielen, erweist sich damit oft als trügerisch und nicht gerechtfertigt.

Die hohe Anzahl arteriell bedingter Blutungen, besonders aus der A. gastroduodenalis, dürfte für ein chirurgisches Krankengut typisch sein und bestätigt die ungünstige Spontanprognose arterieller Blutungsquellen (Forrest Ia).

Das intraoperative Vorgehen (Tabelle 102) zeigt eine Scheu des Operateurs vor der lokalen Exzision des UV beim blutenden Patienten. Die Exzision muß aber wegen der Sicherheit der Blutstillung (vgl. Tabelle 106), dem Malignitätsrisiko bei ungenügender endoskopisch bioptischer Sicherung der Dignität (vgl. 12.1.3) und ihrer Rolle in der Ulkusbehandlung bei Anwendung der PSV grundsätzlich gefordert werden.

Die Beschränkung auf die alleinige PSV bei duodenaler Blutungsquelle in gewissen Fällen ist durch unsere guten Gesamtergebnisse gerechtfertigt, im Zweifelsfalle gibt aber die zusätzliche lokale Blutstillung erhöhte Sicherheit. Dagegen ist wegen der möglicherweise erhöhten Gefahr der Kleinkurvaturnekrose die grundsätzliche Anwendung der extraduodenalen Durchstechung der A. gastroduodenalis in Kombination mit der PSV abzulehnen [447].

Unsere Gesamtergebnisse bestätigen, daß sich die PSV als risikoarmes und wirksames chirurgisches Verfahren zur Behandlung der akuten Ulkusblutung eignet. Voraussetzung ist aber, daß der Operateur in der Technik dieser Operation erfahren und mit den Grundsätzen der PSV bei den verschiedenen Ulkuslokalisationen vertraut ist.

12.5 Praktische Empfehlungen und Schlußfolgerungen

12.5.1 Chirurgische Verfahrenswahl

Orientieren wir uns an unseren therapeutischen Zielen, dann ergibt sich folgendes Bild:

— Die Vagotomie ist der Resektion hinsichtlich operativer Letalität und langfristiger Morbidität überlegen.
— Die Sicherheit der Blutstillung ist nach Vagotomie und Resektion gleich gut.

— Die Heilung des Ulkus wird durch die Resektionsverfahren wahrscheinlich häufiger erzielt als durch Vagotomieverfahren, allerdings um den
Preis unerwünschter funktioneller Folgen.

Aus der Analyse des Schrifttums läßt sich außerdem folgern, daß beim
blutenden Ulkus die PSV das nichtresezierende Verfahren der Wahl und
die Resektion nach Billroth I die zu bevorzugende Resektionsmethode ist,
sofern von seiten des Operateurs die technischen Voraussetzungen gegeben sind. Die Empfehlungen zur Verfahrenswahl sind in Tabelle 105
zusammengefaßt.

Grundsätzlich ist damit die Vagotomie das therapeutische Prinzip der
Wahl: bei jungen Patienten angesichts der funktionellen Spätfolgen, bei
alten und Risikopatienten angesichts der kleineren Operationssterblich-
keit. Dabei sollte, wenn immer möglich, die PSV, kombiniert mit Umstechung des UD oder Exzision des UV angestrebt werden. Klare Indikation ist das UD, bei dem gelegentlich eine Drainage notwendig sein kann.
Allerdings kann die zur Blutstillung oft erforderliche Pyloroduodenotomie
ohne weiteres auch längs wieder verschlossen werden und zwingt nicht zur
Durchführung einer Pyloroplastik. Als weitere Indikation sehen wir das
UV Typ I nach Johnson [306] an, insbesondere wenn es hoch oder kardia-
nahe liegt oder wenn multiple Magenulzera vorhanden sind.

Voraussetzung für die Durchführung einer PSV (ohne Drainage) ist
aber ein normaler Magenausgang. Die selektive Vagotomie mit Drainage

Tabelle 105. Chirurgische Verfahrenswahl bei der akuten gastroduodenalen Ulkusblutung

	Anwendung	
	Vagotomie (grundsätzlich)	*Resektion* (besondere Indikation)
Verfahren der Wahl	PSV	Billroth I, Antrektomie + SGV
Läsion:		
UD	PSV + Ulkusumstechung	Billroth II
UP	PSV + Pyloroplastik + Umstechung	Antrektomie + SGV
UV Typ I (hohes UV, multiple UV, großes antrales UV)	PSV + Ulkusexzision	Billroth I
Typ II	PSV + Ulkusexzision	Antrektomie + SGV, Billroth I
Typ III (= UPP)	PSV + Ulkusexzision	Antrektomie + SGV, Billroth I
„Gastric outlet disease" (inkl. „maladie antrale")	PSV + Ulkusexzision	Billroth I, Antrektomie + SGV
Karzinomverdacht	PSV + Ulkusexzision	Billroth II
PSV technisch unmöglich	SGV + Pyloroplastik	Billroth I
Operateur	„Vagotomist"	„Resektionist"

findet ihre Indikation, wenn eine PSV technisch unmöglich ist (tiefes kallöses UV der Kleinkurvatur) oder als Ergänzung zu einer Antrektomie. Die TV mit Drainage ist grundsätzlich abzulehnen und sollte Ausnahmefällen vorbehalten bleiben.

Daraus ergeben sich die Indikationen für die Resektion bei der Blutung (Tabelle 105). Eine Resektion nach Billroth I ist insbesondere bei großen, distalen antralen Ulzera, multiplen Geschwüren im Antrum oder bei Kombination mit einer Perforation angezeigt. Außerdem sollte beim „kranken Magenausgang", dem erheblich organisch veränderten Antrum im Sinne der „maladie antrale" [392], sowie gewissen Magengeschwüren vom Typ II (kombinierte Ulzera) und vom Typ III (präpylorische Ulzera mit SGV) eine Resektion durchgeführt werden. Die neuesten Erfahrungen mit der PSV ohne Drainage [31, 32, 440] und unsere eigenen Ergebnisse (vgl. 8.2) zeigen, daß sie beim UPP und auch beim UP mit sehr hohen Rezidivraten einhergeht. Die logische Behandlung beim kranken Magenausgang und den blutenden UV Typ III wäre deshalb eine begrenzte Resektion im Sinne der Antrektomie, kombiniert mit einer selektiven Vagotomie. Verzichtet man auf ein kombiniertes Verfahren, dann ist der Resektion nach Billroth I vor einer alleinigen Vagotomiemethode der Vorzug zu geben. Beim pylorischen Ulkus allerdings könnte die PSV mit einer Pyloroplastik das Verfahren der Wahl darstellen [31].

Die Resektion nach Billroth II findet in der Chirurgie der akuten Ulkusblutung kaum einen Platz. Sie sollte nur durchgeführt werden, wenn intraoperativ ein erheblicher Verdacht auf ein malignes UV bei einem jüngeren Patienten besteht.

Die in Tabelle 105 zusammengefaßten Empfehlungen machen deutlich, daß Vagotomie und Resektion die einzigen tauglichen chirurgischen Prinzipien in der Behandlung der akuten Ulkusblutung sind. Resektion und Vagotomie sind aber keine therapeutischen Alternativen, sondern haben verschiedene klare Indikationen. Diese Indikationen werden je nach Patientenmerkmalen, Verlauf der Blutung, intraoperativem Befund und insbesondere persönlicher Erfahrung des Operateurs variieren. Es muß betont werden, daß es — obwohl in der Praxis anscheinend so geübt [544] — unsinnig ist, wenn ein in einer Methode erfahrener Operateur ausgerechnet in der Notfallsituation der Blutung auf ein von ihm wenig geübtes Verfahren wechselt. Der „Vagotomist" soll daher auch in der Blutung bei der sorgfältig durchgeführten Vagotomie, der „Resektionist" bei der Resektion bleiben.

12.5.2 Operationstaktik

Ungeachtet der angewandten Operationsmethode gibt es allgemeingültige operationstaktische Grundsätze: Nur die Blutstillung eilt, und sie muß deshalb der erste Schritt des Eingriffs sein. Die gewählte definitive Operation kann dann — dank der heute möglichen schonenden Anästhesieverfahren und umsichtiger intra- und postoperativer Intensivbehandlung — in Ruhe

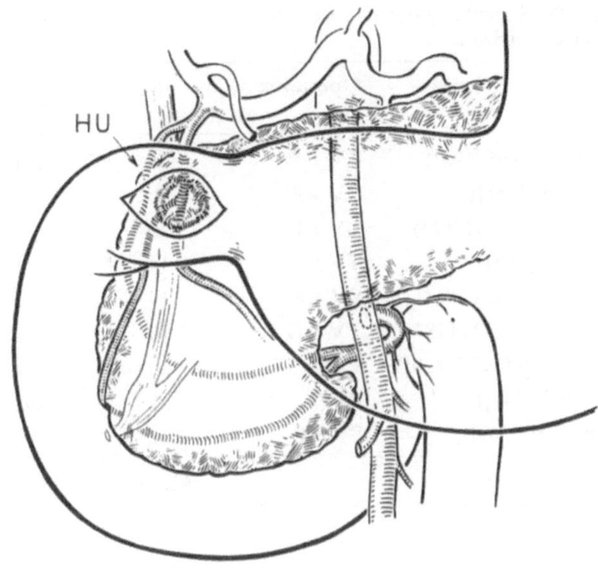

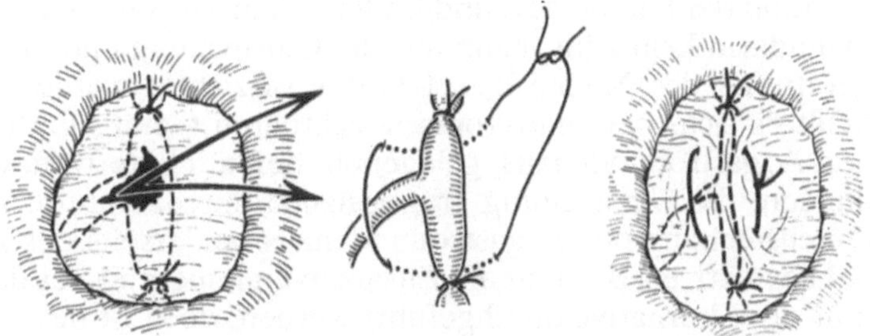

Abb. 59. Umstechung des an der Hinterwand gelegenen Duodenalulkus *(HU)*. Auch nach kranialer und kaudaler Durchstechung der im Ulkusgrund verlaufenden A. gastroduodenalis blutet es aus der A. pancreatico duodenalis superior anterior (oder posterior) weiter. Erst die U-förmige „Bodennaht" bringt die Blutung zum Stehen

und mit der nötigen Sorgfalt durchgeführt werden. Unnötige Hetze oder das Ausweichen auf eine angeblich „einfache, rasche" Methode, wie z. B. die TV, setzen die langfristigen Ziele der definitiven Operation aufs Spiel und führen zu technischen Fehlern und postoperativen lokalen Komplikationen.

Folgendes Vorgehen empfiehlt sich bei der Vagotomie [447]: erstens wird eine Längsduodenotomie, evtl. Duodenopyloro- oder Duodenogastrotomie durchgeführt und das UD umstochen (Abb. 59), oder das UV wird von innen flach exzidiert (Abb. 49, S. 145). Die Umstechung des Duodenalulkus ist jedoch nur notwendig, wenn der Patient während der letzten

Tabelle 106. Bedeutung der Ulkusexzision für die Sicherheit der Blutstillung bei akut blutendem Ulcus ventriculi

Autoren	Operation	n	Rezidivblutung [%]	Ulkusexzision
Foster et al. (1965 [193])	TV + P	26	(7)	−
Dorton (1966 [155])	TV + P	30	(0)	±
Schiller et al. (1970 [541])	TV + P	15	(7)	−
Clarke (1972 [105])	TV + P	14	(7)	−
Alexander-Williams (1973 [11])	SV + P	14	(7)	−
Pedersen et al. (1974 [487])	TV + D	72	(17)	−
Mühe u. Rösch (1977 [439])	PSV	16	(0)	+
Muller (1978 [447])	PSV	11	(0)	+
Johnson (1980 [309])	SV + P	29	(0)	±
Durchschnittswert		(227)	(7)	

12 h vor dem Eingriff Zeichen der aktiven oder persistierenden Blutung zeigte [447]. Intraoperativ findet sich dann eine Blutfüllung des Magens oder Duodenums und des Dünndarms. Stand die Blutung nachweislich während der letzten 12 h und findet sich in Magen, Duodenum und oberem Dünndarm kein Blut, kann auf die Umstechung und die dazu notwendige Eröffnung des Magen-Darm-Trakts verzichtet werden. Allerdings empfiehlt es sich, bei endoskopisch sichtbaren Gefäßstümpfen und beim über der A. gastroduodenalis gelegenen tiefen Hinterwandulkus des Bulbus duodeni die Umstechung grundsätzlich durchzuführen. Die extraluminale Durchstechung der A. gastroduodenalis beiderseits des Duodenums kann bei der aktiven Blutung als Zusatzmaßnahme und bei der stehenden Blutung als Alternative durchgeführt werden, doch ist bei geplanter PSV eine gewisse Zurückhaltung geboten [447]. Bei der Umstechung des Bulbushinterwandulkus gilt es zu bedenken, daß die A. gastroduodenalis im Ulkusbereich über die Mündung einer Pankreasarterie einen Zufluß haben kann, so daß die Blutung auch nach beidseitiger Durchstechungsligatur der Arterie nicht steht (Abb. 59). Es empfiehlt sich deshalb, die Blutstillung durch eine den Ulkusgrund fassende U-förmige „Bodennaht" mit festem synthetischem resorbierbarem Nahtmaterial zu sichern [447].

Die Bedeutung der Ulkusexzision im Magen geht aus einer Zusammenstellung der Literatur hervor (Tabelle 106). Dabei finden sich frühpostoperative Rezidivblutungen nur bei den Autoren, die die Ulkusexzision unterlassen und sich meist nur mit einer lokalen Umstechung begnügen. Die Exzision des UV hat damit 3 Ziele: die Heilung des Ulkus (Bestandteil der nichtresezierenden Therapie), den Ausschluß maligner Veränderungen im Ulkus und schließlich die Sicherheit der Blutstillung [442]. Diese technischen Aspekte gewinnen dadurch an Bedeutung, daß im Gegensatz zur Resektion, wo die Rezidivblutung aus der Anastomose stammt, nach nichtresezierenden Verfahren meistens das primäre Ulkus erneut blutet. Kein Verfahren schützt vollständig vor einer Rezidivblutung aus Zweitbefunden oder infolge einer schweren Gerinnungsstörung.

12.5.3 Zusammenfassung

In der chirurgischen Therapie der akuten gastroduodenalen Ulkusblutung gibt es nur wenig Gesichertes. Retrospektive und vereinzelte prospektive Studien lassen aber erkennen, daß in der akuten Blutung UD und UV gemeinsam betrachtet werden dürfen. Die Vagotomieverfahren zeigen eine Tendenz zu geringerer Letalität, besonders beim alten Patienten, und weniger unerwünschten funktionellen Spätfolgen als die Resektion. Die Sicherheit der Blutstillung ist nach Resektion und Vagotomie vergleichbar. Die langfristige Rezidivrate ist nach Resektion geringer als nach Vagotomieverfahren. In der Bilanz eignet sich die PSV kombiniert mit Ulkusumstechung (beim UD) oder totaler Ulkusexzision (beim UV) grundsätzlich als Verfahren der Wahl bei der akuten Blutung. Als Resektionsverfahren findet die Billroth-I-Resektion, besser aber die Antrektomie in Kombination mit selektiver Vagotomie, eine Indikation bei organisch verändertem Magenausgang und bei UV Typ III. Moderne Anästhesieverfahren machen es möglich, daß nach sofortiger intraoperativer Blutstillung meist genügend Zeit für die sorgfältige Durchführung der definitiven Operation bleibt. Für die Verbesserung der Prognose der Ulkusblutung ist die Wahl des Operationszeitpunkts entscheidend. Die Frühoperation innerhalb von 24 h (bis maximal 48 h) ist anzustreben, da sie mit geringer Letalität einhergeht und in der Risikogruppe der Gefahr einer frühen Rezidivblutung unter konservativer Therapie vorbeugt.

13 Ulkusperforation

C. MULLER

13.1 Einführung

Da die PSV immer noch als hoch differenziertes und zeitraubendes Verfahren gilt, hat sie bisher nur an einzelnen Zentren ihren Platz auch in der Notfallchirurgie der Komplikationen des Gastroduodenalulkus gefunden. Dies trifft besonders für die Ulkusperforation zu, wo Gefahren und Vorteile eines „einfachen" lebensrettenden Eingriffs (Übernähung) oder einer primär definitiven (kurativen) Operation mit dem zusätzlichen Ziel der Beseitigung der Ulkusdiathese (Magenresektion oder Vagotomie), immer noch umstritten sind. Leider gibt es keine Ergebnisse aus vergleichenden, kontrollierten Studien zu diesem Hauptproblem der Behandlung der Perforation, so daß man sich auf meist retrospektive und nur wenige prospektive Untersuchungen verlassen muß. Die Auswahl der Patienten in einem bestimmten Krankengut, örtlich verschiedene Regeln des Vorgehens bei der Perforation und große Unterschiede in der Qualität der Nachuntersuchungen sowie des Beobachtungszeitraums machen es nahezu unmmöglich, die Ergebnisse verschiedener Methoden anhand publizierter Einzelserien zu vergleichen. Zur Zeit läßt eine Übersicht über Letalität und langfristige Folgen verschiedener Verfahren bei perforiertem Gastroduodenalulkus keine eindeutigen Schlüsse zugunsten der einen oder anderen Methode erkennen (Tabelle 107).

Tabelle 107. Merkmale verschiedener Verfahren in der chirurgischen Behandlung des perforierten Gastroduodenalulkus. (Literaturübersicht nach [454a], alle Angaben in %)

(Aspekte)	Einfache Übernähung	Magenteilresektion	Vagotomie und Drainage
Letalität	0–48	10 (0–17,5)	0–11
Dyspeptische Beschwerden	30–80	10–32	10–20
Ulkusrezidiv	20–70	3– 7	5–10
Reoperation	20–65	3	3
Verfahrensbedingte Folgekrankheiten	?	10–20	10–20

Trotz ihrer scheinbaren Einfachheit bringt die alleinige Übernähung der Perforationsstelle wesentliche Nachteile. Ihre in zahlreichen Serien sehr hohe Letalität ist wahrscheinlich selektionsbedingt, da Patienten mit hohen Risiken mit dem chirurgisch einfachsten Verfahren behandelt wurden, und läßt sich deshalb nicht als Argument gegen die Übernähung verwenden. Wesentlicher ist, daß die Übernähung eine hohe langfristige Morbidität nach sich zieht. Wieder auftretende dyspeptische Symptome, Ulkusrezidive und die Notwendigkeit einer späteren Reoperation sind in allen Serien häufig (Tabelle 107) und erreichen selbst bei Patienten mit fehlender Ulkusanamnese oder mit sog. „akuten" Ulzera noch Inzidenzen von 20–30%. Zusätzlich führen aber die Ulkusrezidive in 6–44% [145, 226, 233, 251, 282, 497, 511, 512, 562, 592] zu erneuten akuten Ulkuskomplikationen wie Reperforation oder Blutung. Diese hohe Komplikationsrate führt zu einer zusätzlichen Spätletalität von 4–5,5% [233, 497, 511, 512]. Das Risiko einer erneuten Ulkuskomplikation ist aber nicht nur auf die Gruppe der Patienten mit chronischen perforierten Ulzera beschränkt, sondern tritt, wenn auch in geringerem Ausmaß, auch bei Patienten ohne der Perforation vorangehende Ulkusanamnese auf.

Die Magenresektion als definitive Behandlungsmethode der Ulkusperforation hat auch ihre Befürworter, doch kann die Letalität nur durch eine sorgfältige Auswahl der Patienten niedrig gehalten werden, so daß einer großen Gruppe von Kranken der Vorteil einer primären definitiven Operation vorenthalten bleibt [403, 513]. Trotz ihrer relativ geringen Rezidivrate haftet dabei auch in der Perforationsbehandlung der primären Resektion der Nachteil erheblicher Letalität und langfristiger funktioneller Folgen an.

Jordan et al. [326] haben gezeigt, daß auch die TV mit Drainage oder Antrektomie ihren Platz in der Notfallbehandlung der Perforation hat. Allerdings sind in ihrer Untersuchung in beiden Gruppen sowohl Letalität als auch Reoperationsrate hoch. Die sehr tiefe Letalität nach Vagotomie und Drainage (oder Antrektomie), über die andere Autoren berichten [149, 233, 237, 257, 329, 330], ist wohl eher ein Beweis für die Qualität der Patientenauswahl als für die Harmlosigkeit des angewandten Verfahrens.

Im Streit um die Vor- und Nachteile chirurgischer Behandlungsverfahren dürfen wir nicht vergessen, daß auch eine konservative Behandlung der Ulkusperforation mit Magensonde, Nahrungskarenz, antibiotischer und Flüssigkeitstherapie möglich ist und in einigen kaum selektionierten Serien nur mit einer Letalität zwischen 8 und 11% einherging [334, 584, 606]. Die Letalität von über 50% bei konservativ behandelten Patienten kam offensichtlich in einer negativ selektionierten, primär inoperablen Patientengruppe zustande [149, 262]. Aber selbst wenn wir anerkennen müssen, daß eine konservative Therapie mit einer akzeptablen Letalität durchführbar sein mag, dürften die Probleme der langfristigen Morbidität sich wohl kaum von denjenigen nach einfacher Übernähung unterscheiden.

Johnston [321], Sawyers et al. [536] und Jordan u. Korompai [329] berichteten als erste über die Anwendung der PSV bei der Ulkusperforation. Die Bedeutung dieser ermutigenden ersten Erfahrungen wurde aber durch die kleinen Patientenzahlen und die anfangs notwendige strenge Auswahl der Patienten gemindert. Die Berechtigung zur Anwendung der PSV als primäre Behandlung der Ulkusperforation ist aufgrund folgender möglicher Vorteile der PSV zu diskutieren:

— geringere Letalität als nach Magenresektion,
— weniger langfristige funktionelle Folgen als nach Magenresektion und Vagotomie mit Drainage oder Antrektomie,
— bessere Beherrschung der Ulkuskrankheit als nach einfacher Übernähung.

Damit stellte sich die Frage, ob die PSV ein praktikables Verfahren für die primäre definitive Behandlung des perforierten Gastroduodenalulkus wäre.

13.2 Methode

1973 wurde an unserer Klinik grundsätzlich folgendes Vorgehen für die Behandlung der Ulkusperforation eingeführt:

1. Quere Exzision der Perforation (histologische Untersuchung des Exzisates bei präpylorischen und gastrischen Ulzera).
2. Quere Vernähung des Wanddefekts.
3. Ausgiebige Spülung und Drainage der Peritonealhöhle.
4. Proximal-selektive Vagotomie.

Auf die Durchführung einer Drainageoperation wurde, wenn immer möglich, verzichtet. Die knappe quere Exzision der Perforationsstelle sollte es ermöglichen, den Wanddefekt auch im pylorusnahen Bulbus duodeni ohne Spannung und ohne Schädigung des Pylorus zu verschließen. Nur in Fällen einer im Pylorus selbst liegenden Perforation entsteht durch die beschriebene Technik eine partielle vordere Pylorektomie. Von 1973 bis 1978 wurden die Patienten ohne Auswahl in diese prospektive Untersuchung eingebracht. Die Nachkontrolle schloß eine persönliche Untersuchung und − wenn immer möglich − eine routinemäßige Endoskopie in jährlichen Intervallen ein. Die Befragung erfolgte anhand des auch in der multizentrischen kooperativen Studie benutzten standardisierten Fragebogens.

13.3 Ergebnisse

Von 1973 bis 1978 konnten 64 Patienten mit gastroduodenaler Ulkusperforation in die Studie aufgenommen und mit PSV behandelt werden. Insgesamt wurden an unserer Klinik in diesem Zeitraum 73 Patienten mit

Tabelle 108. Ulkusanamnese (bei der Hospitalisierung erhoben) und Einfluß von „ulzerogenen" Medikamenten

Ulkusanamnese (Dauer)	n		Einnahme „ulzerogener" Medikamente n	
Keine	23	27	7	
< 3 Monate	4			$(P < 0,05)$
3–12 Monate	6	37	3	
> 12 Monate	21			

Tabelle 109. Ort der Perforation (Ulkustyp) und operatives Verfahren

Lokalisation der Perforation (Ulkustyp)	n	PSV allein	PSV + P
Duodenum (UD)	32	29	3
Pylorus (UP)	19	15	4
Präpylorisch (UPP)	9	7	2
Magen (UV)	4	4	0
Gesamt	64	55	9 (14%)

Ulkusperforation operiert, wovon 9 ausgeschlossen werden mußten. Ursachen dafür waren die technische Undurchführbarkeit einer PSV und in der Anfangszeit die fehlende Erfahrung des Notfalloperateurs mit der neuen Methode. 44 (69%) der Patienten waren Männer, 20 (31%) Frauen. Bei 24 Patienten (38%) wurden bei der Aufnahme erhebliche Begleiterkrankungen festgestellt. Der Altersmedian betrug 51 Jahre (20–83 Jahre). 27 Patienten hatten keine Ulkusanamnese oder eine solche von weniger als 3 Monaten. Die Ulkusanamnese betrug bei den verbleibenden 37 Patienten median 5 Jahre (4 Monate–49 Jahre). Üblicherweise als „ulzerogen" anerkannte Medikamente spielten bei den Patienten ohne Ulkusanamnese häufiger eine Rolle als in den Fällen mit einer Vorgeschichte ($P < 0,05$; Tabelle 108).

Zur Nachuntersuchung konnten 86% ($n = 50$) der Überlebenden herangezogen werden; 8 Operierte blieben unauffindbar, 1 Patient verstarb vor der ersten Nachkontrolle, und 5 weitere verstarben im Verlaufe der Beobachtungszeit. In allen 6 Todesfällen gab es keinen Zusammenhang mit der Ulkuskrankheit. Die mediane Beobachtungszeit betrug 48 Monate (12–72 Monate).

Der Ort der Perforation und der durchgeführte Eingriff sind in Tabelle 109 dargestellt. Bemerkenswert ist, daß nur bei 14% der Eingriffe eine Drainageoperation durchgeführt wurde und daß nur bei 4 von 19 Patienten mit einer im Pylorus gelegenen Perforation eine regelrechte Pyloroplastik (Heineke-Mikulicz- oder Finney-Pyloroplastik) notwendig war. Bei den anderen 15 Fällen konnte man sich mit der minimalen Exzision und queren

Komplikationen			Todesfälle
– intraoperativ	Milzläsion	3	
– postoperativ	respiratorisch	15	2
	kardiovaskulär	4	
	andere allgemeine	3	
	Nahtinsuffizienz	1	1
	Ulkusblutung	1	1
	Leberinsuffizienz	1	
	Ileus	1	
	Sepsis	2	1
n gesamt			22 (34%) 5 (8%)

Tabelle 110. Intraoperative und frühpostoperative Komplikationen

Ulkustyp	*n*	Todesfälle
UD	32	1
UP	19	3
UPP	9	0
UV	4	1
Gesamt	64	5 (8%)

Tabelle 111. Postoperative Letalität

Vernähung des Wanddefekts und damit nur einer geringgradigen Beeinträchtigung der Integrität des Pylorus begnügen.

Intra- und frühpostoperative Komplikationen traten bei einem Drittel der Patienten auf. Auffallend ist die Häufung von Milzläsionen. Diese sind einerseits auf die unnötige Eile beim Notfalleingriff und andererseits auf die durch peritonitische Veränderungen erhöhte Verletzbarkeit der Gewebe zurückzuführen. Unter den frühpostoperativen Komplikationen (Tabelle 110) waren respiratorische Störungen, Atelektasen und bronchopneumonische Infiltrate am häufigsten. Zwei Patienten verstarben an einer respiratorischen Insuffizienz. Nur ein Patient (1,6%) verstarb an einer Sepsis. Die Rate an schweren postoperativen infektiösen Komplikationen ist also trotz des mit ausgedehnter Präparation verbundenen definitiven Eingriffs gering. Die Insuffizienz einer Übernähung im Duodenum und die schwere Blutung aus einem zweiten Ulkus waren je für einen weiteren Todesfall verantwortlich. Die Letalität ist in Tabelle 111 nach Lage der Perforation aufgeschlüsselt. Die Unterschiede zwischen den einzelnen Ulkustypen sind nicht signifikant. Die Gesamtletalität beträgt 8% (5 von 64 Patienten).

Unter den 50 nach einer Zeit von durchschnittlich 4 Jahren nachuntersuchten Patienten trat bei 10% (*n* = 5) ein Rezidivulkus auf (Tabelle 112).

Tabelle 112. Totale Rezidivrate nach 4 Jahren und Verlauf der Ulkusrezidive (bei 2 Rezidiven ist wegen zu kurzer Beobachtungszeit nach Auftreten des Rückfalls keine Aussage möglich)

Primärulkus	*n*	Rezidive	Reoperation	Heilung
UD	27	2 (7%)	—	1
UP	12	1	—	1
UPP	8	2 (15%)	1	—
UV	3	—	—	—
Gesamt	50	5 (10%)	1 (2%)	2

Tabelle 113. Klinisches Gesamtergebnis nach 4 Jahren

Visick-Grad	*n*	
1	32	90%
2	13[a]	
3	1	
4	4	

[a] Inkl. 1 asymptomatisches Rezidiv

In dieser totalen Rezidivrate sind auch (nur endoskopisch entdeckte) asymptomatische Rezidive enthalten. Lediglich ein Patient mußte wegen persistierender Schmerzen reoperiert werden, und in 2 Fällen heilte das Rezidiv ohne Therapie nach 3 Monaten spontan ab. Die Rezidivrate scheint in der UD-Gruppe etwas geringer, doch ist der Unterschied angesichts der kleinen Zahlen nicht signifikant.

Das klinische Resultat, gemäß Einteilung nach Visick, war in 90% der Fälle gut oder ausgezeichnet (Visick-Grad 1 und 2; Tabelle 113). Da es sich bei der Visick-Einteilung definitionsgemäß um eine klinische Beurteilung aufgrund des subjektiven Beschwerdebildes handelt, ist in der Gruppe der guten Resultate auch ein Rezidivulkus ohne Symptome eingeschlossen. Außer bei den 4 Patienten mit klinisch manifesten Rezidivulzera fand sich bei keinem ein schlechtes klinisches Resultat. Nur ein Patient mußte wegen eines leichten, aber nicht immer vermeidbaren Frühdumpings als Visick-Grad 3 klassifiziert werden. Unter den 13 Patienten mit leichten Symptomen (Visick-Grad 2) fanden sich leichte dyspeptische Symptome ohne endoskopisches Korrelat, Völlegefühl und gastroösophageale Refluxsymptome. Bei keinem Patienten konnten subjektive oder objektive Zeichen einer gestörten Magenentleerung gefunden werden.

13.4 Diskussion

Die Letalitätsziffer von 8% in diesem unselektionierten Krankengut liegt im Rahmen des in der Literatur berichteten Operationsrisikos nach Vago-

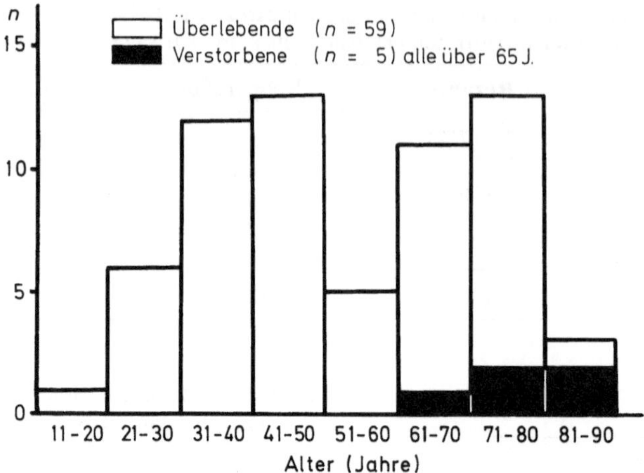

Abb. 60. Altersverteilung und Letalität beim perforierten Gastroduodenalulkus

tomie, Resektion und auch nach einfacher Übernähung [60, 86, 116, 145, 151, 262, 326, 463, 469, 470, 511, 512, 513, 536]. Hingegen liegt unsere Letalität höher als die in den Untersuchungen von Hamilton [237], Hinshaw et al. [257] oder Jordan [329, 330]. Allerdings wurden die ausgezeichneten Ergebnisse der Vagotomie und Pyloroplastik in diesen Serien nur durch eine strenge Auswahl der für ein definitives Verfahren geeigneten Patienten erzielt. Im Vergleich zur Letalität nach Magenresektion bei der Ulkusperforation [513] (Tabelle 107) scheint die PSV auch ohne Selektion eher mit einem niedrigeren Risiko belastet zu sein.

Bei der Betrachtung der Letalität muß berücksichtigt werden, daß unser Krankengut in den hohen Altersklassen zwischen 60 und 80 Jahren einen zweiten Gipfel aufweist. Diese Verteilung weicht von der in anderen Untersuchungen, besonders der von De Bakey [133] berichteten, deutlich ab. So finden wir denn auch alle unsere letalen Verläufe bei Patienten jenseits des 65. Lebensjahrs ($n = 5$; Abb. 60). Diese Beziehung zwischen Alter und Letalität ist hochsignifikant ($P < 0,0005$). Ebenfalls konnte eine signifikante Beziehung zwischen Alter und Häufigkeit von Komplikationen ($P < 0,005$) gefunden werden (Abb. 61).

Die Letalität korrelierte ebenfalls mit dem Intervall zwischen dem Beginn der abdominalen Symptome und der Operation. Die höchste Signifikanz in dieser Beziehung ergab sich, wenn eine Grenze von 24 h angenommen wurde ($P < 0,005$). Obwohl die meisten der früheren Untersuchungen das kritische Intervall mit 8–12 h wesentlich niedriger ansetzen, verschlechtert sich die Prognose aufgrund unserer Ergebnisse erst nach der 24-h-Grenze entscheidend. Im Vergleich zu älteren Serien scheinen 3 Faktoren das kritische Intervall zu verlängern: die konsequente präoperative Wiederherstellung der Homöostase, die prä- und postoperative Intensivbehandlung und Prophylaxe schwerer respiratorischer Störungen sowie die Fortschritte der antibiotischen Therapie.

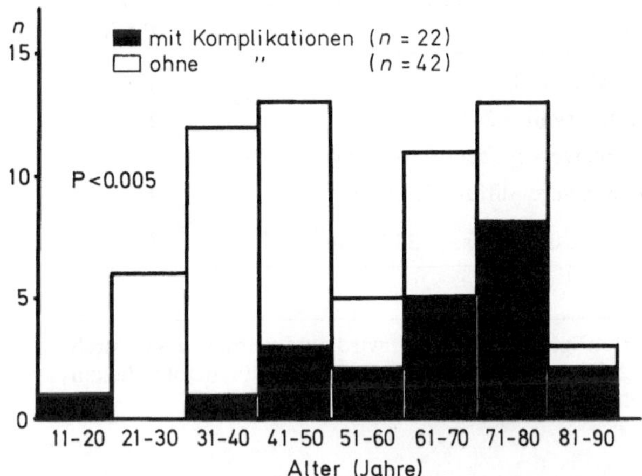

Abb. 61. Altersverteilung und Häufigkeit von frühpostoperativen Komplikationen beim perforierten Gastroduodenalulkus

Die Rezidivrate nach PSV beim perforierten Gastroduodenalulkus ist eher höher als nach Anwendung der Magenresektion als primäre definitive Behandlung. Auf der anderen Seite ist die langfristige Morbidität, v. a. aufgrund funktioneller Operationsfolgen, äußerst gering. Diese Feststellung deckt sich mit den Erfahrungen der elektiven PSV beim peptischen Ulkus. Auch die klinischen Ergebnisse sind denjenigen nach Wahloperationen durchaus vergleichbar. Beachtenswert ist, daß die äußerste Zurückhaltung in der Indikationsstellung zu einer Drainageoperation nicht zu einer Häufung postoperativer Retentionserscheinungen führte und daß selbst bei intrapylorischer Perforation keine Reoperationen wegen narbiger Stenose notwendig wurden. Unsere Ergebnisse rechtfertigen es deshalb, die pylorische Integrität soweit wie möglich zu schonen, selbst wenn das perforierende Ulkus im Pylorus selbst liegt. Die Exzision des Ulkusrandes ergibt in diesen Fällen eine vordere Pylorektomie, wie wir sie aufgrund der Ergebnisse unserer Wahleingriffe beim UP ohnehin empfehlen müssen (vgl. 8.2.2).

13.5 Schlußfolgerungen

Anhand unserer Ergebnisse haben wir versucht, Kriterien für eine sinnvolle Auswahl der für einen primären definitiven Eingriff geeigneten Patienten zu identifizieren (Tabelle 114). Dabei gilt es, einerseits diejenigen Patienten zu erkennen, die eines definitiven Eingriffs bedürfen, und andererseits diejenigen, für welche ein solcher Eingriff ein unzumutbares Risiko darstellt. Alle in unserer Serie identifizierten prognostischen Faktoren sind bereits aus früheren Untersuchungen bekannt [116, 513, 518, 562], doch verließen sich die meisten Autoren auf ein oder gelegentlich zwei

Kriterien	Punkte[a]
1. Alter > 70 Jahre	1
2. Intervall > 24 h	1
3. Schwere Nebenerkrankung	1
4. Schwere, diffuse Peritonitis	1
5. Ulkusanamnese < 3 Monate	1
	5

Tabelle 114. Selektionskriterien für die Durchführung einer primären PSV

[a] Beträgt der Score 0–3, wird eine primäre PSV durchgeführt, beträgt der Score 4–5 Punkte, erfolgt die einfache Übernähung der Perforation

Kriterien und fanden deshalb nur eine geringe Aussagekraft in der prognostischen Beurteilung. Mit der PSV verfügen wir über ein definitives Verfahren, das praktisch frei von einer ihm eigenen unerwünschten Morbidität ist und wahrscheinlich die ohnehin hohe Letalität der Perforation nicht oder kaum erhöht. Es muß folglich unser Ziel sein, möglichst wenigen Patienten den Vorteil einer primären definitiven Behandlung ihrer Ulkuskrankheit vorzuenthalten. Wir haben deshalb untersucht, ob eine Kombination verschiedener Selektionskriterien deren Aussagekraft erhöhen könnte.

In Übereinstimmung mit Illingworth et al. [282] und im Gegensatz zu Donaldson et al. [149] betrachten wir erst ein *Alter* von über 70 Jahren als ein Argument gegen eine definitive Operation, da erwiesen ist, daß die langfristige ulkusbedingte Morbidität gerade bei jungen Patienten nach einfacher Übernähung am größten ist.

Als zweiten Risikofaktor wählten wir aufgrund unserer Ergebnisse ein *Intervall* zwischen Symptombeginn und Operation von 24 h. Ein längeres Intervall stellt ebenfalls ein Argument gegen eine primäre definitive Operation dar.

Als weiteren Risikofaktor fanden wir eine erhöhte Letalität bei Patienten mit schweren *Nebenerkrankungen* (schwere chronisch-asthmoide Bronchitis, kardiovaskuläre Erkrankungen, insulinbedürftiger Diabetes mellitus usw.). Dieser Faktor hat besondere Bedeutung, da er präoperativ meist zuverlässig erkennbar ist. Das Vorhandensein solcher schweren Nebenerkrankungen spricht ebenfalls gegen eine primäre PSV.

Ein weiteres Kriterium ist der intraoperative Befund. Liegt eine schwere und diffuse eitrige *Peritonitis* mit Fibrinmembranen im ganzen Abdomen vor, dann war in unserem Krankengut das Operationsrisiko ebenfalls erhöht. Allerdings darf „schwere diffuse Peritonitis" nicht mit der Verschmutzung des gesamten Peritonealraumes mit Mageninhalt verwechselt werden. Die einfache Verschmutzung sowie die im Oberbauch lokalisierte fibrinös eitrige Peritonitis stellen zwar eine technische Erschwerung, jedoch keine Kontraindikation zur PSV dar.

Das letzte Kriterium, die *Ulkusanamnese* und ihre Dauer, versucht diejenigen Patienten zu identifizieren, die von einer primären definitiven Ulkusoperation nicht profitieren würden, bei denen eine PSV also unnötig wäre. Leider zeigt eine Literaturübersicht, daß die präoperativ erhobene Ulkusanamnese, als Einzelkriterium benutzt, nur eine geringe prognostische Aussagekraft hat [42, 60, 420, 463, 562]. Verläßt man sich für die Indikationsstellung zum definitiven Eingriff nur auf die Ulkusanamnese, dann übersieht man die Tatsache, daß es bei dem schwerkranken, von Schmerzen geplagten Patienten oft unmöglich ist, in der Notfallsituation zuverlässige Angaben zu erhalten. Zahlreiche Patienten werden sich erst während ihrer Rekonvaleszenz an frühere dyspeptische Episoden, deren Interpretation beim Fehlen eines früheren objektiven Ulkusnachweises außerdem fragwürdig ist, erinnern. Trotzdem wäre es falsch, das Kriterium der Ulkusanamnese vollständig abzulehnen. Besonders Baekgaard et al. [42], aber auch andere [420, 562] konnten zeigen, daß wahrscheinlich eine Dauer der Ulkusanamnese von 3 Monaten eine praktisch ermittelbare und prognostisch aussagekräftige Grenze darstellt, um die Patienten *ohne* von denen *mit* einer chronischen Ulkuskrankheit zu unterscheiden. Die einfache Unterscheidung „Ulkusanamnese ja oder nein" sowie andere Grenzen der Anamnesedauer, wie 6, 12 oder noch mehr Monate, wurden zwar von verschiedenen Untersuchern angewandt, doch findet sich in allen diesen Serien auch bei den Patienten ohne oder mit kurz dauernder Vorgeschichte eine hohe Inzidenz an wiederkehrenden dyspeptischen Symptomen als Ausdruck der fälschlicherweise nicht definitiv behandelten Ulkuskrankheit.

Die Aussagekraft einer *Kombination* dieser 5 Kriterien wurde anhand unseres Krankengutes untersucht. Dabei kommt den Kriterien 1–4 die Funktion zu, eine Gruppe von Patienten zu identifizieren, die den möglichen Vorteil einer primären definitiven Operation mit einem unannehmbaren hohen Letalitätsrisiko bezahlen würden. Kriterium 5 (Ulkusanamnese) erfaßt die Patientengruppe, die mit größter Wahrscheinlichkeit eine definitive Ulkustherapie benötigt. Die Kriterien wurden retrospektiv auf jeden unserer 64 Patienten angewandt (Tabelle 115). Dabei fanden wir, daß 57 dieser Patienten einen Score von 0–3 erfüllter Kriterien erreichten und daß in dieser Gruppe nur 2 Patienten (3%) verstarben. Von den 7 Patienten, welche einen Score von 4 oder 5 erfüllten Kriterien erreichten, verstarben hingegen 3 (40%). Der Unterschied in der Letalität zwischen diesen 2 Gruppen ist hochsignifikant ($P < 0,005$). Die Kombination dieser

Tabelle 115. Aussagekraft der Selektionskriterien (vgl. Tabelle 114) bei retrospektiver Anwendung auf unser Krankengut

Patientengruppe	n	Todesfälle
Krankengut gesamt	64	5 (8%)
Mit 0–3 Punkten	57 (89%)	2 (3%)
		($P < 0,005$)
Mit 4 Punkten	7 (11%)	3 (40%)

Kriterien erlaubt es damit, eine nur kleine Gruppe von Patienten (7 von 64, d.h. 11% des Krankengutes) zu identifizieren, für welche die primäre Durchführung der PSV ein hohes Risiko darstellt, während in der großen Gruppe von 57 Patienten die Letalität trotz der notfallmäßigen Ulkusoperation mit 3% sehr gering und den besten Ergebnissen aus anderen Serien mit strenger Selektionierung des Krankengutes vergleichbar ist. Natürlich muß dahingestellt bleiben, ob in der Gruppe mit hohem Risiko durch Verzicht auf die PSV und Beschränkung auf die alleinige Übernähung der eine oder andere Todesfall hätte vermieden werden können. Andererseits gibt uns diese Analyse der Ergebnisse die Möglichkeit, durch Definition und Kombination dieser Auswahlkriterien und Festsetzen des kritischen Scores unser Vorgehen bei der Ulkusperforation neu festzulegen. Die Aussagekraft der Kriterien und die Richtigkeit des entscheidenden Scores muß aber erst noch durch eine prospektive Untersuchung bestätigt werden.

Zweifellos ist es möglich, durch die Kombination verschiedener Kriterien die Gruppe der Patienten, die von einer primären definitiven Ulkusoperation ausgeschlossen werden sollen, kleiner zu halten, als wenn nur ein einziges Kriterium angewandt wird [329, 403]. Zahlreiche Autoren haben auf die Vorteile einer primär definitiven Operation hingewiesen [86, 403, 497, 536, 603], indem rezidivierenden dyspeptischen Symptomen und weiteren lebensbedrohenden Ulkuskomplikationen vorgebeugt wird. Aufgrund unserer Erfahrung an einem unselektionierten Krankengut hat sich bereits bestätigt, daß die PSV sich als primäre definitive Ulkusoperation in der Notfallsituation eignet, weil sie mit einem vertretbaren Risiko durchführbar ist, die Ulkuskrankheit damit wirksam behandelt wird und unerwünschte verfahrensbedingte Folgekrankheiten vermieden werden. Voraussetzung für ihre Anwendung bei der Perforation ist aber eine sorgfältige Prüfung der Indikation und das Abwägen der Vorteile und Risiken im Einzelfall sowie die Vertrautheit des Operateurs mit der operativen Technik.

14 PSV und Karzinogenese im operierten Magen

S. Martinoli

14.1 Problemstellung

Es ist anerkannt, daß Patienten 15–20 Jahre nach partieller Magenresektion stärker karzinomgefährdet sind als Nichtoperierte [110, 250]. Griesser u. Schmidt [225] konnten beweisen, daß wegen Magenulkus Resezierte häufiger ein Spätkarzinom entwickeln als konservativ behandelte Patienten mit Magengeschwür. Liåvag [390] behauptet, daß die gleiche Gefahr auch resezierten UD-Patienten droht.

Schafer [538a] untersuchte 338 Patienten, welche zwischen 1935 und 1959 wegen benigner Ulkuskrankheit in Minnesota mit Billroth II und Billroth I operiert wurden. Er kommt zum Schluß, daß die Krebsentstehung im Magenstumpf gegenüber der erwarteten Krebsentstehung bei der normalen Bevölkerung nicht erhöht ist und daß bei asymptomatischen Patienten eine endoskopische jährliche Überwachung nicht gerechtfertigt ist.

Schlüssige Zahlen über späte Krebsentstehung nach Vagotomie und Drainage oder nach Billroth-I-Resektion existieren nicht. Man könnte allerdings einwenden, daß diese Operationen als jüngere Methoden noch nicht durch genügend lange Verlaufszeiten überprüft wurden. Für die PSV trifft es zweifellos zu, daß die Nachkontrollzeiten alle noch zu kurz sind, um die Möglichkeit einer Krebsinduktion zu beurteilen. Es soll anhand von schon Bekanntem trotzdem versucht werden, eine Prognose für eine eventuelle Kanzerogenität der PSV zu stellen.

14.2 Epidemiologie des Karzinoms im operierten Magen

Beim Stumpfkarzinom liegt ungefähr die gleiche Altersverteilung vor wie beim primären Magenkrebs. Obwohl allgemein die Inzidenz des Magenkrebses in Westeuropa und in den USA abnimmt, häufen sich die Meldungen über Stumpfkarzinome zusehends. So berichteten Morgenstern et al. [435], daß bis 1956 etwa 200 Fälle bekannt waren, während bis 1972 bereits 1100 Meldungen von Stumpfkarzinomen aus der Literatur zu entnehmen waren. Nach einer nicht über jede Diskussion erhabenen statistischen Schätzung von Saegesser u. James [531] beträgt die Karzinomprävalenz durchschnittlich 3% 19 Jahre nach Resektion. Die Daten von Clémençon et al. [110] erlauben keine Aussage über die allgemeine Prävalenz des Stumpfkarzinomes, da sie aus einer nicht zufälligen Stichprobe stammen. Das untersuchte Kollektiv ließ lediglich die Frequenz des Stumpfkarzinoms bei nach Billroth II resezierten Patienten errechnen, welche vom Gastroenterologen wegen Beschwerden endoskopiert wurden. Ein solches Kollektiv kann u. U. wesentlich anders aussehen als dasjenige des durchschnittlichen beschwerdefreien Magenresezierten. Immerhin erlaubt Clémençons Arbeit die Feststellung, daß 10 Jahre nach Resektion die Frequenz des Karzinoms sprunghaft zu steigen beginnt. Es ist unsicher, ob die Art der Operation oder die Lokalisation des primären Ulkus dabei die Hauptrolle spielen [147, 225, 485].

Der kausale Zusammenhang zwischen Gastritis und Karzinom wurde wiederholt bestätigt [361], und die atrophische Gastritis wird heute als Präkursor des Karzinoms angesehen [438, 558]. Die Schleimhautatrophie nimmt mit dem Alter zu, parallel zur Abnahme der Säuresekretion, welche ihrerseits mit einer erhöhten Krebsinzidenz gut korreliert [258]. Die Beziehung zwischen Säuresekretion und Intervall nach Resektion wurde nicht untersucht. Es ist wahrscheinlich nicht falsch anzunehmen, daß die Säuresekretion in einem Magenstumpf allmählich abnimmt, da die atrophische Gastritis im resezierten Magen mit der Zeit fortschreitet [558].

14.3 Histologische Befunde

Nach einer Resektion entwickelt sich der Stumpfkrebs regelmäßig aus der Magenmukosa entlang der Anastomosenlinie [435]. Es ist ungewiß, ob in einem Magenstumpf häufiger ein diffus infiltrierter Typ oder ein intestinaler Typ des Magenkrebses zu finden ist [202a, 384]. Es wurde behauptet [362], daß die intestinale Metaplasie als Vorstufe des Krebses häufiger zur Entstehung von intestinalen Typen Anlaß geben sollte. Die schlechte Prognose des Stumpfkarzinoms scheint hingegen die Befunde von Geboes et al. [202a] zu bestätigen, welche 5 Fälle vom diffus infiltrierenden Typ bei 56 nach Billroth II operierten Patienten mit Symptomen fanden. In der Tat scheint dieser histologische Typ aggressiver und früher metastasierend zu sein als der intestinale Typ [121].

14.4 Rolle des duodenogastralen Refluxes und des Resektionstyps

Resektionsprozeduren, welche ein Maximum an Gallereflux in den Magen verursachen, wie die anisoperistaltische Billroth-II-Operation ohne Gastroenterostomie, wurden verdächtigt, die Karzinomentstehung stärker zu fördern als Resektionen (wie die nach Billroth I) mit Erhaltung der orthograden Magenentleerung. Die Galle wurde somit für die Krebsentstehung im Stumpf verantwortlich gemacht. Gallensäuren sind Steroide, und wenn sie durch Bakterien dekonjugiert werden, erhalten sie kanzerogene Potenzen. Das wurde am Rattenkolon einprägsam von Reddy et al. [509] demonstriert. Auch bei 2 von 50 Patienten, bei denen endoskopisch Gallereflux zu beobachten war, fand sich 10–30 Jahre nach Gastrektomie ein Stumpfkarzinom [148].

Die normale Schleimhaut kann Fett nicht resorbieren. Hingegen scheint die Fettresorption ein Charakteristikum der metaplastisch transformierten Magenschleimhaut zu sein [146]. Areale von intestinaler Metaplasie weisen Inseln von resorbierten Lipiden auf. Die mögliche Förderung der Fettresorption durch die Galle rechtfertigt die Spekulation über eine mögliche krebsfördernde Wirkung des Gallerefluxes. Die meisten experimentellen Karzinogene sind in der Tat fettlöslich [456]. Es ist außerdem möglich, durch Diversion der Galle und des Duodenalinhalts weg vom Magen die Krebsinzidenz in mit Karzinogenen getesteten Tieren zu senken [619]. Es muß aber betont werden, daß experimentelle Untersuchungen mit Karzinogenen an Tieren nicht unbesehen Rückschlüsse auf die Karzinogenese nach Magenoperationen beim Menschen erlauben.

14.5   Vagotomie und Krebsentstehung

Die Beziehung zwischen Vagotomie und Krebsentstehung wurde bis jetzt nur im Labor schlüssig erforscht. Morgenstern [434] konnte durch Vagotomie die Krebsinduktion mit einem Karzinogen an der GE-Anastomose bei der Ratte fördern. Fujita et al. [200] gelang es, eine ähnliche Förderung der Krebsinduktion bei Hunden mittels selektiver Vagotomie allein zu provozieren. Es stehen aber keine zuverlässigen Arbeiten zur Verfügung, welche eine epidemiologische Relation zwischen erhöhter Krebsinzidenz und Vagotomie beim Menschen beweisen. Die Arbeit von Ellis et al. [173] untersucht statistisch unvergleichbare Kollektive.

14.6   Bakterielle Besiedlung, Nitrosaminbildung und Säuresekretion

Hill et al. [255] konnten eine epidemiologische Korrelation zwischen Nitrataufnahme in der Nahrung und Magenkrebs nachweisen. Eine prüfenswerte Hypothese (Abb. 62) wurde aufgestellt, nach der die Bakterien des Magens für die Reduktion der Nitrate in Nitrite verantwortlich sein sollten. Nitrite sind fähig, Amine aus organischen Nahrungsbestandteilen zu nitrosieren. Nitrosamine sind gut bekannte experimentelle Karzinogene. Operationen, welche fähig sind, die Säuresekretion des Magens zu senken bzw. den pH-Wert im Magen zu erhöhen, können somit unabhän-

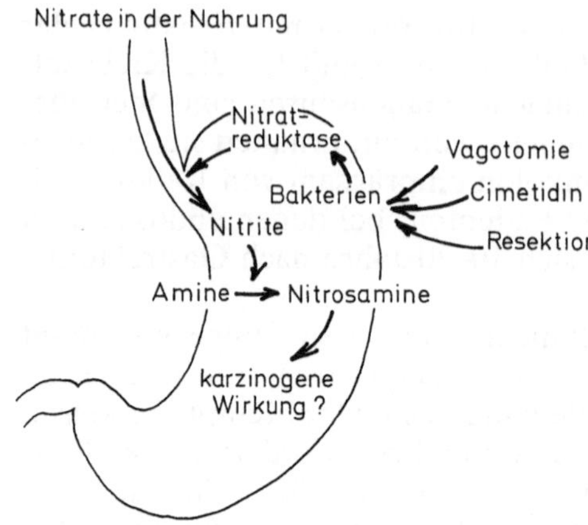

Abb. 62. Eine Hypothese über Kanzerogenität am Magen: Die Nahrungsnitrate werden in kanzerogenes Nitrosamin durch die bakterielle Besiedelung des Magens umgewandelt; jede säuresenkende Maßnahme kann gefährlich werden

gig davon, ob sie eine Gastroenterostomie herstellen oder nicht, potentiell die bakterielle Besiedlung des Magens fördern. In ähnlicher Weise scheint Cimetidin massiv die bakterielle Besiedlung des Magens zu fördern [528].

Es ist nicht klar, ob die PSV ebenfalls eine Bakterienbesiedlung des Magens bewirkt. Schlag et al. [542] waren nicht imstande, im Magensaft von vagotomierten Patienten erhöhte Konzentrationen von Nitrosoverbindungen nachzuweisen. Schumpelick et al. [548] fanden bei 85% ihrer mit PSV operierten Patienten einen sterilen Magensaft. Reed et al. [510] stellten hingegen mehr Nitrosamine im Magen von Vagotomiepatienten als bei nichtoperierten Gesunden fest. Aber die Vagotomietypen wurden in dieser Arbeit nicht voneinander getrennt untersucht, und mehr als die Hälfte der Patienten wurde bereits mit Cimetidin behandelt. Ruddel [527] konnte zeigen, daß die perniziöse Anämie mit einer höheren Konzentration von Nitriten im Magensaft korreliert. Er postulierte, daß die 5fach erhöhte Magenkrebsinzidenz bei den Perniziosakranken Folge der erhöhten Nitrite sei, welche durch die bakterielle Besiedlung des anaziden Magens entstehen. Es ist in dieser Beziehung interessant, daß die häufigste Bakterienspezies, welche im besiedelten Magen gefunden wird, gerade E. coli ist, welche eine hohe Aktivität der Nitratreductase aufweist. Die Säure spielt im übrigen eine Rolle bei der Inaktivierung von Karzinogenen [579]. Die Verabreichung von Anticholinergika, wie Probanthin oder Atropin, kann die Wirkung von einigen Karzinogenen im Tierexperiment potenzieren [364].

14.7 Versuch einer Prognose

Mehrere Faktoren können ätiologisch an der Krebsinduktion nach Magenoperationen beteiligt sein (Tabelle 116): z. B. Säureverminderung, erhöhter biliärer Reflux, intestinale Metaplasie und atrophische Gastritis, Fett-

Tabelle 116. Mögliche Vorteile der PSV gegenüber der Resektion und Pyloruselimination

Karzinogene Faktoren nach Resektion oder GE	Durch die PSV eliminiert
Säureverlust	Teilweise
Metaplasie der Schleimhaut	Ja
Atrophie der Schleimhaut	Ja
Bakterienbesiedlung	Ja (?)
Nitrosaminproduktion	Ja (?)
Gallereflux	Ja
Gastrisches/duodenales Ulkus	Nein
Fettabsorption	?
Reflux von Duodenalinhalt	Ja
Stase	Ja

absorption, Reflux von Duodenalinhalt, Grundkrankheit, bakterielle Kontamination, Nitrosaminproduktion.

Zu bedenken ist freilich, daß der (auch beim konservativen Vorgehen benutzte) therapeutische Ansatz der Säuresenkung offenbar nicht folgenlos angewandt werden kann. Die Zahlen über die bakterielle Besiedlung nach Cimetidintherapie sind eindrücklich. Die PSV kann wahrscheinlich den Gallereflux, das Fortschreiten der Gastritis und die schwere bakterielle Besiedlung des Magens vermeiden.

Beruhigend ist die aus unseren Zahlen (vgl. Kap. 10) zu entnehmende Feststellung, daß die zurückbleibende „Bedarfssäure", von welcher mindestens theoretisch die Fähigkeit zur Magensterilisation erwartet werden kann, über 5 Jahre stabil ist. Somit erfüllt die PSV die theoretischen Voraussetzungen für eine „krebsfreie Operation". Allerdings wird erst die Evaluation der Karzinominzidenz bei PSV-Patienten nach 15–20 Jahren diese theoretischen Überlegungen endgültig bestätigen können.

15 Perspektiven für die Zukunft

15.1 Indikation zur PSV
und Verfahrenswahl beim peptischen Ulkus

C. MULLER

Die Indikation zu einem bestimmten chirurgischen Verfahren soll nicht als starres Schema, sondern als Richtlinie und Arbeitshypothese für die Zukunft verstanden werden. Diese empfohlene Verfahrenswahl beruht auf unseren eigenen klinischen (vgl. 8.1, 8.2 und Kap. 9) und sekretorischen Ergebnissen (Kap. 10) sowie auf der Auswertung der Literatur. Es erstaunt nicht, daß die kritische Wertung der Erfahrungen auch eine Abkehr von dem „Allheilmittel" PSV ohne Drainage bringt und daß eine differenzierte Indikation gefordert wird. Grundlage dieser Differenzierung kann u.E. nur die Unterscheidung der Ulkustypen nach ihrer Lokalisation, Pathogenese und ihrem Ansprechen auf bestimmte Therapieformen sein. Eine Ulkuschirurgie nach Maßgabe der Sekretion ist aufgrund der Analyse der verfügbaren Daten nicht möglich.

Trotz dieser geforderten Differenzierung bleibt die PSV das Rückgrat der derzeitigen chirurgischen Ulkusbehandlung. Ihr minimales Risiko, ihre gute Wirksamkeit und geringe Nebenwirkungen machen sie zur einzigen chirurgischen Alternative zur konservativen Ulkusbehandlung [449].

Die Verfahrenswahl, wie wir sie den einzelnen Ulkustypen in der elektiven Chirurgie und bei den Ulkuskomplikationen zuordnen, ist zusammenfassend in Tabelle 117 dargestellt. Dieses chirurgische Konzept verwirklicht die Forderung nach größtmöglicher Erhaltung der Form und Funktion des gastroduodenalen Abschnitts. Nur dort, wo die PSV ohne Drainage ungenügend wirksam ist (UP und UPP) oder wo die Sicherheit des Patienten es erfordert (UV), wird die Vagotomie durch zusätzliche Maßnahmen ergänzt. Solche Erweiterungen des Verfahrens werden nur empfohlen, wenn genügend experimentelle und klinische Argumente eine Verbesserung des Gesamtergebnisses der Operation erwarten lassen. Die einzelnen Modifikationen wurden in den entsprechenden (eingangs zitierten) Kapiteln eingehend diskutiert. Wie jedes Konzept, beruht auch dieses auf dem gegenwärtigen Stand des Wissens und muß sich erst in künftigen prospektiven Prüfungen bewähren. Neue Erfahrungen und Ergebnisse

Tabelle 117. Verfahrenswahl beim peptischen Ulkus

Läsion	Verfahren der Wahl	Alternative Verfahren
Unkompliziertes Ulkus:		
UD	PSV	
UP	PSV + vordere Pylorektomie	
UPP	SGV + Antrektomie	PSV + Pyloroplastik?
UV	PSV + Exzision	Billroth I
UD + UV	Je nach aktiver Läsion	
Blutung/Perforation:		
UD	PSV + Umstechung/ Übernähung	
UP	PSV + Umstechung + vordere Pylorektomie	
UPP	SGV + Antrektomie	
UV	PSV + Exzision	Billroth I
Stenose:		
UD	PSV + Duodenoplastik	PSV + Dilatation, Gastrojejunostomie
UP	PSV + vordere Pylorektomie	PSV + Gastrojejunostomie
UPP	SGV + Antrektomie	
UV	Billroth I	

werden es wieder verändern, doch kann es bis dahin Chirurgen und Internisten als Basis zur wirksamen Zusammenarbeit in der Behandlung des Ulkuskranken dienen.

15.2 Intraoperative Vollständigkeitskontrolle

S. MARTINOLI

Die Einführung der PSV hat in den Augen des Internisten, der seinen Ulkuspatienten der chirurgischen Behandlung zuweist, zwei Verbesserungen gebracht: das Operationsrisiko ist gesunken, und die lästigen, therapieresistenten Folgekrankheiten sind verschwunden. Dafür ist gegenüber der Resektionszeit auch eine Verschlechterung eingetreten: jeder 10. Patient ist von seiner Ulkuskrankheit nicht geheilt und klagt über ein Rezidiv. Das Vorhandensein einer nachgewiesenermaßen wirksamen Qualitätskontrolle mit Verbesserungsmöglichkeit während der Operation wirft nun mehrere Fragen auf. Soll der Internist Ulkuspatienten nur dem Chirurg zuweisen, der einen intraoperativen Test durchführt, weil er weiß, daß dann die Wahrscheinlichkeit eines Rezidivs mit Beschwerden unter 5% liegt? Oder umgekehrt: Muß jeder Chirurg, insbesondere der gelegentliche Vago-

Tabelle 118. Vor- und Nachteile der pH-Metrie nach Grassi und des vagomotorischen Elektrotests

	pH-Metrie	VMET
Vorteile	— erlaubt die Lokalisation der innervierten sauren Areale	— der Magen muß nicht eröffnet werden
	— kann das Ausmaß der notwendigen Denervation am Antrum angeben; erlaubt ggf. eine präzise Antrektomie	— die Mukosa muß nicht gewaschen werden
		— man kann die Restinnervation des Antrums am Ende der Operation überprüfen
		— weist höhere Sensitivität auf
Nachteile	— Eröffnung des Magens: Infektionsrate höher	— kann die Antrumgrenze nicht angeben
	— benötigt Pentagastrininfusion: Aspirationsrisiko	— gibt keine Auskunft, wo die Vagotomie evtl. inkomplett ist
	— weist niedrigere Sensitivität auf	— überprüft nur den in den Elektroden enthaltenen Vagus (Rosati-Ast? Extravagale Innervation?)

Gemeinsam:

— 30–60 min Operationszeitverlängerung,

— spezielle Narkose ohne Anticholinergika

tomist, eine nicht ganz billige Kontrollapparatur anschaffen? Muß er außerdem die pathophysiologischen Grundlagen und Methodik des Tests erlernen?

Nachdem unsere Ergebnisse (vgl. Kap. 11) die Wirksamkeit des Elektrotests belegen, muß man als Chirurg eigentlich alle 3 Fragen bejahen. Als Ökonom möchte man aber die Wirtschaftlichkeit, d. h. das Kosten-Nutzen-Verhältnis der Testmethode, kennen und wissen, ob nicht andere, billigere Möglichkeiten der Resultatverbesserung existieren. Dazu ist folgendes zu bemerken:

Zum ersten gibt es Berechnungen von Sonnenberg u. Hefti [563, 564], daß ein Symptome auslösendes Rezidiv Kosten von pauschal rund 100 000 Franken (DM 120 000) verursacht. Nehmen wir an, daß der durchschnittliche Chirurg eines Schweizer Peripheriespitals (eines Krankenhauses der Regelversorgung in der BRD) pro Jahr etwa 10 Vagotomien durchführt, also ein „gelegentlicher Vagotomist" mit einer unserer Studie vergleichbaren Unvollständigkeitsrate ist. Führt er in 5 Jahren 50 proximal-selektive Vagotomien durch, dann muß er ohne Test mit etwa 5 symptomauslösenden Rezidiven rechnen, die wiederum Kosten von 500 000 Franken (DM 600 000) verursachen. Wendet er aber korrekt und konsequent den Elektrotest an, reduziert sich die Rezidivzahl auf 2, und der Kostenträger spart 300 000 Franken (DM 360 000). Im Vergleich dazu ist der Aufwand von rund 20 000 Franken (DM 24 000) für die Testapparatur gering und beträgt pro Vagotomie nur noch 400 Franken (DM 480), der Betrag von 1–2 Pflegetagen. Da demzufolge die Finanzierung der Ausrüstung durch den Kostenträger gerechtfertigt schiene, muß man sich sogar überlegen, ob die Amortisation der Anschaffung über einen Operationszuschlag nicht vertretbar wäre.

Zum zweiten gibt es mit Ausnahme des Zollinger-Ellison-Syndroms und − schon eher umstritten − der antralen G-Zellhyperplasie keine Möglichkeit, diejenigen unter den UD-Patienten präoperativ zu erkennen, welche mit einem hohen Rezidivrisiko belastet sind. Insbesondere bieten Sekretionsuntersuchungen diese Möglichkeit nicht (vgl. 10.6.4). Damit ist für den Chirurgen am Peripheriespital die intraoperative Qualitätskontrolle die vernünftigste Maßnahme, um bei der überwiegenden Mehrheit seiner Patienten das Rezidivrisiko zu senken.

Welchen Test soll man nun verwenden? Den pH-Test oder den vagomotorischen Elektrotest? Tabelle 118 faßt die Vor- und Nachteile beider Methoden zusammen, wobei wir aber nur dem pH-Test nach der Methode von Grassi (mit Gastrotomie) einen gewissen Einfluß auf die postoperative Sekretion zubilligen können [303]. Der Elektrotest bleibt aber die einzige Qualitätskontrolle, bei der eine Wirkung auf die Rezidivrate erwiesen ist. Gerade im Licht unserer Ergebnisse ist die Empfehlung von Alexander-Williams [12], daß sich der Operateur lediglich am Resultat des frühpostoperativen Insulintests messen soll, überholt. Angesichts der wirksamen modernen medikamentösen Ulkustherapie ist die Zahl von 10 PSV pro Jahr für den Chirurgen in der Peripherie durchaus realistisch, und es würde somit Jahre dauern, bis er sich auf die genannte Weise eine einwandfreie Operationstechnik erarbeiten könnte, zum Nachteil der inzwischen operierten Patienten. Der Patient − könnte er wählen − würde sicher die Vollständigkeitskontrolle wünschen. Der Chirurg sollte sich diese Tatsache bewußt machen und bemüht sein, mit der Anwendung eines Verfahrens, das ein geringes Risiko und das Ausbleiben von Folgeerscheinungen verspricht, das Hauptziel zu erreichen: die Betroffenen von ihrem Ulkusleiden zu befreien.

16 Zusammenfassung

C. Muller, S. Martinoli

Diese Arbeit faßt 9 Jahre Erfahrung mit der klinischen Anwendung der proximal-selektiven Vagotomie bei der gastroduodenalen Ulkuskrankheit zusammen. Als Material liegen dieser Übersicht folgende Untersuchungen zugrunde:

— die prospektive multizentrische (europäische) Studie über die PSV beim Gastroduodenalulkus,
— die prospektiven Studien am Basler Krankengut über die Anwendung der PSV beim Ulcus ventriculi, beim perforierten und blutenden Gastroduodenalulkus sowie über den Einfluß der PSV auf den unteren Ösophagussphinkter und den Metabolismus.

Besondere Merkmale der multizentrischen Studie sind die grundsätzliche Anwendung der intraoperativen Vollständigkeitskontrolle (vagomotorischer Elektrotest und pH-Test), die einheitlichen jährlichen Nachkontrollen bis zu einer Beobachtungszeit von 5 Jahren und die Durchführung einer endoskopischen Nachuntersuchung auch bei Beschwerdefreiheit. Diese Merkmale unterscheiden diese Untersuchung von allen bisher bekannt gewordenen prospektiven chirurgischen Studien über die chirurgische Behandlung des peptischen Ulkus.

Insgesamt wurden 717 Patienten operiert, 524 wegen Ulcus duodeni, 58 wegen pylorischem Ulkus, 36 wegen präpylorischem Ulkus, 71 wegen Ulcus ventriculi (Typ I) und 28 wegen kombinierten Geschwüren. Die Nachkontrollrate betrug 86%, und bei drei Vierteln dieser Patienten wurde der Verlauf durch eine Endoskopie (oder in einem kleinen Teil der Fälle durch eine Magendarmpassage) objektiviert.

Die detaillierte Auswertung führte zu folgenden Ergebnissen:

1. Die elektive PSV ohne Drainage geht mit einem minimalen Operationsrisiko (Letalität 0,14%) und wenigen spezifischen Komplikationen einher.
2. Die 5jährige Beobachtungsdauer zeigt, daß die PSV ohne Drainage mit Ausnahme des Rezidivs praktisch keine wesentlichen funktionellen Folgekrankheiten verursacht. Dumping und Durchfälle treten in unter 2% der Fälle auf und sind nie ausgeprägt. Wegen Entleerungsstörungen mußten nur 1,1% der Patienten reoperiert werden.

3. Nur 40% der Rezidive sind symptomatisch (klinische Rezidivrate), während 60% klinisch stumme Rezidive erst durch die routinemäßige Endoskopie entdeckt wurden (totale Rezidivrate).
4. Die Wirksamkeit der PSV ohne Drainage beim UD ist ausgezeichnet, die klinische Fünfjahresrezidivrate kommt mit 5,6% derjenigen nach Resektionsbehandlung nahe. Die totale Rezidivrate nach 5 Jahren beträgt 13,9%.

   Die PSV mit Ulkusexzision ergibt beim UV Typ I ohne Veränderung des Magenausgangs gute Resultate (klinische Rezidivrate 7,9%, totale Rezidivrate 17,5%).

   Beim UP und UPP ist die PSV ohne Drainage ungenügend wirksam (klinische Rezidivrate 9,2 bzw. 15,9%, totale Rezidivrate 24,3 bzw. 28,5%).
5. Die Prognose des Rezidivgeschwürs nach PSV ist gut, der Verlauf mit etwa 7% akuten Komplikationen gutartig. Nur 19% der Rückfälle wurden reoperiert, d. h. die Reoperationsrate beträgt um 2%. Kein Patient verstarb an den Folgen eines Rezidivgeschwürs.
6. Die basale und pentagastrinstimulierte Sekretion wird bei allen Ulkustypen um rund 50% reduziert, und die Sekretionsreduktion bleibt über 5 Jahre stabil. Die instulinstimulierte Sekretion bleibt zwischen 1 und 5 Jahren postoperativ stabil.

   Präoperative Sekretionsparameter sind ohne prognostische Aussagekraft, postoperativ korrelieren nur der BAO nach 1 Jahr und der PAO_I nach 5 Jahren mit dem Rezidivrisiko.
7. Der vagomotorische Elektrotest ist dem (modifizierten) pH-Test an Zuverlässigkeit und Wirksamkeit überlegen. Intraoperativ deckt er in 46% eine trotz größter technischer Sorgfalt unvollständige Vagotomie auf. Korrekt durchgeführt und interpretiert senkt er die Rezidivrate und den PAO_I 1 und 5 Jahre nach Operation signifikant.
8. Bei den Ulkuskomplikationen beträgt die Letalität der PSV als Notfalloperation bei der akuten Blutung 5% und bei der Perforation 8%.

Aus diesen Ergebnissen können wir folgende Schlußfolgerungen ziehen:

1. Die angewandte Standardtechnik der PSV hat sich bewährt und kann beibehalten werden. Insbesondere ist eine refluxverhütende Maßnahme an der Kardia unnötig.
2. Die PSV ohne Drainage ist das chirurgische Verfahren der Wahl beim UD und, mit Ulkusexzision, beim UV Typ I ohne Veränderung des Magenausgangs.

   Eine Drainageoperation senkt die Rezidivrate nicht, erhöht aber die Morbidität und ist deshalb als grundsätzliche Ergänzung der PSV abzulehnen.
3. Beim UP und UPP ist die PSV ohne Drainage nicht zu empfehlen. Es bestehen starke Hinweise, daß die PSV mit Drainage (partielle Pylorektomie) beim UP und die SGV mit Antrektomie beim UPP die Ergebnisse wesentlich verbessern können.

4. Das Rezidivgeschwür nach PSV wird nur in 40% der Fälle klinisch manifest. Eine abwartende Haltung und ein konservativer Therapieversuch sind fast immer indiziert.
5. Die Sekretion 1 Jahr nach PSV ist für das Langzeitergebnis repräsentativ, weitere Sekretionsuntersuchungen sind (außer beim Rezidiv) nicht notwendig.
6. Die Vollständigkeit der Vagotomie ist bei allen Ulkustypen wesentlich. Die Durchführung einer intraoperativen Vollständigkeitskontrolle (vagomotorischer Elektrotest) kann das langfristige klinische und sekretorische Ergebnis verbessern und ist deshalb als fester Bestandteil der Vagotomietechnik zu fordern.
7. Die PSV eignet sich, entsprechende Erfahrung des Operateurs vorausgesetzt, als Notfalloperation zur Behandlung der akuten Ulkuskomplikationen.
8. Für eine „Ulkuschirurgie nach Maß" aufgrund präoperativer Sekretionsparameter bestehen keine gesicherten Grundlagen. Hingegen ist die Differenzierung der Verfahrenswahl nach dem Ulkustyp notwendig. Besonders die Geschwüre im Bereiche des Magenausgangs (UP und UPP) scheinen sich pathogenetisch und therapeutisch vom UD deutlich zu unterscheiden.
9. Aufgrund ihres minimalen Risikos und der praktisch fehlenden Nebenwirkungen ist die PSV ohne Drainage (beim UD und der Mehrheit der UV) derzeit die beste chirurgische Alternative zu einer langfristigen konservativen Ulkusbehandlung.

Ganz besonders sind die Wertigkeit des Elektrotests, die Entdeckung des asymptomatischen Rezidivs, der Verlauf der Rezidivgeschwüre nach PSV und das unterschiedliche Ansprechen der verschiedenen Ulkustypen auf die PSV aus diesen Untersuchungen hervorgegangene, bisher unbekannte Befunde, welche der chirurgischen Ulkusbehandlung neue Impulse vermitteln können.

Literatur

1. Aadland E, Berstad A, Semb LS, Bjerke K (1978) Effect of cimetidine on pentagastrin-stimulated gastric secretion before and after proximal gastric vagotomy for duodenal ulcer. Scand J Gastroenterol 13:679–684
2. Aase S, Roland M (1977) Light and electron microscopical studies of parietal cells before and one year after proximal gastric vagotomy in duodenal ulcer patients. Scand J Gastroenterol 12:417–420
3. Abrahamsson H (1973) Studies on inhibitory nervous control of gastric motility. Acta Physiol Scand [Suppl] 390:1–38
4. Adami HO, Enander LK, Rydberg B (1977) Clinical results and recurrences 1–4 years after parietal cell vagotomy in duodenal ulcer patients. Acta Chir Scand 143:457–462
5. Adami HO, Enander LK, Ingvar C, Rydberg B (1980) Clinical results of 229 patients with duodenal ulcer of 1–6 years after highly selective vagotomy. Br J Surg 67:29–32
6. Aeberhard P (1982) Results of proximal gastric vagotomy with pyloroplasty versus proximal gastric vagotomy alone. In: Baron JH, Alexander-Williams J, Allgöwer M, Muller C, Spencer J (eds) Vagotomy in modern surgical practice. Proceedings of the Symposium "Verdict on Vagotomy", Basel, 1981. Butterworths, London, pp 150–154
7. Aeberhard P, Walter M (1978) Results of a controlled randomized trial of proximal gastric vagotomy with and without pyloroplasty. Br J Surg 65:634–636
8. Ahonen J, Hoepfner-Hallikainen D, Inberg M, Scheinin TM (1979) The value of corpus-antrum border determination in highly selective vagotomy. Br J Surg 66:35–38
9. Alexander-Williams J (1964) Effect of upper gastro-intestinal surgery on blood formation and bone metabolism. Br J Surg 51:125–135
10. Alexander-Williams J (1973) Pathogenesis and treatment of bile vomiting and dumping. In: Cox AG, Alexander-Williams J (eds) Vagotomy on trial. Heinemann, London, pp 37–50
11. Alexander-Williams J (1973) Vagotomy in emergency surgery. In: Cox AG, Alexander-Williams J (eds) Vagotomy on trial. Heinemann, London, pp 135–154
12. Alexander-Williams J (1974) How to be an adaequate vagotomist. Surgery 75:308–311
13. Alexander-Williams J (1974) Some sequelae of gastric operations including the dumping syndrome and metabolic disorders. In: Maingot R (ed) Abdominal operations. Appleton-Century-Grafts, New York, pp 491–516
14. Alexander-Williams J, Hoare AM (1979) The Stomach: Part II, partial gastric resection. Clin Gastroenterol 8:321–353
15. Alexander-Williams J, Woodward DAK (1967) The effect of subdiaphragmatic vagotomy on the function of the gastroesophageal sphincter. Surg Clin North Am 47:1341–1344
17. Allan JG, Gerskowitch VP, Russell RI (1973) A study of the role of bile acids in the pathogenesis of postvagotomy diarrhoea. Gut 14:423–424
18. Allgöwer M (1974) Vagotomie in der Behandlung des blutenden Gastroduodenalulkus. Langenbecks Arch Chir 337:527–532
19. Allgöwer M, Perren SM (1970) Comment concerning intraoperative electro-test for completeness of vagotomy. Prog Surg 8:69–73

20. Allgöwer M, Schultheiss HR, Meine J, Perren S (1969) Intraoperative Prüfung der Mageninnervation. MMW 111:767–769
21. Amdrup E (1969) Surgical treatment of peptic ulcer in department I, Municipal Hospital, Cophenhagen: Present principles and recent results. Acta Chir Scand [Suppl] 396:70–71
22. Amdrup E, Jensen HE (1970) Selective vagotomy of the parietal cell mass preserving innervation of the undrained antrum. Gastroenterology 59:522–527
23. Amdrup E, Andreassen JC, Bach-Nielsen P (1969) Results of partial gastrectomy for peptic ulcer. Acta Chir Scand [Suppl] 396:18–28
24. Amdrup E, Nielsen J, Jensen HE (1970) Treatment of benign gastric ulcer by segmental gastric resection with and without pyloroplasty. Surgery 68:759–765
25. Amdrup E, Andersen D, Jensen HE (1977) Parietal cell (highly selective or proximal gastric) vagotomy for peptic ulcer disease. World J Surg 1:19–27
26. Amdrup E, Andersen D, Høstrup H (1978) The Aarhus County Vagotomy Trial. I. An interim report on primary results and incidences of sequelae following parietal cell vagotomy and selective gastric vagotomy in 748 patients. World J Surg 2:85–90
27. Amdrup E, Brandsborg M, Brandsborg O, Løorgreen NA (1979) Interrelationship between serum gastrin concentration, gastric acid secretion and gastric emptying rate in recurrent peptic ulcer. World J Surg 3:235–240
28. Amery AH (1982) Postvagotomy diarrhoea and dumping. In: Baron JH, Alexander-Williams J, Allgöwer M, Muller C, Spencer J (eds) Vagotomy in modern surgical practice. Proceedings of the Symposium "Verdict on Vagotomy", Basel, 1981. Butterworths, London, pp 265–267
29. Amery AH (1982) Selective and proximal gastric vagotomy for gastric ulcer. In: Baron JH, Alexander-Williams J, Allgöwer M, Muller C, Spencer J (eds) Vagotomy in modern surgical practice. Proceedings of the Symposium "Verdict on Vagotomy", Basel, 1981. Butterworths, London, pp 201–205
30. Amery AH, Cox P, Burge H (1974) Vagotomy for benign lesser curve gastric ulcer (1962–1972). Chir Gastroenterol 8:11–17
31. Andersen D, Høstrup H, Amdrup E (1978) The Aarhus County vagotomy trial. II. An interim report on reduction in acid secretion and ulcer recurrence rate following parietal cell vagotomy and selective gastric vagotomy. World J Surg 2:91–100
32. Andersen D, Amdrup E, Høstrup H, Sørensen FH (1982) The Aarhus County Vagotomy Trial: Trends in the problem of recurrent ulcer after parietal cell vagotomy and selective gastric vagotomy with drainage. World J Surg 6:86–92
33. Andersen D, Amdrup E, Høstrup H, Hanberg-Sørensen F (1982) Proximal gastric vagotomy: The pyloric ulcer problem. In: Baron JH, Alexander-Williams J, Allgöwer M, Muller C, Spencer J (eds) Vagotomy in modern surgical practice. Proceedings of the Symposium "Verdict on Vagotomy", Basel, 1981. Butterworths, London, pp 186–188
34. Angorn IB, Dimopoulos G, Hegarty MM, Moshal MG (1977) The effect of vagotomy on the lower esophageal sphincter. A manometric study. Br J Surg 64:466–469
35. Aoki T, Kushida M, Akimoto H, et al. (1981) Pathophysiology of hypersecretion in duodenal ulcer disease: indications for proximal gastric vagotomy (PGV). In: Baron JH, Alexander-Williams J, Allgöwer H, Muller C, Spencer J (eds) Vagotomy in modern surgical practice. Proceedings of the Symposium "Verdict on Vagotomy", Basel, 1981. Butterworths, London, pp 29–30
36. Arnold R (1978) Epidemiologie und Genetik der Ulcuskrankheit. In: Blum AL, Siewert JR (Hrsg) Ulcus-Therapie. Springer, Berlin Heidelberg New York, S 3–11 (Interdisziplinäre Gastroenterologie)
37. Arnold R (1982) Gastrointestinale Blutung: Ulcus ventriculi et duodeni. Konservative Therapie und Rezidivprophylaxe. In: Siewert JR, Blum AL, Farthmann EH, Lankisch PG (Hrsg) Notfalltherapie. Springer, Berlin Heidelberg New York, S 189–204
38. Aukee S, Krohn K (1972) Occurrence and progression of gastritis in patients operated on for peptic ulcer. Scand J Gastroenterol 7:541–546
39. Avery-Jones F (1956) Hematemesis and melaena. With special reference to causation and to the factors influencing the mortality from bleeding peptic ulcers. Gastroenterology 30:166–189

40. Bachrach WH (1962) Laboratory criteria for the completeness of vagotomy. Am J Dig Dis 7:1071–1085
41. Bachrach WH, Bachrach LB (1967) Reevaluation of the Hollander test. Ann NY Acad Sci 140:915–923
42. Baekgaard N, Lawaetz O, Ejby Poulsen P (1979) Simple closure or definitive surgery for perforated duodenal ulcer. Scand J Gastroenterol 15:17–20
43. Ballinger WF, Padula RT, Camishion RC (1965) Mesenteric blood flow following total and selective vagotomy. Surgery 57:409–413
44. Bank S, Marks IN, Louw JH (1967) Histamine- and insulin-stimulated gastric acid secretion after selective and truncal vagotomy. Gut 8:36–41
45. Barlow TE, Bentley FH, Walder DN (1951) Arteries, veins and arteriovenous anastomoses in human stomach. Surg Gynecol Obstet 93:657–671
46. Baron JH (1963) An assessment of the augmented histamine test in the diagnosis of peptic ulcer. Gut 4:243–253
47. Baron JH (1970) The clinical use of gastric function test. Scand J Gastroenterol [Suppl 6] 5:9–46
48. Baron JH (1973) The rationale of the different operations for peptic ulcer. In: Cox A, Alexander-Williams J (eds) Vagotomy on trial. Heinemann, London, pp 7–35
49. Baron JH, Spencer J (1976) Facts and heresies about vagotomy. Surg Clin North Am 56:1297–1312
50. Bauer H (1978) Das postoperative Rezidivulkus. In: Häring R (Hrsg) Das komplizierte gastroduodenale Ulkus. Thieme, Stuttgart, S 203–210
51. Bauer H (1978) Therapeutisches Prinzip: Vagotomie. In: Blum AL, Siewert JR (Hrsg) Ulcustherapie. Springer, Berlin Heidelberg New York, S 159–184 (Interdisziplinäre Gastroenterologie)
52. Bauer H, Brückner W, Welsch KH, Holle F (1976) Die nicht-resezierende Chirurgie des Gastro-Duodenal-Ulcus. III. Klinische Resultate. MMW 118:785–792
53. Becker H, Vinten-Johansen J, Buckberg GD (1981) Stimulierbarkeit der Splanchnikusdurchblutung nach säureblockierenden Verfahren – eine Studie am wachen Hund. Langenbecks Arch Chir [Suppl Chir Forum] S 127–130
54. Becker HD (1977) Indikation zur Resektion in der Behandlung des Ulcus ventriculi. In: Becker HD, Peiper HJ (Hrsg) Ulcus ventriculi. Thieme, Stuttgart, S 46–53
55. Becker HD, Caspary WF (1980) Postgastrectomy and postvagotomy syndromes. Springer, Berlin Heidelberg New York
55a. Becker HD, Lehmann L, Löhlein D, Schumpelick V, Troidl H (1982) Selektiv-proximale Vagotomie mit Ulcusexzision oder Billroth-I-Resektion beim chronischen Ulcus ventriculi. Chirurg 53:773–777
56. Begemann F, Bandomer G, Schumpelick V (1979) Biochemische Refluxanalyse am vagotomierten Magen. In: Begemann F, Schumpelick V, Garbrecht A (Hrsg) Refluxkrankheit des Magens. Enke, Stuttgart, S 115–120
57. Beger HG, Meves M (1977) Die Magenentleerung bei Patienten mit Ulcus ventriculi und atrophischer Gastritis. In: Becker HD, Peiper HJ (Hrsg) Ulcus ventriculi. Thieme, Stuttgart, S 10–14
58. Bell PRF, Battersby C (1968) Effect of vagotomy on gastric mucosal blood flow. Gastroenterology 54:1032–1037
59. Beichtold W (1981) Klinische Studien: Berechnen und Vergleichen von Überlebenskurven. Schweiz Med Wochenschr 111:128–133
60. Berndt V, Konrad RM, Biermann B, Grabensee B (1970) Katamnestische Beurteilung der Übernähung perforierter Magen- und Zwölffingerdarmgeschwüre. Chirurg 41:549–553
61. Bircher E (1931) Die Behandlung gastrischer Affektionen durch Eingriffe am N. vagus und sympathicus. Arch Klin Chir 167:463–481
62. Blackett RL, Johnston D (1981) Recurrent ulceration after highly selective vagotomy for duodenal ulcer. Br J Surg 68:705–710
63. Blair EL, Harger AA, Kidd C, Scratcherd T (1959) Post-activation potentiation of gastric and intestinal contractions in response to stimulation of the vagus nerves. J Physiol (Lond) 148:437–449

64. Blum AL, Siewert JR (Hrsg) (1978) Ulcustherapie. Springer, Berlin Heidelberg New York (Interdisziplinäre Gastroenterologie)
65. Blum AL, Frey M (1982) Medical treatment of recurrent ulcer. In: Baron JH, Alexander-Williams J, Allgöwer M, Muller C, Spencer J (eds) Vagotomy in modern surgical practice. Proceedings of the Symposium "Verdict on Vagotomy", Basel, 1981. Butterworths, London, pp 320–325
66. Boles RS, Cassidy WJ, Jordan SM (1957) Medical versus surgical management for the complication of hemorrhage in duodenal ulcer. Gastroenterology 32:52–59
67. Bonnevie O (1975) The incidence of gastric ulcer in Copenhagen County. Scand J Gastroenterol 10:231–239
68. Bonnevie O (1975) The incidence of duodenal ulcer in Copenhagen County. Scand J Gastroenterol 10:385–393
69. Bonnevie O (1977) Causes of death in duodenal and gastric ulcer. Gastroenterology 73:1000–1004
70. Bonnevie O (1978) Survival in peptic ulcer. Gastroenterology 75:1055–1060
71. Boulos PB, Harris J, Wyllie JH, Clark CG (1971) Conservative surgery in 100 patients with bleeding peptic ulcer. Br J Surg 58:817–819
72. Boulos PB, Faber RG, Whitfield PF, Hobsley M (1980) Relationship between histamine and insulin-stimulated secretion. Gut 21:A930
73. Braasch JW, Chandhuri DP, Gregg JA, Max E (1973) Results of gastric resection for gastric ulcer in 205 patients. Lahey Clin Found Bull 22:1–4
74. Braasch JW, Sale LE, Ellis FH Jr, Crozier RE (1980) Parietal cell vagotomy: Its effect on lower esophageal sphincter function. Arch Surg 115:699–701
75. Brizzi E, Serantoni C, Ciani PA, Orlandini A, Pernice L (1973) The distribution of the vagus nerves in the stomach. Chir Gastroenterol 7:17–34
76. Brizzi E, Serantoni C, Ciani PA, Fulignati A, Marinelli R (1974) Il nervo gastroepiploico destro nell'uomo. Chir Gastroenterol 8:3–16
77. Brizzi E, Serantoni C, Ciani PA, Marinelli R, Fulignati A (1974) Studio sulla delimitazione prossimale dell'antro gastrico. Chir Gastroenterol 8:137–152
78. Brodie B (1814) Experiments and observations on the influence of the nerves of the eighth pair and the secretion of the stomach. Philos Trans Soc, London, Part I:102
79. Brooks FP, Carr DH (1975) Gastric acid and motor responses to electrical stimulation of afferent and efferent fibres in the cat's vagus. J Physiol (Lond) 250:17P–18P
80. Brooks JB, Eraklis AJ (1965) Factors affecting mortality from peptic ulcer. N Engl J Med 271:803–809
81. Broomé A (1967) Mechanism of the vagotomy induced suppression of the maximal acid response to histamine in antrectomised duodenal ulcer patients. Scand J Gastroenterol 2:275–282
82. Broomé A, Bergstrom H (1966) Selective surgery for duodenal ulcer based on preoperative acid production. Acta Chir Scand 132:170–179
83. Broomé A, Bergstrom H, Olbe L (1967) Maximal acid response to histamine in duodenal ulcer patients subjected to resection of the antrum and duodenal bulb followed by vagotomy. Gastroenterology 52:952–958
84. Buchmann P, Rehli W, Ruckert R, Blum A, Largiadèr F (1978) Nebenwirkungen der PSV auf den Oesophagus. II. Experimentelle Untersuchungen der Wirkung auf die Oesophagusmotilität und den unteren Oesophagussphincter. Res Exp Med (Berl) 174:47–55
85. Buckler KG (1967) Effects of gastric surgery upon gastric emptying in cases of peptic ulceration. Gut 8:137–147
86. Burdette WJ, Rasmussen B (1968) Perforated peptic ulcer. Surgery 63:576–585
87. Burge H (1976) Selektive proximale Vagotomie ohne Drainage. In: Burge H, Farthmann EH, Grassi G, Hedenstedt SB, Hollender LF, Schreiber HW, Tanner MC (Hrsg) Vagotomie. Thieme, Stuttgart, S 92–100
88. Burge H, Vane JR (1958) Method of testing for complete nerve section during vagotomy. Br Med J I:615–618
89. Burge HW, Rizk AR, Tompkin AM, et al. (1961) Selective vagotomy in the prevention of postvagotomy diarrhoea. Lancet II:897–899

90. Bushkin FL, Woodward ER (1976) Postgastrectomy syndromes. Saunders, Philadelphia London Toronto
91. Byrne JJ, Guardione VA, Williams LF (1970) Massive gastroduodenal hemorrhage. Am J Surg 120:312–316
92. Cade D, Allan D (1979) Long term follow-up of patients with gastric ulcers treated by vagotomy, pyloroplasty and ulcerectomy. Br J Surg 66:46–47
93. Capper WM (1967) Factors in the pathogenesis of gastric ulcer. Ann R Coll Surg Engl 40:21–35
94. Capper WM, Laidlaw C, Buckler K, Richards D (1962) The pH-fields of the gastric mucosa. Lancet II:1200
95. Capper WM, Butler TJ, Buckler KG, Hallet CP (1966) Variation in size of the gastric antrum: Measurement of alkaline area associated with ulceration and pyloric stenosis. Ann Surg 163:281–285
96. Carruthers RK, Giles GR, Clarke CG, Goligher JC (1967) Conservative surgery for bleeding ulcer. Br Med J I:80–82
97. Casella MC, Ruggeri M, Batori M, Crisci R, Paolini A (1977) Functional changes in the esophagus and action of pentagastrin on the competence of the lower esophageal sphincter after esophageal vagotomy. Minerva Chir 32/4:157–170
98. Cerda J, Bushkin F (1976) Postvagotomy diarrhoea. In: Bushkin F, Woodward E (eds) Postgastrectomy syndromes. Saunders, Philadelphia London Toronto, pp 114–118
99. Chinn AB, Litell AS, Badger GF, Beams AJ (1956) Acute hemorrhage from peptic ulcer, a follow-up study of 310 patients. N Engl J Med 255:973–978
100. Christiansen P, Amdrup E, Fenger C, Jensen HE, Lindskov J, Nielsen J, Damgaard Nielsen SA (1973) Gastric ulcer: III. Non-surgical treatment. Acta Chir Scand 139:466–469
101. Clark CG (1964) Recovery of gastric function after incomplete vagotomy. Br J Surg 51:539–542
102. Clark CG (1973) Nutritional and metabolic complications of partial gastrectomy. In: Cox AG, Alexander-Williams J (eds) Vagotomy on trial. Heinemann, London, pp 53–65
103. Clark CG (1973) Vagotomy for gastric ulcer. In: Cox AG, Alexander-Williams J (eds) Vagotomy on trial. Heinemann, London, pp 121–132
104. Clarke RJ, Alexander-Williams J (1973) The effect of preserving antral innervation and of a pyloroplasty on gastric emptying after vagotomy in man. Gut 14:300–307
105. Clarke RJ, Lewis DL, Alexander-Williams J (1972) Vagotomy and pyloroplasty for gastric ulcer. Br Med J II:369–371
106. Clarke RJ, Allan RN, Alexander-Williams J (1972) The effect of retaining antral innervation on the reductions of gastric acid and pepsin secretion after vagotomy. Gut 13:894–899
107. Clarke SD, Penry JB, Ward P (1965) Oesophageal reflux after abdominal vagotomy. Lancet II:824–826
108. Clave RA, Gaspar MR (1969) Incidence of gallbladder disease after vagotomy. Am J Surg 118:169–174
109. Clémençon GH (1980) Die konservative Therapie des peptischen Ulkus. Schweiz Med Wochenschr 110:1474–1482
110. Clémençon G, Baumgartner R, Leuthold E, Miller G, Neiger A (1976) Das Karzinom des operierten Magens. Dtsch Med Wochenschr 101:1115–1119
111. Cocking JB, Grech P (1973) Pyloric reflux and the healing of gastric ulcers. Gut 14:555–557
112. Cocks JR, Desmond AM, Swynnerton BF, Tanner NC (1972) Partial gastrectomy for haemorrhage. Gut 13:331–340
113. Coe JD, McLaughlin CW Jr, Walker E (1964) Recurrent gastrointestinal bleeding after definitive gastric surgery. Arch Surg 88:888–891
115. Coggon D, Lambert P, Langman MJS (1981) 20 years of hospital admissions for peptic ulcer in England and Wales. Lancet I:1302–1304
116. Cohen MM (1971) Treatment and mortality of perforated peptic ulcer: A survey of 852 cases. Can Med Assoc J 105:263–269

117. Cole RE (1972) An intraoperative test for the completeness of vagotomy. Am J Surg 123:543–544
118. Condon JR, Sileman MI, Fan YS, McKeown M (1973) Colestyramine and diabetic and postvagotomy diarrhoea. Br M J 4:423–424
119. Cooke AR (1975) Control of gastric emptying and motility. Gastroenterology 68:804–816
120. Cooke AR, Kottemann WJ (1973) Antral and duodenal motor activity and gastric emptying with secretin and pentagastrin. In: Daniel EE (ed) Proc 4th Int Symp Gastrointest Motility. Mitchell Press, Vancouver, pp 537–545
121. Correa P, Sasamo N, Stemmermann GN (1973) Pathology of gastric carcinoma in Japanese populations: Comparison between Miyagi Prefecture, Japan, and Hawaii. J Natl Cancer Inst 51:1449–1456
122. Cowley DJ, Spencer J, Baron JH (1973) Acid secretion in relation to recurrence of duodenal ulcer after vagotomy and drainage. Br J Surg 60:517–522
123. Crispin JS, McIven DK, Lind JF (1967) Manometric study of the effect of vagotomy on the gastroesophageal sphincter. Can J Surg 10:299–303
124. Crook JN, Gray LW Jr, Nance FC, Cohn I Jr (1972) Upper gastrointestinal bleeding. Ann Surg 175:771–782
125. Csendes A, Larach J, Godoy M (1978) Incidence of gallstones development after selective hepatic vagotomy. Acta Chir Scand 144:289–291
126. Csendes A, Oster M, Brandsborg O, et al. (1979) The effect of vagotomy on human gastroesophageal sphincter pressure in the resting state and following increases in intra-abdominal pressure. Surgery 85:419–424
127. Cuilleret J, Etaix JP, Pieg P, Barthélémy C, Colas M, Fraisse H (1977) Ulcérations gastriques précoces après vagotomie hypersélective pour ulcère duodenal. Nouv Presse Med 6:1843–1845
127a. Daniel EE (1969) Digestion: Motor function. Ann Rev Physiol 31:203–226
128. Darle N, Haglund U, Larsson I, Medgard A, Olbe L (1980) Management of massive gastroduodenal haemorrhage. Acta Chir Scand 146:277–282
129. Davenport HW, Warner HA, Code CF (1964) Functional significance of gastric mucosal barrier to sodium. Gastroenterology 47:142–152
130. Davis Z, Verheyden CN, van Heerden JA, Judd ES (1977) The surgically treated chronic gastric ulcer: An extended follow-up. Ann Surg 185:205–209
131. Dawson AB, Ivy AC (1925) Contribution to the physiology of gastric secretion: VII. The excretion of dyes by the gastric mucosa. Am J Physiol 73:304–311
132. Dean ACB, Edwards HC, Munro AI (1966) Late results of antrectomy and vagotomy. Gut 7:677–679
133. DeBakey M (1940) Acute perforated gastroduodenal ulceration. Surgery 8:852–884
134. Delaney JP (1967) Chronic alterations in gastrointestinal blood flow induced by vagotomy. Surgery 62:155–158
135. Delaney P (1978) Peroperative grading of pyloric stenosis: A long term clinical and radiological follow-up of patients with severe pyloric stenosis treated by highly selective vagotomy and dilatation of the stricture. Br J Surg 65:157–160
136. Delaney JP, Cheng GWB, Butter BA, Ritchie WP Jr (1970) Gastric ulcer and regurgitation gastritis. Gut 11:715–719
137. Delzanno P-F (1977) Les complications ischémiques de la vagotomie hypersélective. Thèse, Université Claude-Bernard, Lyon
138. De Miguel J (1974) Late results of bilateral selective vagotomy and pyloroplasty for duodenal ulcer: 5–9 year follow-up. Br J Surg 61:264–269
139. De Miguel J (1975) Recurrence of gastric ulcer after selective vagotomy and pyloroplasty for chronic uncomplicated gastric ulcer: 5–10 year follow-up. Br J Surg 62:875–878
140. De Miguel J (1977) Gastric ulceration after vagotomy for duodenal ulcer. Br J Surg 64:39–41
141. De Miguel J (1982) Late results of proximal gastric vagotomy without drainage for duodenal ulcer: 5–9 year follow-up. Br J Surg 69:7–10
142. De Miguel J (1982) Selective gastric vagotomy and drainage, and highly selective (proximal gastric) vagotomy for duodenal ulcer. Comparative long term results. In: Baron JH,

Alexander-Williams J, Allgöwer M, Muller C, Spencer J (eds) Vagotomy in modern surgical practice. Proceedings of the Symposium "Verdict on Vagotomy", Basel, 1981. Butterworths, London, pp 155–158

142a. DeVries BC, Muller H, Cooke M, Rogston J, Spencer J, Dorricott N, Alexander-Williams J (1977) Antrectomy-vagotomy versus highly selective vagotomy. Chir Gastroenterol 11:167–171

143. Dignan AP (1970) A laboratory appraisal of the effects of truncal and selective vagotomy. Br J Surg 57:249–254

144. Dinbar A, Avigard I, Shafir DB (1980) Long term results of subtotal gastrectomy for duodenal ulcer. World J Surg 4:625–633

145. Dittrichs H (1968) Die akute Perforation des Magens und Duodenums. Chirurg 39:495–498

146. Domellöf L, Eriksson S, Helander HF, Janunger KG (1977) Liquid islands in the gastric mucosa after resection for benign ulcer disease. Gastroenterology 72:14–18

147. Domellöf L, Eriksson S, Janunger KG (1977) Carcinoma and possible precancerous changes of the gastric stump after Billroth II resection. Gastronenterology 73:462–468

148. Domellöf L, Reddy SB, Weisburger JH (1980) Microflora and deconjugation of bile acids in alcaline reflux after partial gastrectomy. Am J Surg 140:291–295

149. Donaldson GA, Jarrett F (1970) Perforated gastroduodenal ulcer at the Massachusetts General Hospital from 1952–1970. Am J Surg 120:306–311

150. Donaldson RM Jr, Handy J, Papper S (1958) Five year follow-up study of patients with bleeding duodenal ulcer with and without surgery. N Engl J Med 259:201–207

151. Donovan AJ, Vinson TL, Maulsby GO, Gewin JR (1979) Selective treatment of duodenal ulcer with perforation. Ann Surg 189:627–634

152. Donovan IA, Griffen DW, Harding LK, Alexander-Williams J (1974) Paradoxical gastric emptying after gastric surgery in man. Br J Surg 61:916–917

153. Donovan WE, Myers B (1979) Improved methodology for the Grassi-test for intraoperative determination of completeness of vagotomy. Ann Surg 45:780–782

154. Dorricott NJ, McNeish AR, Alexander-Williams J (eds) (1978) Prospective randomized multicentre trial of proximal gastric vagotomy for truncal vagotomy and antrectomy for chronic duodenal ulcer. Br J Surg 65:152–154

155. Dorton HE (1966) Vagotomy, pyloroplasty, and suture for bleeding gastric ulcer. Surg Gynecol Obstet 122:1015–1020

156. Dozois RR, Kelly KA (1976) Gastric secretion and motility in duodenal ulcer: Effect of current vagotomies. Surg Clin North Am 56:1267–1276

157. Dragstedt LR (1945) Vagotomy for gastroduodenal ulcer. Ann Surg 122:973–989

158. Dragstedt LR (1953) Is gastric ulcer due to hyperfunction or dysfunction of the gastric antrum? Surg Gynecol Obstet 97:517–519

159. Dragstedt LR, Owens FM (1943) Supradiaphragmatic section of the vagus nerves in the treatment of duodenal ulcer. Proc Soc Exp Biol Med 53:152–154

160. Dragstedt LR, Harper PV, Tovee EB, Woodward ER (1947) Section of the vagus nerves to the stomach in the treatment of peptic ulcer. Complications and end results after 4 years. Ann Surg 126:687–699

161. Dragstedt LR, Woodward ER, Linares CA, de la Rosa C (1964) The pathogenesis of gastric ulcer. Ann Surg 160:497–511

162. Dragstedt LR, Doyle RE, Woodward ER (1969) Gastric ulcers following vagotomy in swine. Ann Surg 170:785–792

163. DuPlessis DJ (1965) Pathogenesis of gastric ulceration. Lancet I:974–987

164. DuPlessis DJ (1975) The aetiology of gastric and duodenal ulceration. In: Smith R (ed) Surgical forum—Gastric surgery. Butterworths, London, pp 1–32

165. Duthie HL, Bransom CJ (1979) Highly selective vagotomy with excision of the ulcer compared with gastrectomy for gastric ulcer in a randomized trial. Br J Surg 66:43–45

166. Duthie HL, Kwong NK (1973) Vagotomy or gastrectomy for gastric ulcer. Br Med J 4:79–81

167. Duthie HL, Moore KTH, Bardsley D, Clark RG (1970) Surgical treatment of gastric ulcers. Br J Surg 57:784–787

168. Editorial (1979) Sex differences in duodenal ulcer. Br Med J I:641–642

169. Edkins JS (1906) The chemical mechanism of gastric secretion. J Physiol 34:133–144
170. Edwards JP, Lyndon PJ, Smith RB, Johnston D (1974) Faecal fat excretion after truncal, selective and highly selective vagotomy for duodenal ulcer. Gut 15:521–525
171. Ehrlein HJ (1975) Gastric motility and emptying in rabbits. In: Vantrappen G (ed) Proc 5th Int Symp Gastrointest Motility. Typoff Press, Herentals, pp 284–289
172. Elder JB, Koffmann CG (1982) Parietal and G-cell sensitivity. In: Baron JH, Alexander-Williams J, Allgöwer M, Muller C, Spencer J (eds) Vagotomy in modern surgical practice. Proceedings of the Symposium "Verdict on Vagotomy", Basel, 1981. Butterworths, London, pp 47–53
173. Ellis DJ, Kingston RD, Brookes VS, Waterhouse JAH (1979) Gastric carcinoma and previous peptic ulceration. Br J Surg 66:117–119
174. Emås S (1974) Pre- and postoperative secretory tests. In: Holle F, Andersson S (eds) Vagotomy. Latest advances. Springer, Berlin Heidelberg New York, pp 133–142
175. Emås S (1980) Nichtresezierende Ulcuschirurgie: Vergleich verschiedener Operationsverfahren. In: Bauer H (Hrsg) Nicht-resezierende Ulcuschirurgie. Springer, Berlin Heidelberg, New York, S 232–240
176. Emås S, Borg I (1970) Acid response to pentagastrin and vagal stimulation in ulcer patients before and after selective vagotomy. 4th World Congress of Gastroenterology, Advance abstracts, The Danish Gastroent Ass Copenhagen, Abstract 202
177. Ewe K (1978) Allgemeine Maßnahmen. In: Blum AL, Siewert JR (Hrsg) Ulkus-Therapie. Springer, Berlin Heidelberg New York, S 75–95 (Interdisziplinäre Gastroenterologie)
178. Faber RG, Russell RCG, Parkin JV, Whitfield PF, Hobsley M (1974) Duodenal reflux during insulin-stimulated secretion. Gut 15:880–884
179. Faber RG, Russell RCG, Parkin JV, Whitfield PF, Hobsley M (1975) The predictive accuracy of the vagotomy insulin test. Gut 16:337–342
180. Faber RG, Parkin JV, Whitfield P, Hobsley M (1975) Stability of insulin-induced gastric secretion after vagotomy. Gut 16:343–346
181. Farris JM, Smith GK (1967) Appraisal of the long-term results of vagotomy and pyloroplasty in 100 patients with bleeding duodenal ulcer. Ann Surg 166:630–639
182. Farris JM, Smith GK (1973) Long term appraisal of the treatment of gastric ulcer in situ by vagotomy and pyloroplasty. Am J Surg 126:292–293
183. Fawcett AN, Johnston D, Duthie HL (1969) Revagotomy for recurrent ulcer after vagotomy and drainage for duodenal ulcer. Br J Surg 56:111–116
184. Faxén A, Kewenter J, Kock NG (1978) Gastric emptying and acid secretion during the first postoperative year after parietal cell vagotomy. Scand J Gastroenterol 13:551–556
185. Faxén A, Kewenter J, Koch NG (1978) Gastric emptying of a liquid meal in health and duodenal ulcer disease. Scand J Gastroenterol 13:735–740
186. Faxén A, Kewenter J, Stockbrügge R (1978) Clinical results of parietal cell vagotomy and selective vagotomy with pyloroplasty in the treatment of duodenal ulcer. Scand J Gastroenterol 13:741–745
187. Feifel G, Heberer G (1977) Die Problematik der akuten oberen gastrointestinalen Blutung. Chirurg 48:204–211
188. Fenger C, Amdrup E, Christiansen P, Jensen HE, Lindskov J, Nielsen J, Damgaard Nielsen SA (1973) Gastric ulcer: Analysis of 701 patients. Acta Chir Scand 139:455–459
189. Finsterer H (1949) Das akut blutende Magen- und Duodenalgeschwür. Ergeb Chir Orthop 35:174–229
190. Fisher RS, Cohen S (1973) Pyloric-sphincter dysfunction in patients with gastric ulcer. N Engl J Med 288:273–276
191. Fordtran JS, Walsh JH (1973) Gastric acid secretion rate and buffer content of the stomach after eating. J Clin Invest 52:645–657
192. Forrest JAH, Finlayson NDC, Shearman DJC (1974) Endoscopy in gastrointestinal bleeding. Lancet II:394–397
193. Foster JH, Hickock DF, Dunphy JE (1965) Changing concepts in the surgical treatment of massive gastroduodenal hemorrhage. Ann Surg 161:968–976
194. Foster DN, Miloszewski KJA, Lasowsky MS (1978) Stigmate of recent hemorrhage in diagnosis and prognosis of upper gastrointestinal bleeding. Br Med J I:1173–1177

195. Frankel A, Finkelstein J, Kark AE (1966) The selection of operation for peptic ulcer. The use of gastric secretory response to the augmented histamine test as a guide. Am J Gastroenterol 46:206–213

196. Fratkin LB (1973) A review of surgical therapy for peptic ulcer disease: 1942–1968. Am Surg 39:470–474

197. Friesen SR, Rieger E (1960) A study of the role of the pylorus in the prevention of dumping syndrome. Ann Surg 151:517–529

198. Frimer MC, Cohen MM, Harrison RC, Holubitski IB (1970) The selective nerve stain leucomethylenblue as an intraoperative aid to achieving complete vagotomy. Gut 11:881–883

199. Frost F, Rahbeck I, Rune SJ, et al. (1977) Cimetidine in patients with gastric ulcer: A multicenter controlled trial. Br Med J II:795–799

200. Fujita M, Takami M, Usugawe M, Nampei S, Taguchi T (1979) Enhancement of gastric carcinogenesis in dogs given N-Methyl-N'-nitro-N-Nitroso-guanidine following vagotomy. Cancer Res 39:811–816

201. Garrett JM, Summerskill WHJ, Code CHF (1966) Antral motility in patients with gastric ulcer. Am J Dig Dis 11:780–789

202. Gear MWL, Truelove SC, Whitehead R (1971) Gastric ulcer and gastritis. Gut 12:639–645

202a. Geboes K, Rutjeerts P, Broeckaerts L, Vantrappen G, Desmet V (1980) Histologic appearance of endoscopic gastric mucosa biopsies 10–20 years after partial gastrectomy. Ann Surg 192:179–182

203. George JD (1968) New clinical method for measuring the rate of gastric emptying: The double sampling test meal. Gut 9:237–242

204. Gillespie G, Gillespie IE, Kay AW (1968) An analysis of the insulin test after vagotomy using single and multiple criteria. Gut 9:470–474

205. Gillespie G, Elder JB, Gillespie IE, Kay AW, Campbell EHG (1970) The long term stability of the insulin test. Gastroenterology 58:625–632

206. Gillespie IE, Clark DH, Kay AW, Tankel HI (1960) Effect of antrectomy, vagotomy and gastrojejunostomy, and antrectomy with vagotomy on the spontaneous and maximal gastric acid output in man. Gastroenterology 38:361–367

207. Gisin H (1982) Das Visick-Grading von Magengesunden. Dissertation, Universität Basel

208. Goligher JC (1970) The comparative results of different operations in the elective treatment of duodenal ulcer. Br J Surg 57:780–783

209. Goligher JC (1974) A technique for highly selective (parietal cell of proximal gastric) vagotomy for duodenal ulcer. Br J Surg 61:337–345

210. Goligher JC, Pulvertaft CN, de Dombal FT, et al. (1968) Clinical comparison of vagotomy and pyloroplasty with other forms of elective surgery for duodenal ulcer. Br Med J II:787–789

211. Goligher JC, Pulvertaft CN, de Dombal FT, et al. (1968) Five-to-eight year results of Leeds/York controlled trial of elective surgery for duodenal ulcer. Br Med J II:781–787

212. Goligher JC, Hill GL, Kenny TE, Nutter E (1978) Proximal gastric vagotomy without drainage for duodenal ulcer: Results after 5–8 years. Br J Surg 65:145–151

213. Goligher JC, Feather DB, Hall R, et al. (1979) Several standard elective operations for duodenal ulcer: Ten to 16 year clinical results. Ann Surg 189:18–24

214. Gordon AG, Trow RS, Norton LW (1978) Gastric ulcers following vagotomy in piglets. World J Surg 2:843–850

215. Grace WJ, Mitty WF (1962) Does subtotal gastrectomy in bleeding peptic ulcer prevent recurrence of bleeding? Am J Dig Dis 7:69–74

216. Grassi G (1971) A new test for complete nerve section during vagotomy. Br J Surg 58:187–189

217. Grassi G (1971) The technique of proximal selective vagotomy. Chir Gastroenterol 5:399–405

218. Grassi G (1971) La vagotomie sélective proximale et le test peropératoire de contrôle de la section vagale. Presse Med 17:768–770

219. Grassi G (1976) Selektive totale Vagotomie. In: Burge H, Farthmann EH, Grassi G, Hedenstedt SB, Hollender LF, Schreiber HW, Tanner MC (Hrsg) Vagotomie. Thieme, Stuttgart, S 76–82
220. Grassi G, Orecchia C (1974) A comparison of intraoperative tests of completeness of vagal section. Surgery 75:155–160
221. Grassi G, Orecchia C, Sbuelz B, Grassi GB (1974) Vagotomie supersélective et test acido-secrétoire peropératoire. J Chir (Paris) 107:275–282
222. Grassi G, Orecchia C, Cantarelli I, Grassi GB (1975) Development and results of our studies of vagotomy, from selective total vagotomy to ultraselective vagotomy. Chir Gastroenterol 9:23–28
223. Grassi G, Orecchia C, Grassi GB Jr, Defidio L (1980) The importance of determining the distal limit of vagal resection in proximal selective vagotomy. Int Surg 65:291–293
224. Greenall MJ, Lyndon PJ, Goligher JC, Johnston D (1975) Long term effect of highly selective vagotomy on basal and maximal acid output in man. Gastroenterology 68:1421–1425
225. Griesser G, Schmidt H (1964) Statistische Erhebungen über die Häufigkeit des Karzinoms nach Magenoperationen wegen eines Geschwürleidens. Med Welt 35:1836–1840
226. Griffin GE, Organ CH (1976) The natural history of the perforated duodenal ulcer treated by suture plication. Ann Surg 183:382–385
227. Griffiths CA, Harkins HN (1957) Partial gastric vagotomy: An experimental study. Gastroenterology 32:97–101
228. Griffiths GH, Owen GM, Campbell H, Shields R (1968) Gastric emptying in health and in gastroduodenal disease. Gastroenterology 54:1–7
229. Griffiths WJ, Neumann DA, Welsh JD (1979) The visible vessel as an indicator of uncontrolled or recurrent gastrointestinal hemorrhage. N Engl Med J 300:1411–1413
230. Gugler R, Lindstaedt H, Miederer S, Möckel W, Rohner HG, Schmitz H, Székessy T (1979) Cimetidine for anastomotic ulcer after partial gastrectomy. N Engl J Med 301:1077–1080
231. Gyr K, Kayasseh L (1982) Gastrointestinale Blutung: Ulcus ventriculi et duodeni. Indikation und Verfahrenswahl. In: Siewert JR, Blum AL, Farthmann EH, Lankisch PG (Hrsg) Notfalltherapie. Springer, Berlin Heidelberg New York, S 233–245
232. Gyr K, Gemsenjäger E, Meier AL (1972) Zur chirurgischen Behandlung des Gastroduodenalulkus. Schweiz Med Wochenschr 102:227–234
233. Hadfield JIH, Watkin DFL (1964) Vagotomy in the treatment of perforated duodenal ulcer. Br Med J II:12–17
234. Hallenbeck GA (1976) The natural history of duodenal ulcer disease. Surg Clin North Am 56:1235–1242
235. Hallenbeck GA, Gleysteen JJ, Aldrete JS, Slaughter RL (1976) Proximal and gastric vagotomy: Effects of two operative techniques on clinical and gastric secretory results. Ann Surg 184:435–442
236. Halter F (1978) Pathogenese des Ulcus ventriculi and der chronischen Gastritis. In: Blum AL, Siewert JR (Hrsg) Ulcus-Therapie. Springer, Berlin Heidelberg New York, S 12–27 (Interdisziplinäre Gastroenterologie)
237. Hamilton JE (1968) Vagotomy and pyloroplasty, a safe and desirable operation for the acute perforated duodenal ulcer. Surgery 63:1045–1046
238. Hanscom DH, Buchmann E (1971) The Veterans Administration Cooperative Study on Gastric Ulcer: The follow-up period. Gastroenterology 61:585–591
239. Hart W (1966) Neue physiologische und anatomische Gesichtspunkte zur Frage der vagalen Innervation des Magen-Antrums und ihre Bedeutung für die Magenchirurgie. Z Gastroenterol 4:324–337
240. Hauer-Jensen M, Carlsen E, Semb LS (1980) Prognostic value of the pentagastrin and insulin tests after proximal gastric vagotomy. Scand J Gastroenterol 15:721–726
241. Haukland H, Johnson JA (1981) Gastric cancer after vagotomy and excision for gastric ulcer. Eur Surg Res 13:371–375
242. Hauser JB, Lucas RJ (1970) Esophageal perforation during vagotomy. Arch Surg 101:466–467

243. Hebbel R (1943) Chronic gastritis. Its relation to gastric and duodenal ulcer and to gastric carcinoma. Am J Pathol 19:43–71
244. Hede JE, Tempte JG, McFarland J (1977) The place of transthoracic vagotomy in the management of recurrent peptic ulceration. Br J Surg 64:332–335
245. Hedenstedt S (1976) Selektive proximale Vagotomie. In: Burge H, Farthmann EH, Grassi G, Hedenstedt SB, Hollender LF, Schreiber HW, Tanner MC (Hrsg) Vagotomie. Thieme, Stuttgart, S 109–128
246. Hedenstedt S, Moberg S (1970) Selective proximal vagotomy with and without pyloroplasty in the treatment of duodenal ulcer. Acta Chir Scand 137:547–550
247. Hedenstedt S, Moberg S (1974) Gastric ulcer treated with selective proximal vagotomy (SPV). Acta Chir Scand 140:309–312
248. Hegglin J, Sumser A, Allgöwer M (1966) Beziehungen der Antrum-Pylorodysfunction zum Ulcus duodeni und Ulcus ventriculi. Gastroenterologia 106:180–192
249. Hell K, Schultheiss HR, Schumann L, Allgöwer M (1972) Vagotomie und Pyloroplastik in der Behandlung des blutenden Gastroduodenalulkus. Schweiz Med Wochenschr 102:1112–1117
250. Helsingen N, Hillestad L (1956) Cancer development in the gastric stump after partial gastrectomy for ulcer. Ann Surg 143:173–179
251. Hennessy EJ, Chapman BL, Duggan JM (1976) Perforated peptic ulcer long-term follow-up. Med J Aust 1:50–53
252. Herrington GL, Sawyers JL (1978) Results of elective duodenal ulcer surgery in women: Comparison of truncal vagotomy and antrectomy, gastric selective vagotomy and pyloroplasty, proximal gastric vagotomy. Ann Surg 187:576–582
253. Herrington GL, Sawyers JL, Scott HW (1973) A 25 year experience with vagotomy-antrectomy. Arch Surg 106:469–474
254. Hilbe G, Salzer GM, Hussl H, Kutschera H (1968) Die Carcinomgefährdung des Resektionsmagens. Langenbecks Arch Chir 323:142–153
255. Hill MJ, Hawksworth G, Tattwall G (1973) Bacteria, nitrosamines and cancer of the stomach. Br J Cancer 28:562–567
256. Himal HS, Watson WW, Jones CW, Miller L, MacLean LD (1974) The management of upper gastrointestinal hemorrhage. Ann Surg 179:489–493
257. Hinshaw DB, Pierandozzi JS, Thompson RG Jr, Carter R (1968) Vagotomy and pyloroplasty for perforated duodenal ulcer. Am J Surg 115:173–176
258. Hitchcock CR, MacLean LD, Sullivan VA (1957) The secretory and clinical aspects of achlorhydria and gastric atrophy as precursor of gastric cancer. J Natl Cancer Inst 18:795–811
259. Hoare AM, Donovan IA, Alexander-Williams J (1977) Effects of proximal gastric vagotomy and antrectomy on gastritis, bile reflux and acid output. Gut 18:A950
260. Hoare AM, Bradby GVH, Nawkins CF (1979) Cimetidine in bleeding peptic ulcer. Lancet II:671–673
261. Hobsley M (1982) The concept of adequate vagotomy in terms of acid secretion. In: Baron JH, Alexander-Williams J, Allgöwer M, Muller C, Spencer J (eds) Vagotomy in modern surgical practice. Proceedings of the Symposium "Verdict on Vagotomy", Basel, 1981. Butterworths, London, pp 105–107
262. Höyer A (1957) Perforated gastric and duodenal ulcers. Acta Chir Scand 113:282–288
263. Hollander F (1948) Laboratory procedures in the study of vagotomy (with particular reference to the insulin test). Gastroenterology 11:419–425
264. Holle F (1974) Historical outline. In: Holle F, Andersson S (eds) Vagotomy, latest advances. Springer, Berlin Heidelberg New York, pp 1–5
265. Holle F (1974) Operative technique of SPV and pyloroplasty. In: Holle F, Andersson S (eds) Vagotomy, latest advances. Springer, Berlin Heidelberg New York, pp 167–188
266. Holle F (1974) Special technique of pyloroplasty (with special choice of method). In: Holle F, Andersson S (eds) Vagotomy, latest advances. Springer, Berlin Heidelberg New York, pp 178–188
267. Holle F, Andersson S (eds) (1974) Vagotomy, latest advances. Springer, Berlin Heidelberg New York

268. Holle F, Holle GE (1980) Vagotomy and pyloroplasty: Advances 1975–1980. Springer, Berlin Heidelberg New York
269. Holle F, Doenicke A, Loeweneck H, Bauer H (1976) Die nichtresezierende Chirurgie des Gastroduodenalulcus. MMW 118:777–780
270. Holle G, Schauer A, Fellner K (1971) On the effect of selective proximal vagotomy on the parietal cells in duodenal ulcers. Chir Gastroenterol 5:310–317
271. Holle G, Fellner K, Schauer A (1973) On the effect of selective proximal vagotomy on the parietal cells in gastric ulcers. Chir Gastroenterol 7:35–50
272. Hollender LF, Marrie A (1977) La vagotomie supra-sélective. Masson, Paris
273. Hollender LF, Bur F, Otteni F, Alexion D (1974) Étude des résultats éloignés de 702 vagotomies totales pour ulcère duodénal. Chirurgie 100:795–805
273a. Hollinshead JW, Smith RC, Gillett DJ (1982) Parietal cell vagotomy: Experience with 114 patients with prepyloric or duodenal ulcer. World J Surg 6:596–602
274. Holst-Christensen, J Hart-Hansen O, Pedersen T, Kronborg O (1977) Recurrent ulcer after proximal gastric vagotomy for duodenal and prepyloric ulcer. Br J Surg 64:42–46
275. Holtermüller KH (1978) Natürlicher Verlauf der Ulkuskrankheit. In: Blum AL, Siewert JR (Hrsg) Ulcus-Therapie. Springer, Berlin Heidelberg New York, S 63–70 (Interdisziplinäre Gastroenterologie)
276. Hopton DS, Matheson TS, Hall R, Richards B (1976) Advantages and disadvantages of highly selective vagotomy. Br Med J I:149
277. Howard RJ, Murphy WR, Humphrey EW (1973) A prospective randomized study of the elective surgical treatment for duodenal ulcer: Two to ten-year follow-up study. Surgery 73:256–260
278. Howlett PJ, Sheiner HJ, Barber DC, Ward AS, Perez-Avila CA, Duthie HL (1976) Gastric emptying in control subjects and patients with duodenal ulcer before and after vagotomy. Gut 17:542–550
279. Hubert JP, Kiernan PD, Bears OH (1980) Truncal vagotomy and resection in the treatment of duodenal ulcer. Mayo Clin Proc 55:19–24
280. Hunt PS, Korman MG, Hansky J, Marshall RD, Reck GS, McCann WJ (1979) Bleeding duodenal ulcer: Reduction in mortality with a planned approach. Br J Surg 66:633–635
281. Hurst AF (1920) New views of the pathology, diagnosis and treatment of gastric and duodenal ulcer. Br Med J I:559–563
282. Illingworth CFW, Scott LDW, Jamieson RA (1946) Progress after perforated peptic ulcer. Br Med J I:787–790
283. Imperati L, Natale C, Marinaccio F (1971) Surgical anatomy and technique of acid-fundic vagotomy of the stomach. Surg Ital 1:292–299
284. Imperati L, Natale C, Marinaccio F (1972) Acid-fundic selective vagotomy of the stomach without drainage in the treatment of duodenal ulcer. Br J Surg 59:602–605
285. Imperati L, Marinaccio F, Cianci F, Altieri A (1980) Proximal gastric vagotomy (PGV) without drainage in the treatment of DU. Long term results and ulcer recurrence after 7–8 years. Surg Ital 10:169–181
286. Inberg MV (1970) Selective gastric vagotomy. Anatomical, experimental and clinical observations. Int Surg 54:323–331
287. Inberg MV, Linna MI (1975) Massive haemorrhage from gastroduodenal ulcer. Acta Chir Scand 141:664–669
288. Jaboulay M (1976) Les vagotomies, zitiert nach D'Onofrio G. In: Burge H, Farthmann EH, Grassi G, Hedenstedt SB, Hollender LF, Schreiber HW, Tanner MC (eds) Vagotomie. Thieme, Stuttgart, S 1–4
289. Jackson RG (1948) Anatomic study of the vagus nerves. With a technique of transabdominal selective gastric vagus resection. Arch Surg 57:333–352
290. Jacobs F, Akkermans LMA, Wittebol P (1982) Gastric emptying in cause and cure of duodenal ulcer. In: Baron JH, Alexander-Williams J, Allgöwer M, Muller C, Spencer J Symposium "Verdict on Vagotomy", Basel, 1981, poster no. 11
291. Jacobs G, Baumgartner H, Feifel G, Martinoli S (1977) Proximal-selektive Vagotomie: Intraoperative Vollständigkeitskontrolle. Langenbecks Arch Chir 345:217–222
292. Jahnberg T, Martinson J, Hulten L, Fasth S (1975) Dynamic gastric response to expansion before and after vagotomy. Scand J Gastroenterol 10:593–598

293. Jarrett F, Donaldson GA (1972) The ulcer diathesis in perforated duodenal ulcer disease. Am J Surg 123:406–410

294. Jensen HE, Amdrup E (1969) Selective vagotomy and drainage in surgery for massive gastroduodenal ulcer hemorrhage. Scand J Gastroenterol 4:667–674

295. Jensen HE, Amdrup E (1978) Follow-up of 100 patients five to eight years after parietal cell vagotomy. World J Surg 2:525–532

296. Jensen HE, Guldberg O (1974) Selective vagotomy and drainage for bleeding duodenal ulcer. Acta Chir Scand 140:406–409

297. Jensen HE, Amdrup E, Christiansen P, et al. (1972) Bleeding gastric ulcer. Scand J Gastroenterol 7:535–540

298. Jess P, Christiansen J, Svendsen LB (1979) Antrectomy as treatment of recurrence after vagotomy for duodenal ulcer. Am J Surg 137:338–341

299. Joffe SN, Bapat RD (1979) The temporary effect of proximal gastric vagotomy on experimental duodenal ulcers and gastric secretion. Br J Surg 66:234–237

300. Johansson C, Barany F (1973) A retrospective study on the outcome of massive bleeding from peptic ulceration. Scand J Gastroenterol 8:113–118

301. Johnson AG (1979) Peptic ulcer and the pylorus. Lancet I:710–712

302. Johnson AG (1980) The contribution of the Grassi-Test to the technique of vagotomy. Int Surg 65:297–299

303. Johnson AG (1982) pH-Testing. In: Baron JH, Alexander-Williams J, Allgöwer M, Muller C, Spencer J (eds) Vagotomy in modern surgical practice. Proceedings of the Symposium "Verdict on Vagotomy", Basel, 1981. Butterworths, London, pp 86–90

304. Johnson AG, Baxter HK (1977) Where is your vagotomy incomplete? Observations on operative technique. Br J Surg 64:583–586

305. Johnson HD (1951) The present place of vagotomy in the treatment of peptic ulcer. Ann R Coll Surg 8:160–165

306. Johnson HD (1965) Gastric ulcer: Classification, blood group characteristics, secretion patterns and pathogenesis. Ann Surg 162:996–1004

307. Johnson HD, Khan TA, Srivatsa R, Doyle FH, Welbourne RB (1969) The late nutritional and haematological effects of vagal section. Br J Surg 56:4–9

308. Johnson JA, Giercksky KE (1977) Operative treatment of recurrence after vagotomy and drainage for duodenal ulcer, gastric ulcer, and acid dyspepsia without ulcer. World J Surg 1:493–499

309. Johnson JA, Giercksky KE (1980) Gastric ulcer treated with ulcerectomy, vagotomy and drainage. World J Surg 4:463–468

310. Johnston D (1974) Progress report. Highly selective vagotomy. Gut 15:748–757

311. Johnston D (1975) Highly selective vagotomy. Prog Surg 14:1–45

312. Johnston D (1975) Operative mortality and postoperative morbidity of highly selective vagotomy. Br Med J 4:545–547

313. Johnston D (1976) A therapeutic index (scoring system) for the evaluation of operations for peptic ulcer. Gastroenterology 70:433–438

314. Johnston D (1977) Rationale and results of highly selective vagotomy without a drainage procedure, plus excision of the ulcer, in the treatment of gastric ulcer. In: Becker HD, Peiper HJ (Hrsg) Ulcus ventriculi. Thieme, Stuttgart, S 54–61

315. Johnston D (1977) Highly selective vagotomy and excision of the ulcer for gastric ulcer. In: Becker HD, Peiper HJ (Hrsg) Ulcus ventriculi. Thieme, Stuttgart, S 90–100

316. Johnston D (1979) Einige „Fallgruben" bei der Durchführung prospektiver kontrollierter randomisierter Studien. Chirurg 50:276–279

317. Johnston D (1980) Invited commentary. World J Surg 4:469–470

318. Johnston D, Goligher JC (1976) Selective, highly selective or truncal vagotomy? Surg Clin North Am 56:1313–1334

319. Johnston D, Wilkinson A (1970) Highly selective vagotomy without drainage procedure in the treatment of duodenal ulcer. Br J Surg 57:288–295

320. Johnston D, Humphrey C, Walker B (1972) Vagotomy without diarrhoea. Br Med J 3:788–790

321. Johnston D, Lyndon PJ, Smith RB, Humphrey CS (1973) Highly selective vagotomy without a drainage procedure in the treatment of haemorrhage, perforation and pyloric stenosis due to peptic ulcer. Br J Surg 60:790–797
322. Johnston D, Wilkinson AR, Humphrey CS, Smith RB, Goligher JC, Kragelund E, Amdrup E (1973) Serial studies of gastric secretion in patients after highly selective (parietal cell) vagotomy without a drainage procedure for duodenal ulcer. I. Effect of highly selective vagotomy on basal and pentagastrin-stimulated maximal acid output. Gastroenterology 64:1–11
323. Johnston D, Wilkinson AR, Humphrey CS, Smith RB, Goligher JC, Kragelund E, Amdrup E (1973) Serial studies of gastric secretion in patients after highly selective (parietal cell) vagotomy without a drainage procedure for duodenal ulcer. II. The insulin test after highly selective vagotomy. Gastroenterology 64:12–21
324. Johnston D, Pickford IR, Walker BE, Goligher JC (1975) Highly selective vagotomy for duodenal ulcer: Do hypersecretors need antrectomy? Br Med J I:716–718
325. Johnston IDA (1970) The management of side-effects of surgery for peptic ulceration. Br J Surg 57:787–790
326. Jordan GL Jr, DeBakey ME, Duncan JM Jr (1974) Surgical management of perforated peptic ulcer. Ann Surg 179:628–633
327. Jordan P (1976) A prospective study of parietal cell vagotomy and selective vagotomy-antrectomy for treatment of duodenal ulcer. Ann Surg 183:619–628
328. Jordan PH Jr (1982) A final report of a prospective evaluation of vagotomy-pyloroplasty and vagotomy-antrectomy for treatment of duodenal ulcer. In: Baron JH, Alexander-Williams J, Allgöwer M, Muller C, Spencer J (eds) Vagotomy in modern surgical practice. Proceedings of the Symposium "Verdict on Vagotomy", Basel, 1981. Butterworths, London, pp 170–175
329. Jordan PH Jr, Korompai FL (1976) Evolvement of a new treatment for perforated duodenal ulcer. Surg Gynecol Obstet 142:391–395
330. Jordan PH Jr, Hedenstedt S, Korompai FL, Lundquist G (1976) Vagotomy of the fundic gland area of the stomach without drainage. A definitive treatment for perforated duodenal ulcer. Am J Surg 131:523–526
331. Junginger T, Pichlmaier H (1979) Ergebnisse nach selektiver proximaler Vagotomie wegen Gastroduodenalulcus. Dtsch Med Wochenschr 104:127–132
332. Kallehauge HE, Amdrup E (1969) Gastric secretory patterns following selective vagotomy and drainage in patients with duodenal ulcer. Acta Chir Scand [Suppl] 396:46–59
332a. Kaplan EL, Meier P (1958) Non-parametric estimation from incomplete observations. J Am Stat Assoc 53:457–481
333. Kapp F, Baerlocher C, Fahrländer H (1974) Die akuten Magen-Darm-Blutungen. Eine einjährige prospektive Studie. Schweiz Med Wochenschr 104:1609–1613
334. Kay PH, Moore KTH, Clark RG (1978) The treatment of perforated duodenal ulcer. Br J Surg 65:801–803
335. Kayasseh L, Gyr K, Keller U, Stalder GA, Wall M (1980) Somatostatin and cimetidine in peptic ulcer hemorrhage. A randomized controlled trial. Lancet I:844–846
336. Keighley MRB, Asquith P, Eduards GAC, Alexander-Williams J (1975) The importance of a innervated and intact antrum and pylorus in preventing postoperative duodeno-gastric reflux. Br J Surg 62:845–849
337. Kekki M, Hakkiluoto A, Siurala M (1976) Dynamics of atrophic gastritis in male and female subjects after partial gastric resection—an evaluation by stochastic analysis. Scand J Gastroenterol 11:597–601
338. Kelly KA (1971) Gastric motility and ulcer surgery. Surg Clin North Am 51:927–934
339. Kelly KA, Code CF (1977) Duodenal-gastric reflux and slowed gastric emptying by electrical pacing of the cannie duodenal pacesetter potential. Gastroenterology 72:429–433
340. Kelly HG, Grant GN, Elliott DW (1963) Massive gastro-duodenal hemorrhage. Arch Surg 87:6–12
341. Kennedy T (1973) Evaluation of selective vagotomy. In: Cox AG, Alexander-Williams J (eds) Vagotomy on trial. Heinemann, London, pp 85–98
342. Kennedy T (1976) Duodenoplasty with proximal gastric vagotomy. Ann R Coll Surg Engl 58:144–146

343. Kennedy T, Green WER (1980) Stomal and recurrent ulceration: Medical or surgical management? Am J Surg 139:18–21
344. Kennedy T, Kelly JM, George JD (1972) Vagotomy for gastric ulcer. Br Med J II:371–373
345. Kennedy T, MacKay C, Bedi BS, Kay AW (1973) Truncal vagotomy and drainage for chronic duodenal ulcer disease: A controlled trial. Br Med J II:71–75
346. Kennedy T, Connell AM, Love AHG (1973) Selective or truncal vagotomy? Five years result of a double-blind, randomized controlled trial. Br J Surg 60:944–948
347. Kennedy T, Johnston GW, Love AHG, Connell AM, Spencer EFA (1973) Pyloroplasty versus gastrojejunostomy. Results of a double-blind, randomized controlled trial. Br J Surg 60:949–953
348. Kennedy T, Johnston GW, MacRae KD, Spencer EFA (1975) Proximal gastric vagotomy: Interim results of a controlled randomized trial. Br Med J II:301–303
349. Kennedy TL (1982) Surgery for recurrent ulceration. In: Baron JH,. Alexander-Williams J, Allgöwer M, Muller C, Spencer J (eds) Vagotomy in modern surgical practice. Proceedings of the Symposium "Verdict on Vagotomy", Basel, 1981. Butterworths, London, pp 327–332
350. Kieninger G, Breucha G (1982) Thorakale Vagotomie beim Billroth-I-Anastomosenulcus. In: Bünte H, Langhans P, Nagel M (Hrsg) 100 Jahre Ulkuschirurgie. Urban & Schwarzenberg, München Wien Baltimore, S 167–170
351. Kilby J (1970) Pyloric closure as an antireflux mechanism. MS Thesis, University of London
352. Killeen DA, Simbas PN (1962) Effect of preservation of the pyloric sphincter during antrectomy on postoperative gastric emptying. Am J Surg 104:836–842
353. Kim U, Dreiling DA, Kark AE, Rudich J (1974) Factors influencing mortality in surgical treatment for massive gastroduodenal hemorrhage. Am J Gastroenterol 62:24–35
354. Kirk RM (1970) The size of the pyloro-duodenal canal: Its relation to the cause and treatment of peptic ulcer. Proc R Soc Med 63:944–946
355. Kirkpatrick PM Jr, Hirschowitz B (1980) Duodenal ulcer with unexplained marked basal gastric acid hypersecretion. Gastroenterology 79:4–10
355a. Knight CD Jr, Van Heerden JA, Kelly KA (1983) Proximal gastric vagotomy. Update. Ann Surg 197:22–26
356. Knight SE, McIsaac RL, Fielding LP (1978) The effect of highly selective vagotomy on the relationship between gastric mucosal blood flow and acid secretion in man. Br J Surg 65:721–723
357. Knutson U, Olbe L (1974) Gastric acid response to sham feeding before and after resection of antrum and duodenal bulb in duodenal ulcer patients. Scand J Gastroenterol 9:191–201
358. Koelz HR, Gewertz BL (1979) The stomach: Part I, vagotomy. Clin Gastroenterol 8:305–321
359. Koffmann GG, Elder JB, Gillespie IE, et al. (1979) A retrospective randomized trial in chronic duodenal ulceration. Br J Surg 66:145–148
360. Koffmann GG, Hay DJ, Ganguli PC, et al. (1982) A prospective randomized trial on vagotomy in chronic duodenal ulcer: four-year follow-up. In: Baron JH, Alexander-Williams J, Allgöwer M, Muller C, Spencer J (eds) Vagotomy in modern surgical practice. Proceedings of the Symposium "Verdict on Vagotomy", Basel, 1981. Butterworths, London, pp 160–166
361. Konjetzny GE (1943) Die Beziehung zwischen Gastritis und Magenkrebsentwicklung. Langenbecks Arch Klin Chir 204:4–63
361a. Koo J, Lam SK, Chan P, Lee NW, Lam P, Wong J, Ong JB (1983) Proximal gastric vagotomy, truncal vagotomy with drainage, and truncal vagotomy with antrectomy for chronic duodenal ulcer. A prospective, randomized controlled trial. Ann Surg 197:265–271
362. Korn ER (1974) Intestinal metaplasia of the gastric mucosa. Am J Gastroenterol 61:270–275

363. Køster KH (1968) Distribution of the vagus nerve branches in the region between hiatus and the cardia. In: The physiology of gastric secretion. Universitetsforlaget, Oslo, and Williams & Wilkins, Baltimore, pp 37–40
364. Kowalewski K, Kasper T (1967) Achlorhydria, gastric mucosal atrophy and gastric neoplastic lesions in rats, mice and hamsters, treated with an anticholinergic drug, propantheline bromide and a carcinogen, 20-methyl chloranthrene. Can J Surg 10:99–108
365. Kozoll DD, Meyer KA (1963) Massively bleeding gastroduodenal ulcers. Arch Surg 86:445–454
366. Kraft RO, Myers J, Overton S, Fry WJ (1971) Vagotomy and the gastric ulcer. Am J Surg 121:122–128
367. Krawitz JJ, Snape WJ, Cohen S (1978) Effect of thoracic vagotomy and vagal stimulation on esophageal function. Am J Physiol 234:359–364
368. Kronborg O (1970) Pre- and postoperative insulin tests in patients with duodenal ulcer. Comparison with the augmented histamine test. Scand J Gastroenterol 5:687–693
369. Kronborg O (1972) An evaluation of the insulin test. Dissertation, Fadls, København Arhus Odense
370. Kronborg O (1972) Influence of the number of parietal cells on risk of recurrence after truncal vagotomy and drainage for duodenal ulcer. Scand J Gastroenterol 7:423–431
371. Kronborg O (1975) Clinical results 6 to 8 years after truncal vagotomy and drainage for duodenal ulcer in 500 patients. Acta Chir Scand 141:657–663
372. Kronborg O (1982) Insulin stimulated acid secretion. In: Baron JH, Alexander-Williams J, Allgöwer M, Muller C, Spencer J (eds) Vagotomy in modern surgical practice. Proceedings of the Symposium "Verdict on Vagotomy", Basel, 1981. Butterworths, London, pp 6–8
373. Kronborg O (1982) Acid response to sham feeding as a test for completeness of vagotomy. In: Baron JH, Alexander-Williams J, Allgöwer M, Muller C, Spencer J (eds) Vagotomy in modern surgical practice. Proceedings of the Symposium "Verdict on Vagotomy", Basel, 1981. Butterworths, London, pp 110–112
374. Kronborg O (1982) Clinical results six to nine years after selective and proximal gastric vagotomy for duodenal ulcer. In: Baron JH, Alexander-Williams J, Allgöwer M, Muller C, Spencer J (eds) Vagotomy in modern surgical practice. Proceedings of the Symposium "Verdict on Vagotomy", Basel, 1981. Butterworths, London, pp 158–160
375. Kronborg O, Madsen P (1975) A controlled randomized trial of highly selective vagotomy versus selective vagotomy and pyloroplasty in the treatment of duodenal ulcer. Gut 16:268–271
376. Kronborg O, Malmstrom J, Christiansen PM (1970) A comparison between the results of truncal and selective vagotomy in patients with duodenal ulcer. Scand J Gastroenterol 5:519–524
377. Kronborg O, Jørgensen PM, Holst-Christensen J (1977) Influence of different techniques of proximal gastric vagotomy upon risk of recurrent duodenal ulcer and gastric acid secretion. Acta Chir Scand 143:53–56
378. Kusakari K, Nyhus L, Gillison E, Bombeck GT (1975) An endoscopic test for completeness of vagotomy. Arch Surg 105:386–390
379. Kwong NK, Brown BH, Whittaker GE, Duthie HL (1970) Electrical activity of the gastric antrum in man. Br J Surg 57:913–916
380. Laitinen S (1977) The effects of paraesophageal structures and vagotomy on the canine lower esophageal sphincter function. Ann Chir Gynaecol 66:304–310
381. Largiadèr F (1976) Proximal selective vagotomy without pyloroplasty. A randomized clinical study. Eur Surg Res 8:4–11
382. Larson NE, Cain JC, Bartholomeus LG (1961) Prognosis and medically treated small gastric ulcer. N Engl J Med 264:119–122
383. Latarjet MA (1922) Résection des nerfs de l'estomac. Technique opératoire. Résultats cliniques. Bull Acad Med 87:681–691
384. Laurén S (1965) The two histological main types of gastric carcinoma: Diffuse and so-called intestinal type carcinoma. Acta Pathol Microbiol Scand 64:31–49
385. Lawson HH (1966) Gastritis and gastric ulceration. Br J Surg 53:493–496

386. Lawson HH (1981) A histological assessment of prepyloric ulceration and a hypothesis relating to acid secretion. Scand J Gastroenterol [Suppl 67] 16:141–147
387. Leape LL, Welch CE (1964) Late prognosis of patients with upper gastrointestinal hemorrhage. Am J Surg 107:297–305
388. Lee M (1969) A selective stain to detect the vagus nerve in the operation of vagotomy. Br J Surg 56:10–13
389. Lerman SH, Mason GR, Bathon EM, Ormsbee HS III (1982) Gastric motor response to sympathetic nerve stimulation. J Surg Res 32:15–23
390. Liåvag K (1962) Cancer development in gastric stump after partial gastrectomy for peptic ulcer. Ann Surg 155:103–107
391. Liåvag I, Roland M (1979) A seven-year follow-up of proximal gastric vagotomy. Clinical results. Scand J Gastroenterol 14:49–56
392. Liebermann-Meffert D, Allgöwer M (1977) The morphology of the antrum and pylorus in gastric ulcer disease. Prog Surg 15:109–139
393. Liebermann-Meffert D, Allgöwer M (1977) Zur Pathogenese des Magenulkus: Die pyloroantrale Wandabnormität. In: Becker HD, Peiper HJ (Hrsg) Ulcus ventriculi. Thieme, Stuttgart, S 22–26
394. Liebermann-Meffert D, Muller C, Allgöwer M (1981) Gastric hypermotility and antropyloric dysfunction in gastric ulcer patients. Scand J Gastroenterol [Suppl 67] 16:5–7
395. Liebermann-Meffert D, Muller C, Allgöwer M (1982) Gastric hypermotility and antropyloric dysfunction in gastric ulcer patients. Br J Surg 69:11–13
396. Liedberg G, Oscarsson J (1973) Selective proximal vagotomy—a short term follow-up of 80 patients. Scand J Gastroenterol [Suppl 20] 8:12
397. Liedberg G, Oscarsson J (1979) Selective proximal vagotomy and gastric resection for gastric ulcer. In· Pichlmaier H, Junginger T (Hrsg) Thieme, Stuttgart, S 61–63
398. Lindskov J, Amdrup E, Christiansen P, Fenger C, Jensen HE, Nielsen J, Damgaard Nielsen SA (1972) Sequelae and symptoms in surgically and non-surgically treated patients with benign gastric ulcer. A comparative study. Scand J Gastroenterol 7:137–143
399. Lindskov J, Nielsen J, Amdrup E, Christiansen P, Fenger C, Jensen HE, Damgaard Nielsen SA (1975) Causes of death in patients with gastric ulcer. Acta Chir Scand 141:670–675
400. Loeweneck H, Lüdinghausen M, Mempel W (1967) Die vagale Mageninnervation. MMW 34:1754–1762
401. Londong W (1979) Basales und postprandiales Gastrinverhalten zur Vagotomiekontrolle? In: Pichlmaier H, Junginger T (Hrsg) Selektive proximale Vagotomie. Thieme, Stuttgart, pp 106–116
402. Loup PW, Ghavami B, Mosimann R (1982) Can vagal regeneration account for gastric motility and ulcer recurrence after vagotomy? In: Baron JH, Alexander-Williams J, Allgöwer M, Muller C, Spencer J (eds) Vagotomy in modern surgical practice. Proceedings of the Symposium "Verdict on Vagotomy", Basel, 1981. Butterworths, London pp 319–320
403. Lowdon AGR (1952) The treatment of acute perforated peptic ulcer by primary partial gastrectomy. Lancet I:1270–1274
404. Lüscher NJ, Stalder GA, Muller C, Allgöwer M (1979) Änderung der Säuresekretion primär vollständig vagotomierter Patienten 1–10 Jahre nach selektiver Vagotomie und Pyloroplastik. Helv Chir Acta 46:681–684
405. Lyndon PJ, Johnston D, Greenall MJ, Bakran A, Goligher JC (1975) Interim results of a prospective randomized trial of highly selective vagotomy versus a more proximal type of gastric vagotomy for duodenal ulcer: Clinical and secretory findings. Gut 16:829
406. Lyndon PJ, Greenall MJ, Smith RB, Goligher JC, Johnston D (1975) Serial insulin tests over a 5-year period after highly selective vagotomy for duodenal ulcer. Gastroenterology 69:1188–1195
407. MacKay C (1966) Perforated peptic ulcer in the West of Scotland: A survey of 5343 cases during 1954–63. Br Med J I:710–705
407a. Mackie DB, Turner MD (1971) Vagotomy and submucosal blood flow. Arch Surg 102:626–629

408. Madden JL, Lee BY, McCann WJ (1965) Evaluation of partial resection of the vagus nerve alone and combined in the treatment of gastroduodenal ulcer. Ann Surg 31:595–607

409. Madsen P, Kronborg O (1980) Recurrent ulcer 5½ to 8 years after highly selective vagotomy without drainage and selective vagotomy with pyloroplasty. Scand J Gastroenterol 15:193–199

410. Madsen P, Kronborg D, Hart Hansen O, Pedersen T (1976) Billroth I gastric resection versus truncal vagotomy and pyloroplasty in the treatment of gastric ulcer. Acta Chir Scand 142:151–153

411. Maki T, Shiratori T, Hatafuku T, Sugawara K (1967) Pylorus preserving gastrectomy as an improved operation for gastric ulcer. Surgery 61:838–845

412. Malagelada JR, Longstreth GF, Deering TB, Summerskill WHJ, Go VLW (1977) Gastric secretion and emptying after ordinary meals in duodenal ulcer. Gastroenterology 73:989–994

413. Mann CV, Hardcastel JD (1968) The effect of vagotomy on the human gastroesophageal sphincter. Gut 9:688–695

414. Marks IN, Shay H (1959) Observations on the pathogenesis of gastric ulcer. Lancet I:1107–1111

415. Martinoli S, Müller C, Allgöwer M (1978) Prä- und postoperative endomanometrische Befunde im Oesophagus bei proximal-selektiver Vagotomie. Helv Chir Acta 45:75–79

416. Mason MC, Giles GR, Graham NG, Clark CG, Goligher JC (1968) An early assessment of selective and total vagotomy. Br J Surg 55:677–680

417. Matarazzo SA, Snape WJ, Ryan JP, Cohen S (1976) Relationship of cervical and abdominal vagal activity to lower esophageal sphincter function. Gastroenterology 71:999–1003

418. Maybury NK, Faber RG, Hobsley M (1977) Postvagotomy insulin test: Improved predictability of ulcer recurrence after correction for height and collection errors. Gut 18:449–456

419. McCrea E D'Arcy (1924) The abdominal distribution of the vagus. J Anat 59:18–40

420. McDonough JM, Foster JH (1972) Factors influencing prognosis in perforated peptic ulcer. Am J Surg 123:411–416

421. McKelvey STD (1970) Gastric incontinence and postvagotomy diarrhoea. Br J Surg 57:741–742

422. McMahon MJ, Greenall MJ, Johnston D, Goligher JC (1976) Highly selective vagotomy plus dilatation of the stenosis compared with truncal vagotomy and drainage in the treatment of pyloric stenosis secondary to duodenal ulceration. Gut 17:471–476

423. McMahon MJ, Johnston D, Hill GL, Goligher JC (1978) Treatment of severe side effects after vagotomy and gastroenterostomy by closure of gastroenterostomy without pyloroplasty. Br Med J I:7–8

424. McNeill AD, McAdam WAF, Hutchison JSF (1969) Vagotomy and drainage in the treatment of gastric ulcer. Surg Gynecol Obstet 128:91–96

425. Mendelsohn D, Mendelsohn L (1975) Hydrogen ion, pepsin, and bile acid binding properties of hydrotalcite. S Afr Med J 49:1011–1014

426. Meshikinpour H, Elashoff J, Stewart H, Sturdevant RAL (1977) Effect of cholestyramin on the symptoms of reflux gastritis. A randomized double blind, crossover study. Gastroenterology 73:441–443

427. Meyer KA, Kozoll DD (1964) Emergency treatment in massively bleeding geriatric ulcer patients. Geriatrics 19:812–823

428. Mitchell AB (1900) A contribution to the surgery of perforated gastric ulcer. Br Med J I:567–572

429. Mitchell GAG (1940) A macroscopic study of the nerve supply of the stomach. J Anat 75:50–63

430. Mix CL (1922) "Dumping stomach" following gastrojejunostomy. Surg Clin North Am 2:617–622

431. Moe RE, Klopper PJ (1966) Demonstration of the functional anatomy of the canine gastric antrum: II. Operative techniques not requiring gastrotomy. Am J Surg 111:80–88

432. Moore FP, Wyllie JH (1975) Ischaemic necrosis of lesser curve after proximal gastric vagotomy. Br Med J 3:328

433. Morgan AG, McAdam WAF, Pacsoo C, Walker BE, Simmons AW (1978) Cimetidine: An advance in gastric ulcer treatment? Br Med J II:1323–1326
434. Morgenstern L (1968) Vagotomy, gastroenterostomy and experimental gastric cancer. Arch Surg 96:920–923
435. Morgenstern L, Yamakava T, Seltzer D (1973) Carcinoma of the gastric stump. Am J Surg 125:29–38
436. Morguelan B, Ippoliti A, Sturdevant R (1978) Gastric emptying in patients with gastric ulcer. Gastroenterology 74:1070
437. Morrison S, Gardner RE, Reeves DL (1936) The selective diminution of neutral red through the gastric mucosa. J Lab Clin Med 21:822–827
438. Morson BC (1955) Carcinoma arising from areas of intestinal metaplasia in the gastric mucosa. Br J Cancer 9:377–385
439. Mühe E, Rösch W (1977) Eigene Ergebnisse mit der Vagotomie in der Behandlung des Ulcus ventriculi. In: Becker HD, Peiper HJ (Hrsg) Ulcus ventriculi. Thieme, Stuttgart, S 140–145
440. Mühe E, Muller C, Martinoli S, et al. (1982) Five-years' results of a prospective multicentre trial of proximal gastric vagotomy. In: Baron JH, Alexander-Williams J, Allgöwer M, Muller C, Spencer J (eds) Vagotomy in modern surgical practice. Proceedings of the Symposium "Verdict on Vagotomy", Basel, 1981. Butterworths, London, pp 176–186
441. Muller C (1981) Postoperative Störungen und Rezidive nach proximal-selektiver Vagomie. Ther Umsch 37:693–699
442. Muller C (1981) Die Behandlung der akuten Blutung des Ulkus ventriculi. Schweiz Rundsch Med (Praxis) 70:1754–1760
443. Muller C (1981) Die chirurgische Behandlung des unkomplizierten Ulcus duodeni. Z Permanent Ärztl Forbild 2:7–37
444. Muller C (1982) L'évolution du concept de vagotomie au cours des 20 dernières années. Med Hyg 40:282–286
445. Muller C (1982) Gastrointestinale Blutung: Ulcus ventriculi et duodeni: Chirurgische Therapie. In: Siewert JR, Blum AL, Farthmann EH, Lankisch PG (Hrsg) Notfalltherapie. Springer, Berlin Heidelberg New York, S 212–232
446. Muller C (1982) Recurrent peptic ulcer after proximal gastric vagotomy. In: Baron JH, Alexander-Williams J, Allgöwer M, Muller C, Spencer J (eds) Vagotomy in modern surgical practice. Proceedings of the Symposium "Verdict on Vagotomy", Basel, 1981. Butterworths, London, pp 312–319
447. Muller C, Allgöwer M (1978) Die Vagotomie in der Behandlung des blutenden Gastroduodenalulkus. In: Häring R (Hrsg) Das komplizierte gastroduodenale Ulkus. Thieme, Stuttgart, S 39–47
448. Muller C, Allgöwer M (1982) Elektive chirurgische Eingriffe in der Ulcus duodeni-Therapie. Chirurg 53:9–15
449. Muller C, Siewert JR (1982) Alternatives to vagotomy. In: Baron JH, Alexander-Williams J, Allgöwer M, Muller C, Spencer J (eds) Vagotomy in modern surgical practice. Proceedings of the Symposium "Verdict on Vagotomy", Basel, 1981. Butterworths, London, pp 333–358
450. Muller C, Hartung HC, vom Rath EW, Schacht U (1977) Die Technik der proximal-selektiven Vagotomie. Langenbecks Arch Chir 345:209–216
451. Muller C, Stalder GA, Allgöwer M (1977) Die proximal-selektive Vagotomie beim Ulcus ventriculi. In: Becker HD, Peiper HJ (Hrsg) Ulcus ventriculi. Thieme, Stuttgart, S 135–139
452. Muller C, Gyr K, Allgöwer M (1978) Die Nekrose der Kleinkurvatur des Magens nach proximal-selektiver Vagotomie. Helv Chir Acta 45:673–678
453. Muller C, Stalder GA, Allgöwer M (1979) Die proximal-selektive Vagotomie beim Ulcus ventriculi. In: Pichlmaier H, Junginger T (Hrsg) Selektive proximale Vagotomie. Thieme, Stuttgart, S 64–71
454. Muller C, Martinoli S, Allgöwer M (1982) The vagomotor electrotest (modified Burge-test) for completeness of vagotomy. In: Baron JH, Alexander-Williams J, Allgöwer M, Muller C, Spencer J (eds) Vagotomy in modern surgical practice. Proceedings of the Symposium "Verdict on Vagotomy", Basel, 1981. Butterworths, London, pp 77–85

454a. Muller C, Heberer M, Allgöwer M (1982) Proximal gastric vagotomy for perforated gastroduodenal ulcer. In: Baron JH, Alexander-Williams J, Allgöwer M, Muller C, Spencer J (eds) Vagotomy in modern surgical practice. Proceedings of the Symposium "Verdict on Vagotomy", Basel, 1981. Butterworths, London, pp 228–236

455. Muller C, Engelke B, Fiedler L, Marrie A, Mühe E, Schmitz-Harbauer W, Zumtobel V (1983) How do clinical results after proximal gastric vagotomy compare with the Visick grade pattern of healthy controls? A critical evaluation of the Visick grading. World J Surg 7:610–615

456. Mulligan MR (1975) Histogenesis and biological behaviour of gastric carcinoma. Gastrointestinal and hepatic pathology decennial 1966–1975. Appleton-Century-Grafts, New York

457. Murray GF, Ballinger WF, Stafford ES (1967) Ulcers of the pyloric channel. Am J Surg 113:199–203

458. Muscroft TJ, Taylor EW, Deane SA, Alexander-Williams J (1981) Reoperation for recurrent peptic ulceration. Br J Surg 68:75–76

459. Myren J, Gjeruldsen S, Fretheim B (1966) Gastric secretion before and after graded partial gastrectomy for duodenal ulcer. Scand J Gastroenterol 1:132–137

460. Nadjafi A (1972) Die Schichtvagotomie in der Umgebung des Omentums minus aufgrund anatomischer Untersuchungen. Chir Prax 16:45–52, 221–228

461. Nadjafi A (1973) Selektive Vagotomie in Kombination mit zirkulärer Myotomie des distalen Oesophagus. Aktuel Chir 8:375–390

462. Nakamura K, Ishi K, Kusano M, Hayashi S (1974) Acute and long-term effects of vagotomy on gastric mucosal blood flow. In: Holle F, Andersson S (eds) Vagotomy. Springer, Berlin Heidelberg New York, pp 109–111

463. Nemanich GJ, Nicoloff DM (1970) Perforated duodenal ulcer: Long-term follow-up. Surgery 67:727–734

464. Newcombe JF (1973) Fatality after highly selective vagotomy. Br Med J I:610

465. Nielsen SP, Amdrup E (1969) Mortality following surgical treatment for massive gastroduodenal hemorrhage. Acta Chir Scand [Suppl] 396:29–35

466. Nielsen J, Amdrup E, Christiansen P, Fenger C, Jensen HE, Lindskov J, Damgaard Nielsen SA (1973) Gastric ulcer: II. Surgical treatment. Acta Chir Scand 139:460–465

467. Nilsell K (1979) Five to nine year results of selective proximal vagotomy with and without pyloroplasty for duodenal ulcer. Acta Chir Scand 145:251–255

468. Nissen R (1970) Ulcus ventriculi und duodeni, 50 Jahre operativer Behandlung. Schweiz Med Wochenschr 100:9–18

469. Noberg PB (1959) Results of the surgical treatment of perforated peptic ulcer. Acta Chir Scand [Suppl] 249:1–128

470. Noordijk JA (1953) Perforated peptic ulcer. Arch Chir Neerl 5:262–270

471. Northfield TC (1971) Factors predisposing to recurrent hemorrhage after acute gastrointestinal bleeding. Br Med J I:26–28

472. Nundy S, Baron JH (1974) Graded vagotomy and gastric secretion. Dig Dis 19:137–142

473. Nundy S, Baron JH (1974) The effect of antral innervation of gastric secretion in the dog. Br J Surg 61:154–156

474. Nundy S, Baron JH (1975) The use of neutral red as a postoperative test of vagal innervation. Scand J Gastroenterol 10:847–850

475. Nussbaumer A, Huber F (1959) Chirurgische Gesichtspunkte der Umfrage über Ulcus ventriculi und duodeni in der Schweiz im Jahre 1956. Helv Chir Acta 34:465–475

476. Nyhus LM, Donahue PE, Krystosek RJ, Pearl RK, Bombeck CT (1980) Complete vagotomy: The evolution of an effective technique. Arch Surg 115:264–268

477. Nylander G, Olerud S (1961) The vascular pattern of the gastric mucosa of the rat following vagotomy. Surg Gynecol Obstet 112:475–480

478. Oberhelman HA, Dragstedt LR (1955) New physiologic concepts related to the surgical treatment of duodenal ulcer by vagotomy and gastroenterostomy. Surg Gynecol Obstet 101:194–200

479. Oi M, Yoshida K, Shugimura S (1959) The location of gastric ulcer. Gastroenterology 36:45–56

480. Oi M, Ito Y, Kumagai F, et al. (1969) A possible dual control mechanism in the origin of peptic ulcer. Gastroenterology 57:280–293
481. Olbe L, Stenquist B (1982) Sham feeding. In: Baron JH, Alexander-Williams J, Allgöwer M, Muller C, Spencer J (eds) Vagotomy in modern surgical practice. Proceedings of the Symposium "Verdict on Vagotomy", Basel, 1981. Butterworths, London, pp 109–110
482. Olsen WR, Foley WJ, Simon MA (1970) Vagotomy, gastric blood flow and hemorrhage from gastritis. Am J Surg 119:183–190
483. Oomen JP, Wittebol P, Geurts WJ, Ackermann LM (1979) Lower esophageal sphincter function after highly selective vagotomy. Arch Surg 114:908–910
483a. Ørnsholt J, Amdrup E, Andersen D, Høstrup H (1983) Århus County Vagotomy Trial. Acid secretory patterns in patients with prepyloric, pyloric, and duodenal ulcer. Digestion 26:146–152
484. Ottenjann R (1982) Gastrointestinale Blutung: Grundlagen und Diagnostik. Endoskopie. In: Siewert JR, Blum AL, Farthmann EH, Lankisch PG (Hrsg) Notfalltherapie. Springer, Berlin Heidelberg New York, S 97–105
485. Papachristou DN, Aguanti N, Fortner JG (1980) Gastric carcinoma after treatment of ulcer. Am J Surg 139:193–196
486. Parkin GJS, Smith RB, Johnston D (1973) Gallbladder volume and contractility after truncal selective and highly selective (parietal-cell) vagotomy in man. Am J Surg 178:581–586
487. Pedersen T, Hancke AG, Lauritzen K (1974) Bleeding gastric and duodenal ulcer treated by vagotomy and a drainage procedure. Scand J Gastroenterol [Suppl 27] 9:12–13
488. Pendower JEH (1981) A comparison of the Burge and Grassi intraoperative tests for completeness of nerve section in parietal cell vagotomy. Br J Surg 68:83–84
489. Perren SM, Schultheiss HR, Meine J, Allgöwer M (1970) Elektrische Reizarten vagal ausgelöster Magenkontraktionen. Helv Chir Acta 37:250–258
490. Peter ET, Nicoloff DM, Leonard AS, Walder AI, Wangensteen OM (1963) Effect of vagal and sympathetic stimulation and ablation on gastric blood flow. JAMA 183:107–109
491. Petrie A (1978) Lecture notes on medical statistics. Blackwell, Oxford London Edinburgh Melbourne
492. Petropoulos PC (1979) Transgastric highly selective vagotomy (HSTRV) without drainage. Langenbecks Arch Chir 350:95–101
493. Pieri G (1927) La resezione sopradiaframmatica del vago. Ann Ital Chir 6:941–947
494. Pieri G (1932) La resezione sottodiaframmatica dei vaghi. Ann Ital Chir 11:53–59
495. Pimparkar BD, Acharya VN, Bhalerao RA, Raghavan P, Donde UM, Kalia KB (1970) Medical vagotomy. (An assessment with review of literature). J Assoc Physicians India 18:345–365
496. Pinto Correia J, Carneiro de Moura M (1963) Clinical experience with the augmented histamine test, with special emphasis on patients with gastrectomy. Gastroenterologia 99:30–44
497. Playforth MJ, McMahon MJ (1978) The indications for simple closure of perforated duodenal ulcers. Br J Surg 65:699–701
498. Poppen B (1978) Parietal cell vagotomy (III). The connection between the localization of the antral-fundic boundary and gastric secretion pre- and postoperatively. Acta Chir Scand 144:149–158
499. Poppen B, Delin A, Sandstedt B (1976) Parietal cell vagotomy. Localisation of the microscopical antral-fundic boundary in relation to the macroscopical. Acta Chir Scand 142:251–255
500. Postlethwait RW (1973) Five year follow-up results of operation for duodenal ulcer. Surg Gynecol Obstet 137:387–392
501. Postlethwait RW, Senk KK, Dillon ML (1969) Esophageal complications of vagotomy. Surg Gynecol Obstet 128:481–488
502. Pribram BO (1923) Die Gastroenterostomie als Krankheit. Klin Wochenschr 2:1542–1545

503. Pritchard GR, Griffiths CA, Harkins NH (1968) A physiologic demonstration of the anatomic distribution of the vagal system to the stomach. Surg Gynecol Obstet 126:791–798
504. Qvist G, Dormandy J, Brown C, Slome D, Scott GBD (1974) The experimental production of gastric ulcers by induced muscle spasm. Br J Surg 61:259–263
505. Rabiah FA, Elliot HB (1968) Intramural hematoma of esophagus: Unusual complication of vagotomy. Am J Dig Dis 13:925–927
506. Ramseier EW, Küpfer K, Halter F, Vogel R, Wiesli B (1972) Die Magenresektion zur Behandlung des Gastroduodenalulkus. Ther Umsch 29:31–37
507. Rattan S, Goyal RK (1974) Neural control of the lower esophageal sphincter. J Clin Invest 54:891–906
508. Read RC, Huebl HC, Thal AP (1965) Randomized study of massive bleeding from peptic ulceration. Ann Surg 162:561–577
509. Reddy BS, Watanabe K, Weisburger JH, Wynder EL (1977) Promoting effect of bile acid in colon carcinogenesis in germfree and conventional F-344-rats. Cancer Res 37:3238–3240
510. Reed PI, Smith PLR, House F, Walters C (1981) The effect of vagotomy on gastric nitrosamine production. In: Baron JH, Alexander-Williams J, Allgöwer M, Muller C, Spencer J (eds) Vagotomy in modern surgical practice. Proceedings of the Symposium "Verdict on Vagotomy", Basel, 1981. Butterworths, London, pp 298–299
511. Rees JR, Thorbjarnarson B (1973) Perforated gastric ulcer. Am J Surg 126:93–97
512. Rees JR, Swan KG, Thorbjarnarson B (1970) Perforated duodenal ulcer. Am J Surg 120:775–779
512a. Rehnberg O (1983) Antrectomy and gastroduodenostomy with or without vagotomy in peptic ulcer disease. Acta Chir Scand [Suppl] 515:1–63
513. Reimers J (1967) Perforating gastric and duodenal ulcers. Acta Chir Scand 133:381–391
514. Rhodes J, Bernardo DE, Phillips SF, Rovelstad RA, Hofmann AF (1969) Increased reflux of bile into the stomach in patients with gastric ulcer. Gastroenterology 57:241–252
515. Rhodes J, Barnardo DS, Philips SF, Rovelstad RA, Hofmann AF (1972) Etiology of gastric ulcers. Gastroenterology 63:171–182
516. Robbins SL (1959) Contributions of the pathologist to present-day concepts of gastric ulcer. JAMA 171:2053–2055
517. Rösch W (1978) Karzinomatöses Ulcus – präoperative Diagnostik: Endoskopie. In: Häring R (Hrsg) Das komplizierte gastroduodenale Ulkus. Thieme, Stuttgart, S 154–158
518. Rogers FA (1960) Factors affecting the mortality from acute gastroduodenal perforation. Surg Gynecol Obstet 111:771–778
519. Rohde H, Thon K, Ohmann C, Fischer M, Dietz W, Lorenz W (1981) Probleme des randomisierten Therapievergleichs bei der oberen Gastrointestinalblutung. Langenbecks Arch Chir 355:648
520. Roland M, Berstad A, Liåvag I (1975) A histological study of gastric mucosa before and after proximal gastric vagotomy in duodenal ulcer patients. Scand J Gastroenterol 10:181–186
521. Rosati I (1981) Extended proximal gastric vagotomy. In: Baron JH, Alexander-Williams J, Allgöwer M, Muller C, Spencer J (eds) Vagotomy in modern surgical practice. Proceedings of the Symposium "Verdict on Vagotomy", Basel, 1981. Butterworths, London, pp 129–130
522. Rosati I, Arzalesi R, Fulignati A, Marinelli R (1980) Dettagli anatomici sulla innervazione vagale gastrica. Chir Gastroenterol 14:168–171
523. Rothmund M, Kümmerle F (1982) Partial gastric resection. In: Baron JH, Alexander-Williams J, Allgöwer M, Muller C, Spencer J (eds) Vagotomy in modern surgical practice. Proceedings of the Symposium "Verdict on Vagotomy", Basel, 1981. Butterworths, London, pp 339–345
524. Rothmund M, Stüwe W, Kümmerle F (1977) Operative Behandlung des Ulcus duodeni. Dtsch Med Wochenschr 102:1409–1411
525. Rovelstad RA, Maher FT, Adson MA (1971) Gastric analysis. Surg Clin North Am 51:969–978

526. Ruckley CV, Sircus W, Falconer C, Small WP, Smith AN (1970) Recurrent ulcer and postvagotomy gastric acid secretion. Gut 11:1061–1062
527. Ruddel WSJ (1978) Pathogenesis of gastric cancer in pernicious anaemia. Lancet I:8521–8523
528. Ruddel WSJ, Axon ATR, Findlay JM, Bartholomew BA, Hill MJ (1980) Effects of cimetidine on the gastric bacterial flora. Lancet I:672–674
529. Rumpf P, Hoffmann E, Jacobs G, Kremer K (1973) Operationsindikation bei der akuten massiven Gastrointestinalblutung mit besonderer Berücksichtigung der Magen-Duodenalblutung. Zentralbl Chir 98:1531–1539
530. Sachs L (1972) Statistische Methoden, 2. Aufl. Springer, Berlin Heidelberg New York
531. Saegesser F, James D (1972) Cancer of the gastric stump after partial gastrectomy (Billroth II principle) for ulcer. Cancer 29:1150–1159
532. Saik RP, Greenburg AG, Farris JM, Peskin GW (1976) The practicality of the Congo red test: Or is your vagotomy complete? Am J Surg 132:144–148
533. Sali I, Murray WR, McKay C (1977) Aluminium hydroxide in bile salt diarrhoea. Lancet II:1051–1052
534. Sapala JA, Ponka JL (1973) Operative treatment of benign gastric ulcers. Am J Surg 125:19–28
535. Sawyers JL, Scott HW, Edwards WH, Shull HJ, Law DH (1968) Comparative studies of the clinical effects of truncal and selective gastric vagotomy. Am J Surg 115:165–172
536. Sawyers JL, Herrington JL Jr, Mulherin JL Jr, Whitehead WA, Mody B, Marsh J (1975) Acute perforated duodenal ulcer. Arch Surg 110:527–530
537. Sawyers JL, Herrington JL Jr, Burney DP (1977) Proximal gastric vagotomy compared with vagotomy and antrectomy and selective gastric vagotomy and pyloroplasty. Ann Surg 186:510–517
538. Schacht U, Fritsch WP, Rumpf P, Jacobs G, Hausaman TU (1977) Stimulation der H$^+$-Sekretion und des Serumgastrins durch intraoperativen elektrischen Vagusreiz. Dtsch Med Wochenschr 102:894–896
538a. Schafer LW, Larson TE, Melton JL, Higgins JA, Ilstrup DM (1983) The risk of gastric carcinoma after surgical treatment for benign ulcer disease. A population-based study in Olmsted county, Minnesota. N Engl J Med 309:1210–1213
539. Schassan HH (1979) Bakteriologie des vagotomierten Magens. In: Schumpelick V, Begemann F, Werner B (Hrsg) Refluxkrankheit des Magens. Enke, Stuttgart, S 130–133, 248–251
540. Schattenmann G, Lepsien G, Siewert R (1979) Kardiafunktion nach proximal-selektiver Vagotomie. Langenbecks Arch Chir 348:231–241
541. Schiller KFR, Truelove SC, Williams DG (1970) Haematemesis and melaena, with special reference to factors influencing the outcome. Br Med J II:7–14
542. Schlag P, Boeckle R, Ulrich H (1980) Are nitrite and N-nitrosocompounds in gastric juice risk factors for carcinoma in the operated stomach? Lancet I:727–729
543. Schönekäs H (1982) Gastrointestinale Blutung: Ulcus ventriculi et duodeni. Endoskopische Therapie. In: Siewert JR, Blum AL, Farthmann EH, Lankisch PG (Hrsg) Notfalltherapie. Springer, Berlin Heidelberg New York, S 205–211
544. Schriber HJ, Haemmerli UP, Schmid P, Blum A (1974) Chirurgische Therapie des Ulcus duodeni in der Schweiz im Jahre 1973. Schweiz Med Wochenschr 104:593–599
545. Schultheiss HR, Perren S, Allgöwer M (1969) Elektrische Reizung der Vagusäste und intragastrische Druckmessungen beim Hund. Helv Chir Acta 36:328–334
546. Schumpelick V, Hempel K (1979) Erfahrungen mit der zirkulären Myotomie des Oesophagus zur Vervollständigung der selektiven proximalen Vagotomie. In: Pichlmaier H, Junginger T (Hrsg) Selektive proximale Vagotomie. Aktuelle Probleme. Thieme, Stuttgart, S 97–103
547. Schumpelick V, Begemann F, Werner B (1979) Refluxkrankheit des Magens. Enke, Stuttgart
548. Schumpelick V, Garbrecht A, Begemann F (1979) Duodenogastraler Reflux nach Vagotomie mit und ohne Pyloroplastik. Z Gastroenterol 8:538–546
549. Scobie BA, Rovelstad RA (1965) Anastomotic ulcer: Significance of the augmented histamine test. Gastroenterology 48:318–325

550. Sekine T, Sato T, Maki T, Shiratori T (1975) Pylorus-preserving gastrectomy for gastric ulcer—One- to nine-year follow-up study. Surgery 77:92–99
551. Serebro HA, Mendeloff AI (1966) Late results of medical and surgical treatment of bleeding peptic ulcer. Br Med J II:1505–1508
552. Sheiner HJ (1975) Progress report. Gastric emptying tests in man. Gut 16:235–247
553. Siewert R (1977) Chirurgische Verfahrenswahl: Billroth I oder Billroth II? In: Becker HD, Peiper HJ (Hrsg) Ulcus ventriculi. Thieme, Stuttgart, S 62–71
554. Siewert JR, Müller C (1981) Proximal-gastrische Vagotomie – Eine Zwischenbilanz. Chirurg 52:511–518
555. Siewert R, Schattenmann G, Lepsien G (1979) Vagotomy and lower esophageal sphincter. Z Gastroenterol 17:522–530
556. Simmons RL, Back VR, Harvey HD, Herter FP (1966) Technical complications of transabdominal vagotomy. Arch Surg 92:922–927
557. Sircus W, Small WP (1964) The problem of peptic ulcer. Scott Med J 453–468
558. Siurala M, Lethola J, Ihamaki T (1974) Atrophic gastritis and its sequelae. Scand J Gastroenterol 9:441–446
559. Skandalakis JE, Rowe JS, Gray SW, Androulakis A (1974) Identifikation of vagal structures at the oesophageal hiatus. Surgery 75:233–237
560. Skarstein A, Høisaeter PÅ (1976) Perforated peptic ulcer: A comparison of long term results following partial gastric resection and simple closure. Br J Surg 63:700–703
561. Skjennald A, Stadaas JO, Syversen SM, Anne S (1979) Dysphagia after proximal gastric vagotomy. Scand J Gastroenterol 14:609–613
562. Skovgaard S (1977) Late results of perforated duodenal ulcer treated by simple suture. World J Surg 1:521–526
563. Sonnenberg A, Hefti ML (1979) The cost of postsurgical syndromes (based on the example of duodenal ulcer treatment). Clin Gastroenterol 8:235–248
564. Sonnenberg A, Hefti ML (1980) Kosten der postoperativen Syndrome – Eine Kostenanalyse am Beispiel des Ulcus duodeni. In: Siewert JR, Blum AL (Hrsg) Postoperative Syndrome. Springer, Berlin Heidelberg New York, S 3–18
565. Spencer JD (1975) Postvagotomy dysphagia. Br J Surg 62:354–355
566. Stabile BE, Passaro E (1976) Recurrent peptic ulcer. Gastroenterology 70:124–135
567. Stadaas JO (1975) Intragastric pressure-volume relationship before and after proximal gastric vagotomy. Scand J Gastroenterol 10:129–134
568. Stadaas J, Anne S, Haffner JFW (1974) Effects of proximal gastric vagotomy on intragastric pressure and adaptation in pigs. Scand J Gastroenterol 9:479–485
569. Stadil F, Rehfeld JF (1973) Release of gastrin by epinephrine in man. Gastroenterology 65:210–215
570. Stalder GA (1970) Zur Frage der klinischen Verwendbarkeit des 2-Deoxy-D-Glukose-Tests für die Prüfung der Vagusfunktion. Schweiz Med Wochenschr 100:1218–1219
571. Stalder GA, Schultheiss HR, Allgöwer M (1972) Use of 2-deoxy-D-glucose for testing completeness of vagotomy in man. Gastroenterology 63:552–556
572. Statistical Bulletin of the Metropolitan Life Insurance Company (1959) 40, New York
573. Stempien SJ (1962) Insulin gastric analysis: Technique and interpretations. Am J Dig Dis 7:138–152
574. Stempien SJ, Lee ER, Dagradi AE (1968) Clinical appraisal of insulin gastric analysis. Am J Dig Dis 13:21–34
575. Stenquist B, Knutson U, Olbe L (1978) Gastric acid responses to adequate and modified sham feeding and to insulin hypoglycemia in duodenal ulcer patients. Scand J Gastroenterol 13:357–362
576. Stoddard CJ, Vassilakis JS, Duthie HL (1978) Highly selective vagotomy or truncal vagotomy and pyloroplasty for chronic duodenal ulceration: A randomized, prospective clinical study. Br J Surg 65:793–796
577. Stolte JB (1944) Gross bleeding from the digestive tract. 2. The frequency of manifest bleeding in peptic ulcer, with regard to the duration of the disease and to the age of the diseased. Acta Med Scand 116:584–593
578. Stubbs DF, Hunt JN (1975) A relation between the surgery of food and gastric emptying in men with duodenal ulcer. Gut 16:693–694

579. Sugimura T, Fujimura S, Baba T (1970) Tumor production in the glandular stomach and alimentary tract of the rat by N-methyl-N'-nitro-N-nitrosoguanidine. Cancer Res 30: 455–465

580. Svensson A (1974) Vagotomy with antrum resection. Acta Chir Scand 140:50–56

581. Tankel HI, Gillespie IE, Clark DH, Kay AW, McArthur J (1960) A clinical and statistical study of the effect of gastrojejunostomy on human gastric secretion. Gut 1:223–229

582. Tanner NC (1976) Selektive proximale Vagotomie. In: Burge H, Farthmann EH, Grassi G, Hedenstedt SB, Hollender LF, Schreiber HW, Tanner NC (Hrsg) Vagotomie. Thieme, Stuttgart, S 129–138

583. Tatsuta M, Okuda S (1975) Location, healing and recurrence of gastric ulcers in relation to fundal gastritis. Gastroenterology 69:897–902

584. Taylor H (1957) The non-surgical treatment of perforated peptic ulcer. Gastroenterology 33:353–368

585. Taylor EW, Muscroft TJ, Bradby GVA, Deane SA, Alexander-Williams J (1980) Management of duodenal ulcer recurring after gastric surgery. Hepatogastroenterology [Suppl] 27:294

586. Taylor TV (1979) Lesser curve superficial seromyotomy—an operation for chronic duodenal ulcer. Br J Surg 66:733–737

587. Taylor TV, Lambert MA, Torrance HB (1978) Value of bile-acid binding agents in postvagotomy diarrhea. Lancet I:635–636

588. Temple JG, McFarland J (1975) Gastroesophageal reflux complicating highly selective vagotomy. Br Med J II:168–169

589. Thomas PA, Earlam RJ (1973) The gastroesophageal junction before and after operations for duodenal ulcer. Br J Surg 60:717–719

590. Thomson F, Kjaergaard J, Jensen HE (1980) Cimetidine treatment of recurrent ulcer after vagotomy. Acta Chir Scand 146:35–39

591. Tominaga K (1975) Distribution of parietal cells in the antral mucosa of human stomachs. Gastroenterology 69:1201–1207

592. Tovee EB (1951) Late results of surgery in perforated duodenal ulcer. Arch Surg 63:408–412

593. Tovey FI, Clark CG (1980) Anaemia after partial gastrectomy: A neglected curable condition. Lancet I:956–957

594. Troidl H, Lorenz W, Rohde H, Fischer M, Vestweber KH, Hamelmann H (1978) Pathophysiologie, Diagnostik und Operationsvorbereitung bei der benignen Magenausgangsstenose: Eine prospektive Studie an 209 Patienten mit peptischem Ulcus. In: Häring R (Hrsg) Das komplizierte gastroduodenale Ulkus. Thieme, Stuttgart, S 174–192

595. Troidl H, Vestweber KH, Acker G, Albrecht R, Tornier C (1980) Indikation und Aussagekraft der Magensekretionsanalysen für die operative Behandlung des Ulcus pepticum. In: Bauer H (Hrsg) Nicht-resezierende Ulkuschirurgie. Springer, Berlin Heidelberg New York, S 65–78

596. Troidl H, Vestweber KH, Lorenz W, Hamelmann H (1982) Benign gastric outlet obstruction: definition and treatment by proximal gastric vagotomy and digital dilatation. In: Baron JH, Alexander-Williams J, Allgöwer M, Muller C, Spencer J (eds) Vagotomy in modern surgical practice. Proceedings of the Symposium "Verdict on Vagotomy", Basel, 1981. Butterworths, London, pp 216–225

597. Uhlschmid G, Säuberli H, Largiadèr F (1975) Magenwandnekrose als Komplikation der proximal-selektiven Vagotomie beim urämischen Patienten. Helv Chir Acta 42:547–550

598. Valenzuela JE (1976) Dopamine as a possible neurotransmitter in gastric relaxation. Gastroenterology 71:1019–1022

599. Varhaug JE, Svanes K (1979) Gastric ulceration and changes in acid secretion and mucosal blood flow after partial gastric devascularization in cats. Acta Chir Scand 145: 313–319

600. Venables CW (1970) The value of combined pentagastrin/insulin test in studies of stomal ulceration. Br J Surg 57:757–761

601. Venables CW, Wheldon EJ, Johnston IDA (1982) The long-term metabolic sequelae of truncal vagotomy and drainage. In: Baron JH, Alexander-Williams J, Allgöwer M,

Muller C, Spencer J (eds) Vagotomy in modern surgical practice. Proceedings of the Symposium "Verdict on Vagotomy", Basel, 1981. Butterworths, London, pp 288–294

602. Visick AH (1948) A study of the failures after gastrectomy. Ann R Coll Surg Engl 3:266–284

603. Von Haberer H (1919) Zur Therapie akuter Geschwürsperforationen des Magens und Duodenums in die freie Bauchhöhle. Wien Klin Wochenschr 32:413–416

604. Waddell WR (1957) The acid secretory response to histamine and insulin hypoglycemia after various operations on the stomach. Surgery 42:652–658

604a. Wagner PK, Rothmund M (1980) Effekt von Cimetidin und Sekretin bei akuten Blutungen aus Magen und Duodenum − Ergebnisse einer prospektiven alternierenden Studie. Z Gastroenterol 18:337–341

605. Wallin L (1980) Acid gastro-oesophageal reflux pattern in duodenal ulcer patients related to dyspeptic symptoms. Scand J Gastroenterol 15:151–155

606. Wangensteen OH (1935) Non-operative treatment of localized perforations of the duodenum. Proc Minn Acad Med 18:477–480

607. Wastell C, Colin JF, McNaughten JI, Gleeson J (1972) Selective proximal vagotomy with and without pyloroplasty. Br Med J I:30–38

608. Wastell C, Colin J, Wilson T, Walker E, Gleeson J, Zeegen R (1977) Prospective randomized trial of proximal gastric vagotomy either with or without pyloroplasty in treatment of uncomplicated duodenal ulcer. Br Med J II:851–853

609. Wastell C, Jones P, Kannas D, Lance P (1982) Selective vagotomy and antrectomy versus proximal gastric vagotomy for uncomplicated duodenal ulcer. In: Baron JH, Alexander-Williams J, Allgöwer M, Muller C, Spencer J (eds) Vagotomy in modern surgical practice. Proceedings of the Symposium "Verdict on Vagotomy", Basel, 1981. Butterworths, London, pp 167–170

610. Weber J, Kohatsu S (1970) Pacemaker localization and electrical conduction patterns in the cannie stomach. Gastroenterology 59:717–726

611. Weinberg JA (1961) Treatment of the massively bleeding duodenal ulcer by ligation, pyloroplasty and vagotomy. Am J Surg 102:158–167

612. Weinberg JA (1963) Vagotomy and pyloroplasty in the treatment of duodenal ulcer. Am J Surg 105:347–357

613. Weinstein VA, Colp R, Hollander F, Jemerin EE (1944) Vagotomy in the therapy of peptic ulcer. Surg Gynecol Obstet 79:297–305

614. Welch CE (1949) Treatment of acute, massive gastro-duodenal hemorrhage. JAMA 141:1113–1119

615. Wenger J, Brandborg LL, Spellmann FA (1971) The veterans administration cooperative study on gastric ulcer: Cancer. Gastroenterology 61:598–627

616. Wertheimer P (1922) L'innervation et l'énervation gastriques. Étude anatomique, expérimentale et clinique. Thèse, Lyon

617. Wheldon EJ, Venables C, Johnston IDA (1978) A prospective study of haemtological and biochemical trends in male patients undergoing vagotomy and pyloroplasty. Br J Surg 65:820

618. White CM, Harding LK, Keighley MRB, Dorricott NJ, Alexander-Williams J (1978) Gastric emptying after treatment of stenosis secondary to duodenal ulceration by proximal gastric vagotomy and duodenoplasty or pyloric dilatation. Gut 19:783–786

619. Wiemann TJ, Max MH, Voyles C, Barrows G (1980) Diversion of duodenal contents: Its effect on the production of experimental gastric cancer. Arch Surg 115:959–961

620. Wienbeck J, Rohde H, Troidl H, Heitmann P, Lorenz W (1975) Die Oesophagusfunktion beim Ulcus duodeni vor und nach selektiver Vagotomie. Verh Dtsch Ges Inn Med 81:1253–1256

621. Wilbur BG, Kelly KA (1973) Effect of proximal gastric, complete gastric and truncal vagotomy on cannie gastric electric actity, motility and emptying. Ann Surg 178:295–303

622. Wilkinson RH (1973) Management of upper gastrointestinal hemorrhage. Can J Surg 16:92–96

623. Winkler R, Farthmann E, Eichfuss HP (1977) Die BI-Resektion in der Ulkuschirurgie. Langenbecks Arch Chir 343:123–132

624. Wirthlin LS, Malt RA (1972) Accidents of vagotomy. Surg Gynecol Obstet 135:913–916

625. Wissenschaftliche Tabellen Geigy (1980) Bd 3: Statistik, 8. Aufl. Geigy, Wehr
626. Witte J, Zumtobel V, Rattenhuber U (1977) Manometrische Untersuchungen zum Einfluß der selektiven proximalen Vagotomie auf den unteren Oesophagussphinkter. Z Gastroenterol 15:231–236
627. Würsch TG, Hess H, Walser R, Koelz HR, Pelloni S, Vogel E, Schmidt P, Blum AL (1978) Die Epidemiologie des Ulcus duodeni. Dtsch Med Wochenschr 103:613–619
628. Zollinger RM (1980) Reflections on gastric surgery. Am J Surg 139:10–17
629. Zumtobel V, Wagner S (1982) Operative complications and early postoperative problems. In: Baron JH, Alexander-Williams J, Allgöwer M, Muller C, Spencer J (eds) Vagotomy in modern surgical practice. Proceedings of the Symposium "Verdict on Vagotomy", Basel, 1981. Butterworths, London, pp 249–253
630. Zumtobel V, Engelke B, Marrie A, Mühe E (1977) Proximal selektive Vagotomie. Resultate einer prospektiven Studie. Langenbecks Arch Chir 345:223–228

Sachverzeichnis

Chirurgische Gastroenterologie

Herausgeber: **M. Allgöwer, F. Harder, L. F. Hollender, H.-J. Peiper, J. R. Siewert**

Internistische Mitherausgeber: **A. L. Blum, W. Creutzfeldt**

Redaktion: **J. R. Siewert, F. Harder**

1981. 720 Abbildungen, 251 Tabellen. LI, 1122 Seiten (In zwei Bänden, die nur zusammen abgegeben werden)
Gebunden DM 590,–
ISBN 3-540-09644-2

Aus den Besprechungen:
„Die beiden Bände der ‚Chirurgischen Gastroenterologie' bieten mehr, als im Titel zum Ausdruck kommt. Nicht eine Operationslehre im herkömmlichen Sinn war das Ziel der Herausgeber, sondern der Versuch, das große Gebiet der Gastroenterologie aus der Sicht von Chirurgen und Internisten in seiner Gesamtheit darzustellen bei Betonung der chirurgischen Behandlungsmöglichkeiten. Es ist Herausgebern und Autoren gelungen, moderne Therapierichtlinien zusammenfassend zu erarbeiten, wobei operative und konservative Maßnahmen nicht konkurrieren, sondern sich ergänzen und zu einem gemeinsamen Behandlungskonzept führen.

Abgehandelt wird das gesamte Gebiet der gastroenterologischen Erkrankungen. Didaktisch gut gegliedert werden im ersten Teil chirurgische Leitsymptome und moderne diagnostische Techniken besprochen. Es folgen allgemeine Richtlinien der chirurgischen Gastroenterologie (Zugangswege, Bauchdeckenverschluß, Nahtmaterialien, Nähapparate, Drainage der Bauchhöhle) und Behandlungsprinzipien des akuten Abdomens, des Ileus, der Peritonitis und des traumatisierten Abdomens.

Die Konzeption des Gesamtwerks wird im zweiten, speziellen Teil besonders deutlich. Besprochen werden zu Beginn jedes Kapitels pathophysiologische Grundlagen und konservative Therapiemöglichkeiten. Pathophysiologie und Ergebnisse der konservativen Therapie führen dann zwangsläufig zur Diskussion der Operationsindikation und zur Besprechung der in Frage kommenden Operationsmethoden.

Es würde den Rahmen der zwei Bände sprengen, wollte man die Darstellung aller bewährter Operationen in der Gastroenterologie erwarten. Zweifellos wird eine subjektive Auswahl der Herausgeber und der Verfasser geboten. Die angegebenen Operationsmethoden – basierend auf der anerkanntermaßen breiten Erfahrung der chirurgischen Herausgeber – werden exakt und praxisnah beschrieben. In Verbindung mit guten grafischen Darstellungen sind sie für Chirurgen von aktueller Bedeutung und nachvollziehbar. Dem mehr internistisch Interessierten wird ein Einblick in moderne operative Verfahren geboten. Insgesamt ein Buch, das von Chirurgen und Internisten gelesen und benutzt werden sollte, da Fortschritte in der Gastroenterologie nur durch eine weitere Intensivierung der interdisziplinären Zusammenarbeit erreicht werden können." *Innere Medizin*

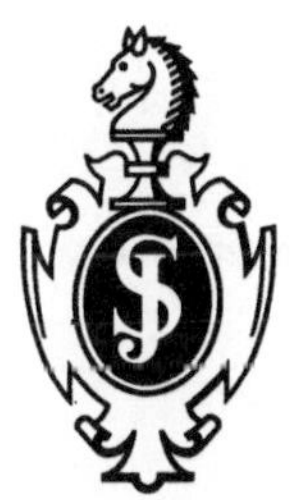

Springer-Verlag
Berlin
Heidelberg
New York
Tokyo

J.L. Chassin

Allgemeinchirurgische Operationen

Gastrointestinaltrakt

Deutsche Bearbeitung und Übersetzung aus dem
Englischen von M. Nagel
Geleitwort von G. Heberer
Illustrationen von C. Henselmann
1983. 488 Abbildungen. XX, 348 Seiten
Gebunden DM 198,-. ISBN 3-540-12166-8

Dieses aus der langjährigen Erfahrung des Autors entstandene Werk beschreibt alle wichtigen Operationsverfahren in der Gastrointestinalchirurgie. Nach allgemeinen Ausführungen über Wundinfektion, Wundnaht, Blutstillung und Nähapparate werden die Chirurgie des Ösophagus, des Magens, des Dünn-und Dickdarms sowie des Rektums durch einen kurzen und prägnanten Text erläutert sowie durch hervorragende Halbtonzeichnungen illustriert. Die einzelnen Kapitel sind nach Indikationsstellung, Diskussion möglicher alternativer operativer Verfahren und Vor- und Nachbereitung gegliedert. Stets wird auf mögliche Komplikationen sowie deren Vermeidung hingewiesen.
Das Buch ist ein hervorragendes Nachschlagewerk über abdominalchirurgische Standardoperationen nicht nur für den angehenden Chirurgen, sondern bietet auch dem operativ Erfahrenen wertvolle Hinweise, Anregungen und „chirurgische Kniffe" für seine tägliche Arbeit.

Ulcus-Therapie

Ulcus ventriculi und duodeni: Konservative und operative Therapie

Herausgeber: **A.L. Blum, J.R. Siewert**
Unter Mitarbeit zahlreicher Fachwissenschaftler

2., völlig neubearbeitete Auflage. 1982. 156 Abbildungen.
XVII, 740 Seiten. (Interdisziplinäre Gastroenterologie)
Gebunden DM 78,-. ISBN 3-540-11336-3

Aus den Besprechungen zur 1. Auflage:
„Es ist ein insgesamt sehr gut gelungenes und wertvolles Buch, das mit Recht weit verbreitet ist und das man auch weiterempfehlen kann.." *(Der Chirurg)*

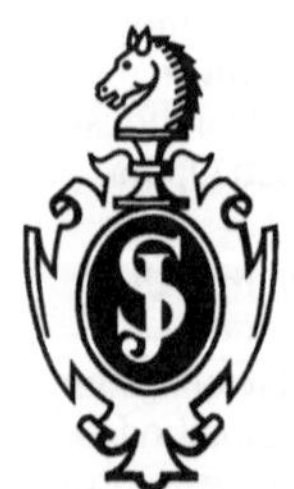

Springer-Verlag
Berlin
Heidelberg
New York
Tokyo